不調を解消する

すごい足温め

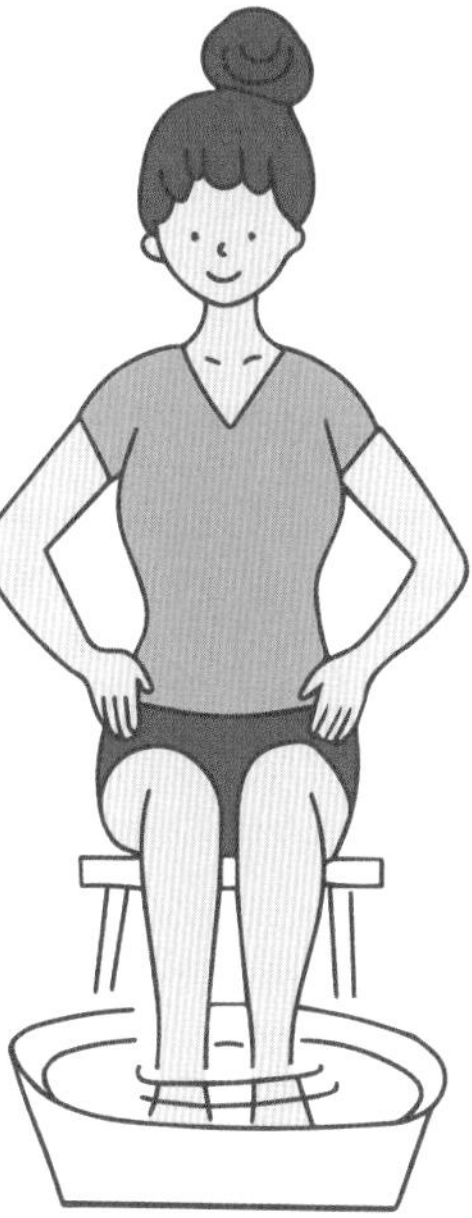

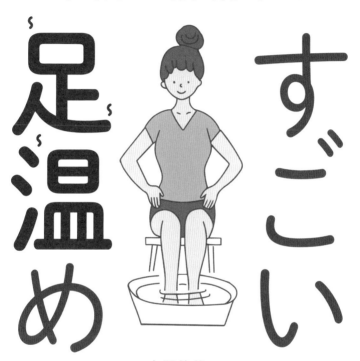

吉田佳代 著

医学博士・医師 白澤卓二 監修

あさ出版

足が温まると
心も温まる

足は全身を支えてくれる体の土台
土台が安定していれば、たくさんのことから
大切なものを守ることができます

土台となる足が温まると
全身の血液が温まり、
内臓が働きやすい環境になって体が喜び、
心までポカポカと温まります

足が満たされれば、
満足した人生を歩むことができます

この先の人生を足から
変えてみませんか？

身体のサインがすぐわかる

まずはあなたの足裏と脚をチェックしましょう

あなたの健康状態は足裏と脚を見ればすぐにわかります。
ふくらはぎは筋肉の伸縮による筋ポンプ作用で
血液を心臓へと押し戻すことから「第二の心臓」と呼ばれています。
また、足裏には無数の神経があり、その神経を通じて
脳に情報が伝わるため「第二の脳」と表現されることもあります。
足は「全身の土台」といわれるように私たちの体を支え、
健康を維持する大きな役割を担っているのです。
つまり、足をケアすることで健康な体を手に入れることが
できるといっても過言ではありません。
その最たるものが「足を温めること」なのです。
自分自身に合った温め方を探すために、
まずは足裏をチェックしましょう。

ここがポイント!

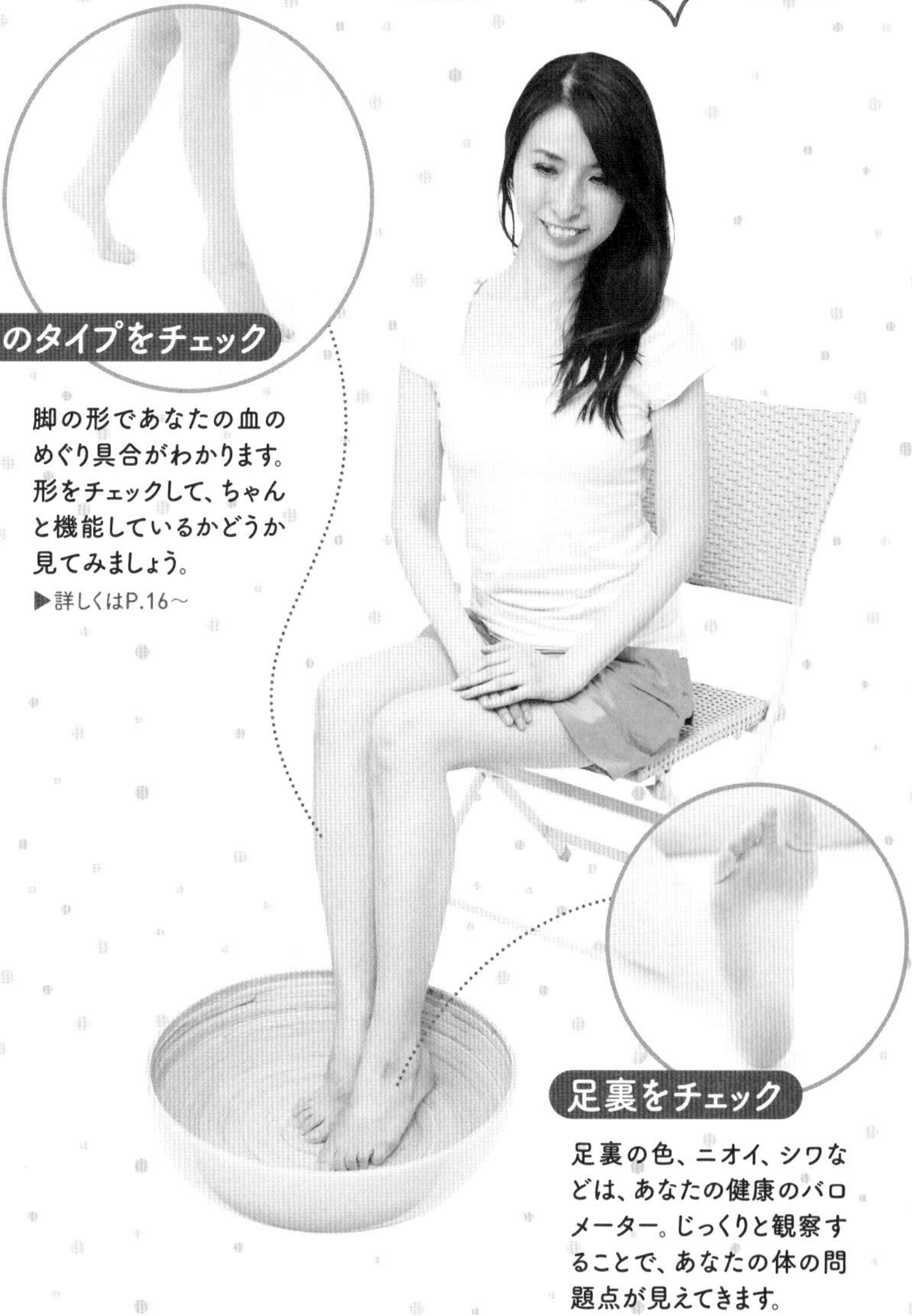

脚のタイプをチェック

脚の形であなたの血のめぐり具合がわかります。形をチェックして、ちゃんと機能しているかどうか見てみましょう。

▶詳しくはP.16〜

足裏をチェック

足裏の色、ニオイ、シワなどは、あなたの健康のバロメーター。じっくりと観察することで、あなたの体の問題点が見えてきます。

▶詳しくはP.6〜

check 1

足裏の色を見てみましょう！

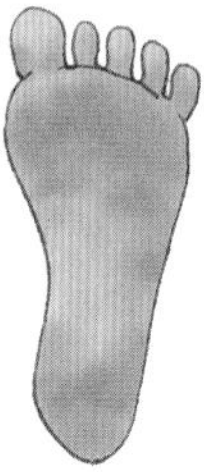

あなたの
心と体の
状態は？

赤色（興奮状態）

エネルギー過剰で興奮している状態。イライラしたり、怒りっぽくなっている。土踏まずが赤い場合は、胃腸が過活動ぎみで、炎症を起こしている可能性あり。

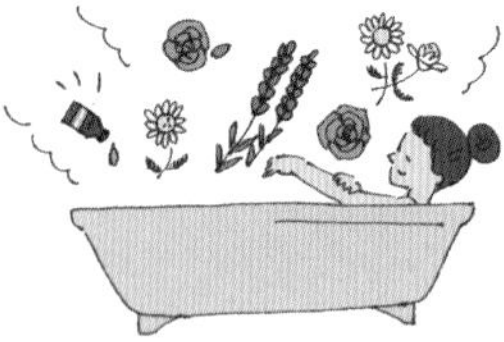

P.76〜

足温め法3【半身浴】

オススメの
足温め
法は？

アロマなど、香りを取り入れた半身浴でリラックス！　心の状態をしずめ、ゆったりとした気分で過ごせる。湯たんぽもオススメ。

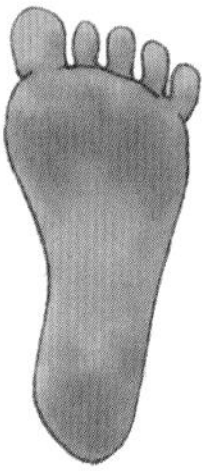

あなたの
心と体の
状態は？

紫色
（血液とリンパの流れの滞り、肺の弱り）

血液・リンパの流れが滞り、排泄不良の状態。また、肺の働きが弱くなって血液中の酸素が不足すると紫色になる。

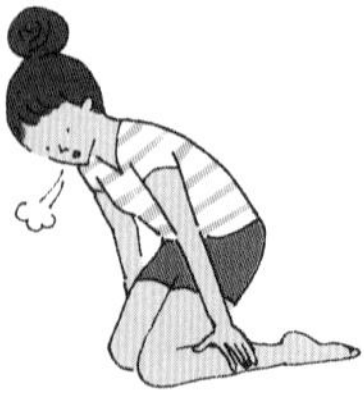

P.104〜

足温め法5【筋肉ほぐし】

オススメの
足温め
法は？

ふくらはぎや太ももなどの筋肉を規則的に呼吸に合わせて刺激することで、筋肉がほぐれて血流がよくなり、肺が活発に活動しやすくなる。

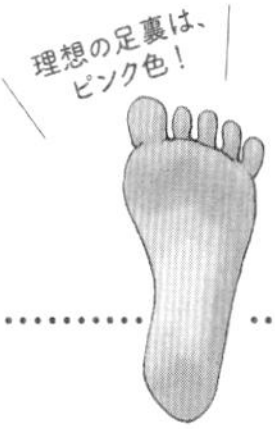

足裏の色から心と体の状態を知ることができます。
あなたの色に合った「足温め」でよい状態にしましょう。

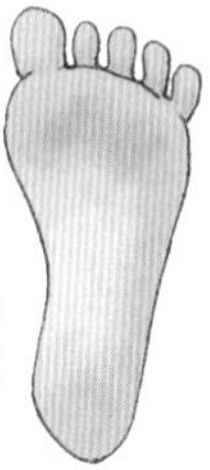

あなたの心と体の状態は？

黄色
（肉体疲労、肝臓・胆のうの弱り）

睡眠不足や過労などで体が疲れている状態。肝臓と胆のうの機能が低下している。

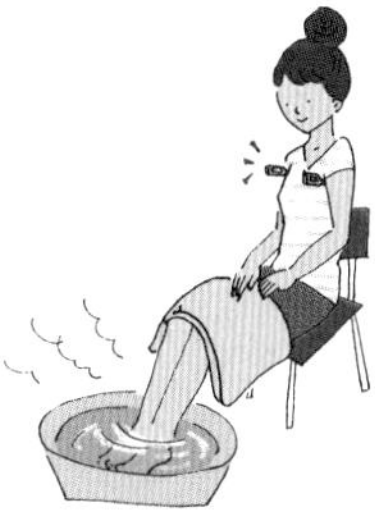

P.68～

足温め法1【足湯】

オススメの足温め法は？

肝臓の働きをよくするには足湯がいちばん。足湯をしながら足指を動かすと、より代謝がアップして解毒がスムーズになり、疲労回復につながる。

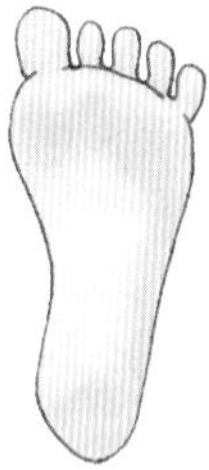

あなたの心と体の状態は？

白色（気力不足）

白くてキレイに見えるが、エネルギー不足で気力が足りていない、精神的に弱っている状態。貧血や低血圧ぎみ。胃も弱っている。

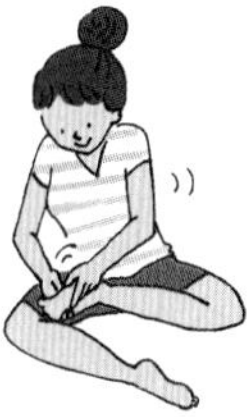

P.92～

足温め法4【足ツボ刺激】

オススメの足温め法は？

足裏のツボを刺激してエネルギー不足を解消！　ツボを刺激することで気力を取り戻すことができる。

check 2

足のニオイをかいでみましょう！

足のニオイは病気、精神状態や
食生活のバロメーターです。
足裏には健康状態があらわれます。
足裏には多くの汗腺があり、よく汗をかきます。
汗で足が蒸れるとニオイを発してきます。
お風呂に入る前に足のニオイをチェックしてみてください。

あなたの足のニオイは？

腐匂《くさったニオイ》

腐った魚のようなニオイ

体の不調具合　老廃物の排泄に欠かせない腎臓や膀胱（ぼうこう）・大腸の働きが弱くなり、尿や便が溜まっている状態。

原因　腎臓の働きが悪く、足に老廃物が溜まっている

オススメの足湯め法は？

足温め法4【足ツボ刺激】

老廃物を排出し、内臓に働きかける足のツボ押しで解消! 腸内環境を整える足三里のツボがオススメ。

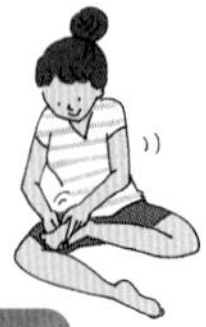

P.92～

あなたの足のニオイは？

脂匂《あぶらっぽいニオイ》

脂くさい、動物的なニオイ

体の不調具合　肝臓・胆のうの動きが鈍く、脂肪の代謝がうまくできていない。ニキビができやすい。

原因　脂っこい食事と皮脂の酸化

オススメの足湯め法は？

足温め法1【足湯】

肝臓によい足湯で解消！さらに脂っこい食べ物を控えるとOK。

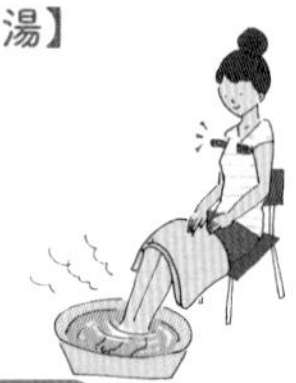

P.68～

あなたの足のニオイは？

酸匂《すっぱいニオイ》

酸っぱいニオイ、汗くさい

体の不調具合 自律神経のバランスや体内の水分バランスが崩れている。もしくは強い緊張状態にある。

原因 ストレスが溜まり、自律神経が乱れている

オススメの足湯め法は？

足温め法3【半身浴】

自律神経のバランスが整う半身浴でストレスを忘れてリラックスしましょう！

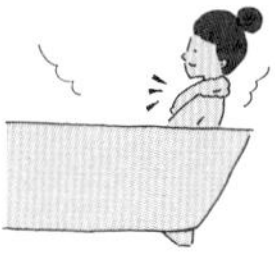

P.76～

あなたの足のニオイは？

焦匂《こげたニオイ》

ゴムが焼けたような焦げくさいニオイ

体の不調具合 欲求不満でイライラしたり、怒りなどを溜め込んでいる。ストレスフル状態にある。

原因 思いどおりにいかずストレスが溜まっている

オススメの足湯め法は？

足温め法7【湯たんぽ】

ゆっくりと横になり、足元に湯たんぽを置いて体全体の力を抜いてリラックス！

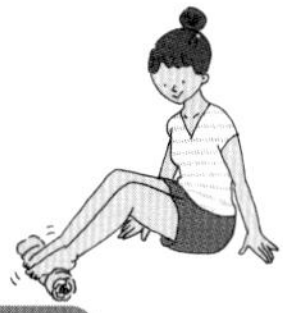

P.120～

あなたの足のニオイは？

甘匂《あまいニオイ》

甘ったるいニオイ

体の不調具合 すい臓が弱っていたり、胃炎などで胃が慢性的に弱っている状態。糖の分解が十分にできていない。

原因 血糖値が高い場合や食事制限などの過度なダイエット

オススメの足湯め法は？

足温め法6【ストレッチ】

筋肉を伸ばして緩めた後に、太ももを鍛えるストレッチで筋肉量を増やせば糖分を効率よく消費でき、血糖値が低くなります。

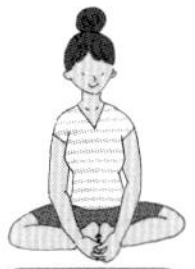

P.112～

あなたの足のニオイは？

生臭匂《なまぐさいニオイ》

便のようなニオイ、魚の生臭いニオイ

体の不調具合 肺が弱っている状態。発汗異常が起きていて、体のいろいろなところで汗をかきやすくなっている。

原因 リンパ管の詰まりなどで、疲れが溜まっている

オススメの足湯め法は？

足温め法8【タオルを使う】

リンパ管の詰まりを取るため、乾布摩擦（かんぷまさつ）などでリンパを刺激。リンパの通り道である足指の間もしっかり摩擦を！

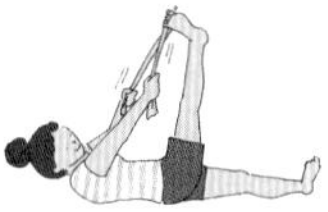

P.126～

足の反射区を押さえましょう！

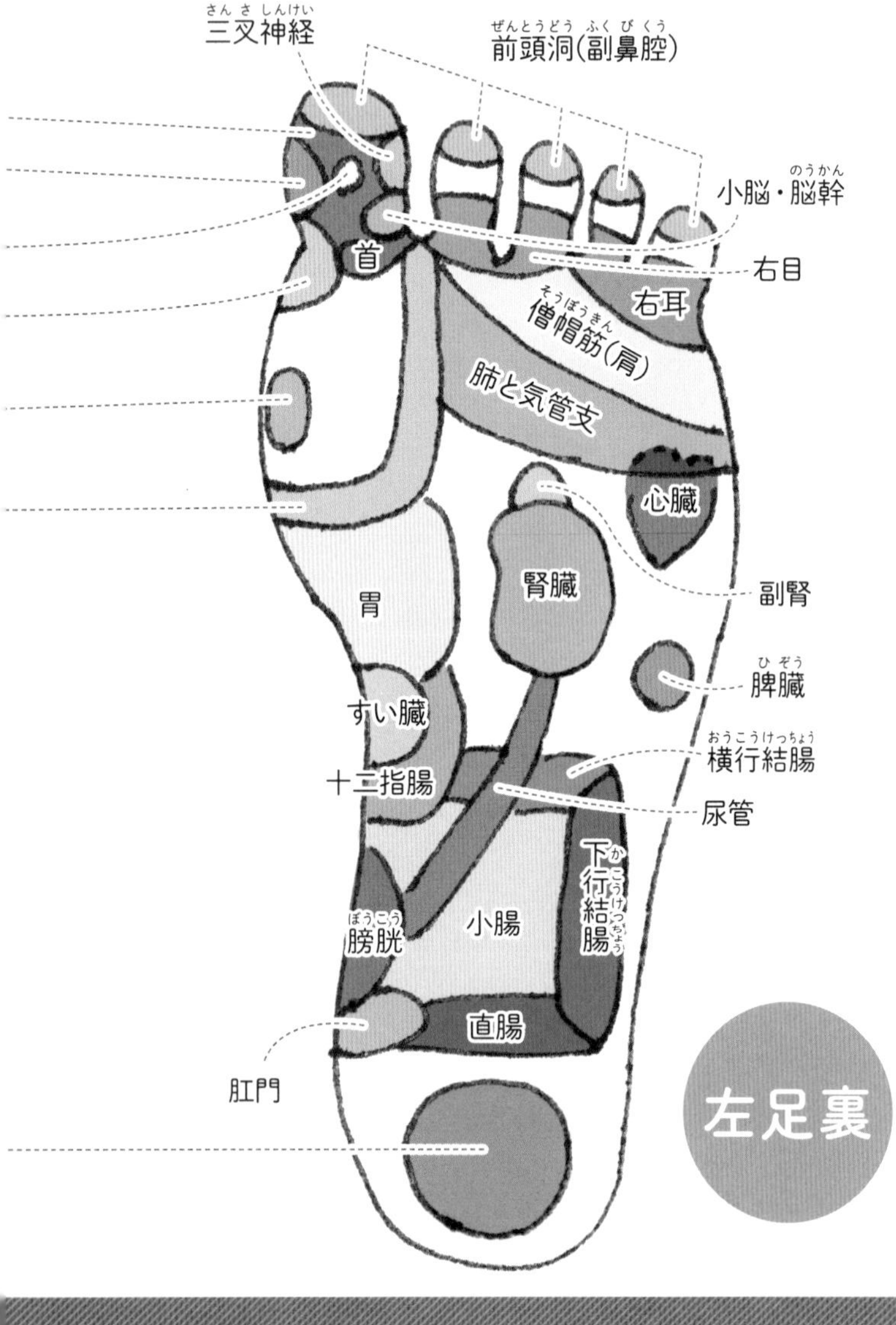

足裏には体に対応する反射区があります。この反射区を押すことで、器官や内臓、肩こり、腰痛など、あらゆる症状を緩和することができます。体の不調部分は、しこりとなって足裏にあらわれるので、この図でチェックしてみましょう。

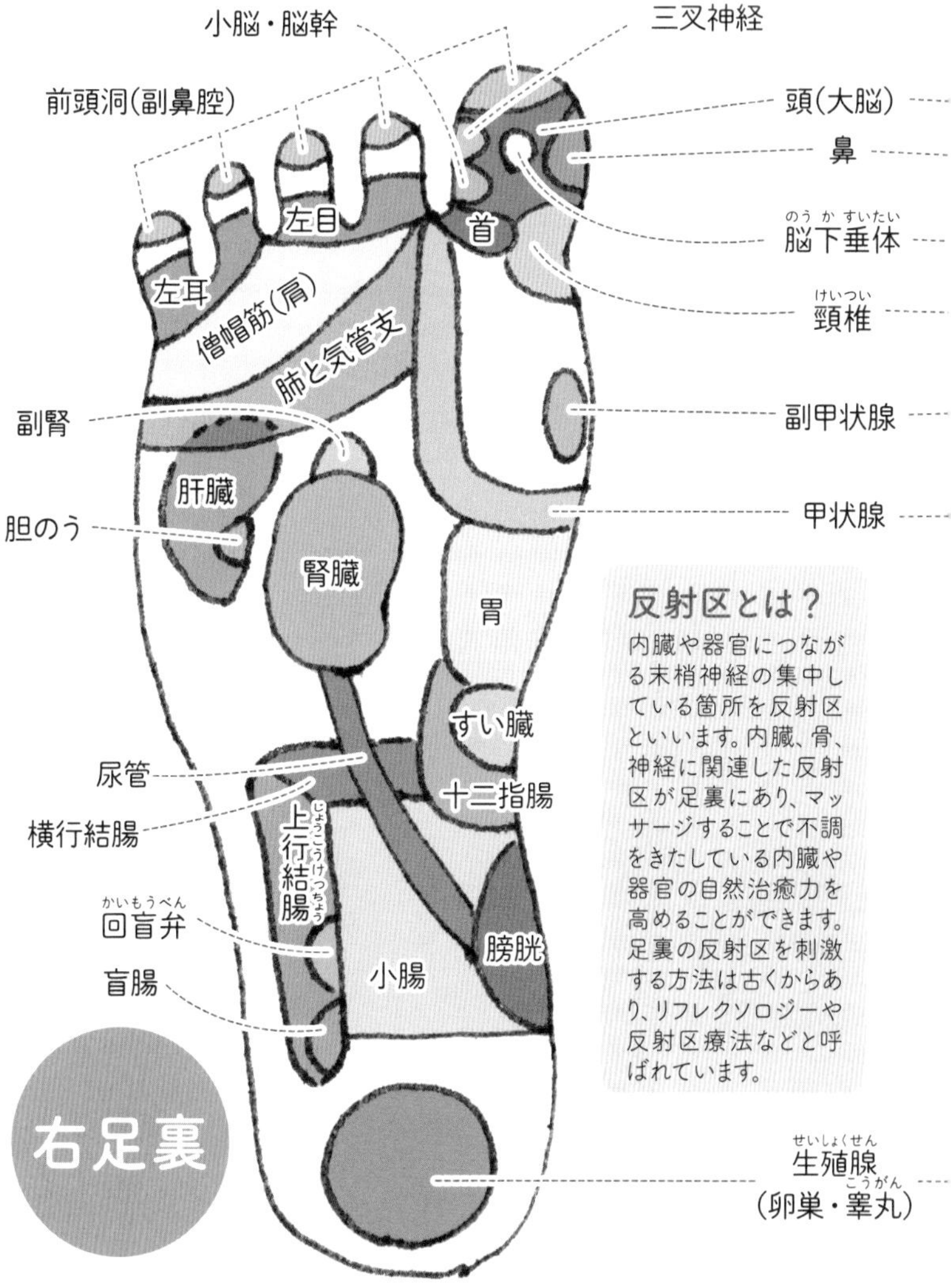

反射区とは?

内臓や器官につながる末梢神経の集中している箇所を反射区といいます。内臓、骨、神経に関連した反射区が足裏にあり、マッサージすることで不調をきたしている内臓や器官の自然治癒力を高めることができます。足裏の反射区を刺激する方法は古くからあり、リフレクソロジーや反射区療法などと呼ばれています。

足の角質をチェックしましょう！

角質とは？

皮膚には表皮《ひょうひ》と真皮《しんぴ》があり、肌表面に近い部分を表皮といいます。表皮の中でいちばん外側にあり、外部の刺激などから体を守ったり、内側の水分を逃がさないようにフタとなったりする役目を担っているのが角質です。

表皮は、古くなった細胞が表面に押し出され、やがて剥《は》がれる……を繰り返します。

ところが、刺激や負荷がかかると、角質が剥がれないまま表面にとどまり、硬くガサガサになります。内臓の弱りが、内臓などとつながる末梢神経を通じて足裏に届いて角質が溜まる場合があります。

角質を取ると足裏の状態がよくなり、神経を通じて足裏の反射区に対応する内臓の調子がよくなります。

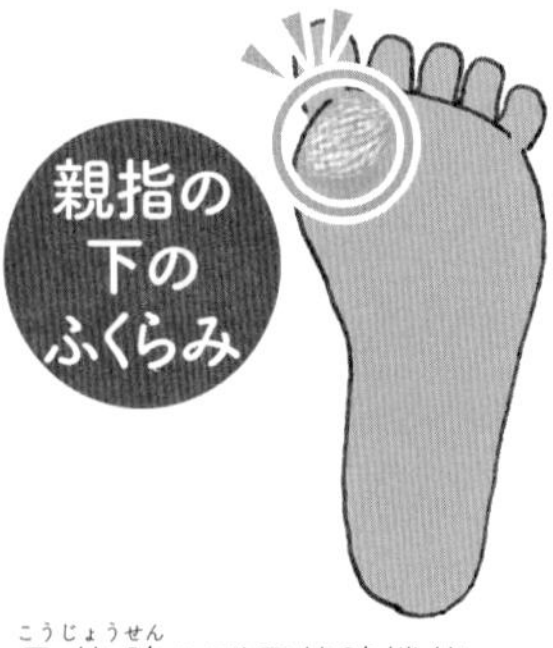

甲状腺《こうじょうせん》や副甲状腺機能のバランスが崩れている

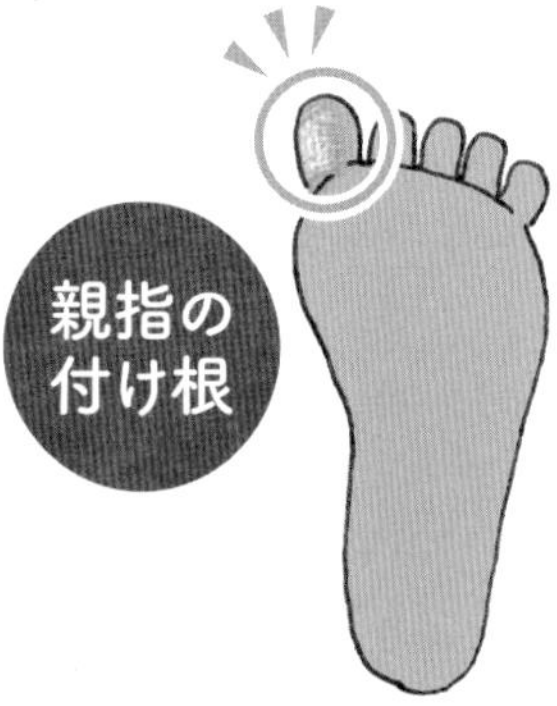

時間に追われているなど、頭を悩ませるストレスがある

足の角質は体内で起きているトラブルを教えてくれます。
角質が出やすい6カ所と、不調の状態を紹介します。

小指の下

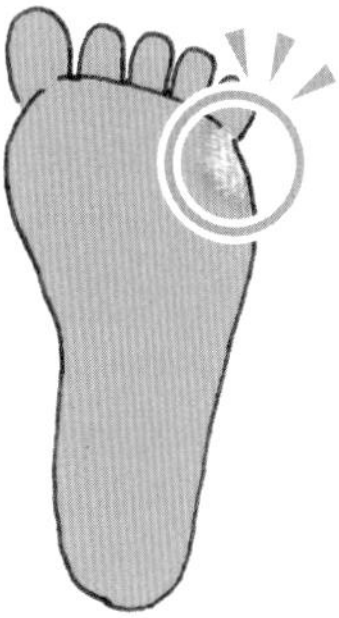

肩甲骨《けんこうこつ》から
肩にかけての
コリ

指先

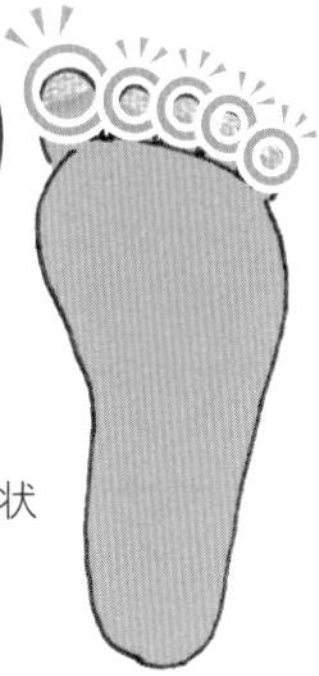

鼻炎などの
アレルギー症状
が出やすい

かかと

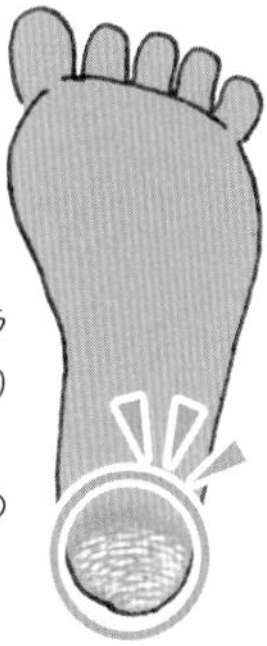

婦人科系のトラブル。お腹まわりの冷え、下痢・便秘などの腸のトラブル、痔など

人差し指・中指の下

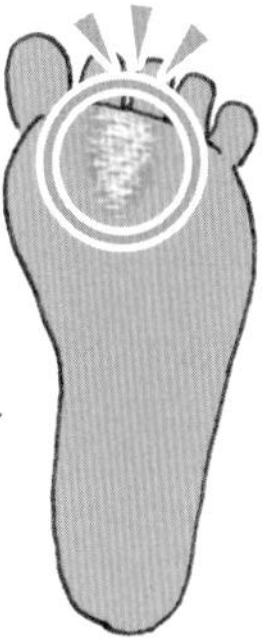

肩こり・目の疲れ

角質をなくすために意識しておくことは？

内股や外股の姿勢により足裏の内側や外側に重心がかかったり、つま先やかかとに重心が寄ったりすると角質ができやすく、放置しておくと、体にゆがみが生じてきます。まずは足の重心のバランスを整えることが大切です。角質がある箇所に定期的にクリームを塗り、ツボ刺激を行うようにしましょう。

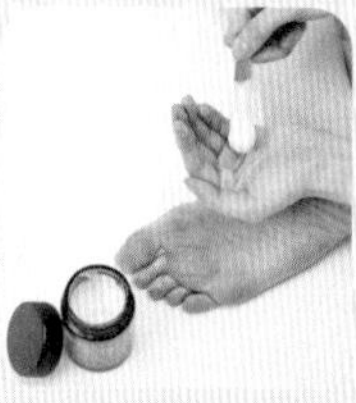

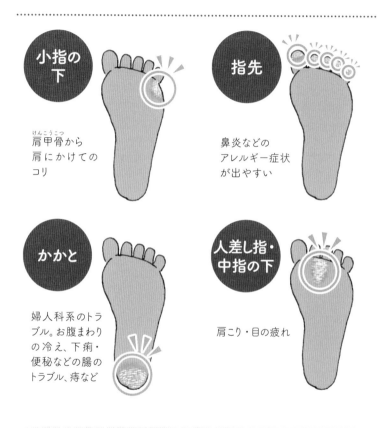

check
5

足裏のシワをチェックしましょう！

足裏のシワとは？

リフレクソロジーの世界では、シワは体の不調の目印とされています。一度できてしまったシワを完全になくすことは難しいですが、シワの部分を定期的にクリームなどでマッサージして刺激することで、体の弱い部分を解消し、シワをうすくすることができます。

人差し指・中指のシワ

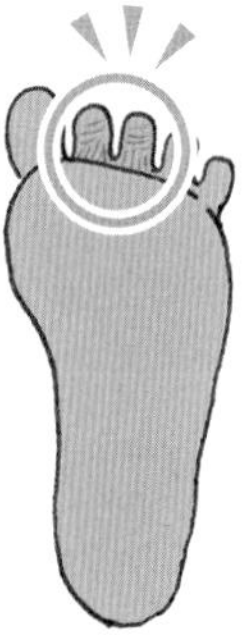

目の疲れ

親指のシワ

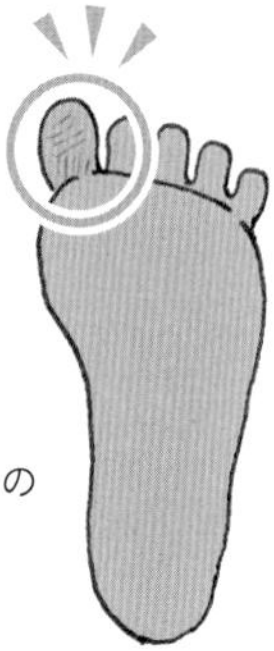

頭痛、頭（脳）の疲れ

指の下のふくらみのシワ

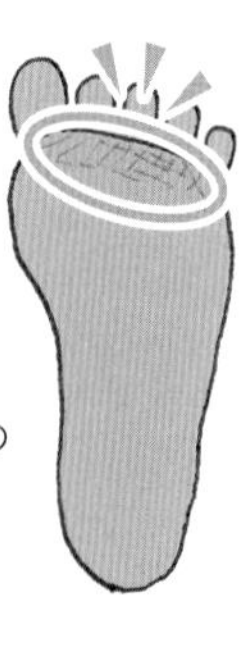

肩こり・肩まわりのリンパの滞り

薬指・小指のシワ

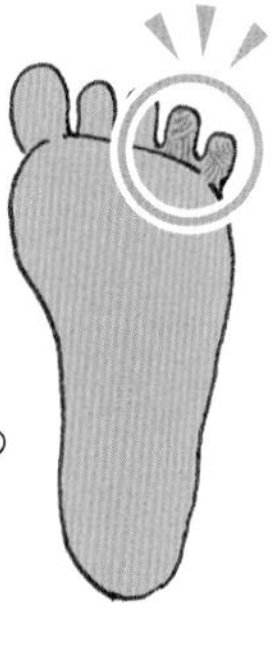

耳の不調・耳の下のリンパの滞り

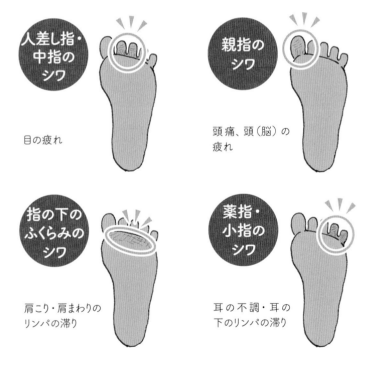

足裏のシワは、臓器の不調を教えてくれます。
まずは、シワの出た場所の状態を見て体調を確認しましょう。

かかとのシワ

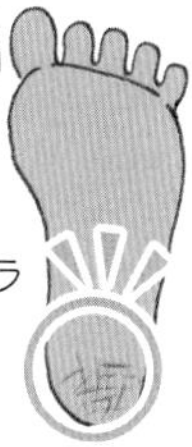

ホルモンバランスの乱れ

中央のシワ

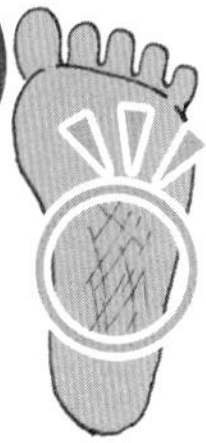

腎臓系の弱り、むくみ

土踏まずのシワ

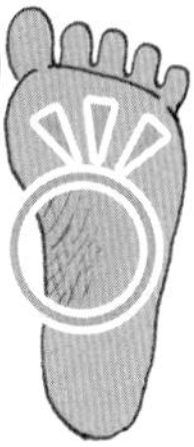

消化器系の弱り

シワの種類は3種類

深く短いシワ

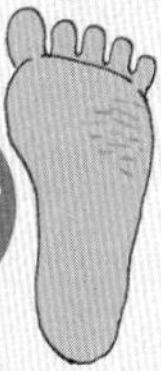

シワがある反射区に対応する臓器や器官の急性のトラブル。頭痛、胃痛、腸のトラブル、すい臓や腎臓の不調、背中の痛みや腰痛など

浅く長いシワ

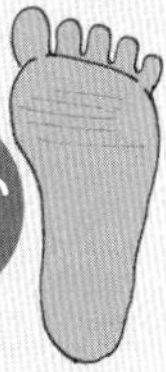

シワがある反射区に対応する臓器や器官の慢性的なトラブル

格子状のちりめんジワ

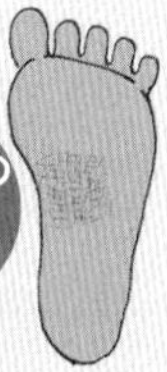

アレルギー、喘息など生まれつき弱い部分の反射区にできやすい

反射区については10ページを参考に！

足裏のシワ解消！
ワンポイントマッサージ

シワのある部分を中心に保湿クリームを塗り、10ページの反射区を参考にツボを探す。両手の親指でグッと押したあと、円を描きながらマッサージすると不調が改善されシワも解消！

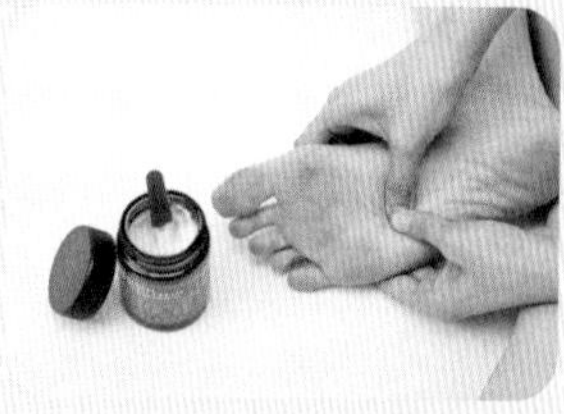

check 6

あなたの脚はどのタイプ？

脚の状態を知ることで、
それぞれのタイプに合った最善のケア方法がわかります。
脚が太くなる原因に
「むくみ太り」「脂肪太り」「筋肉太り」の3タイプがあります。
それに加え、さまざまな不調につながるO脚やX脚などの骨盤や脚の骨のゆがみタイプがあり、複合型を含めて細かく分類すると5種類のパターンがあります。
脚のタイプによって起こりやすいトラブルや対処法が違うため、
自分の該当する脚タイプに合わせた改善方法を試してみましょう。

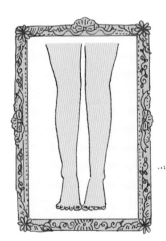

理想の脚の形

足首はキュッと引き締まり、全体にメリハリのある脚が理想です。血流がよく、むくみがないので、触るとやわらかく、ほんのり温かいのが特徴です。

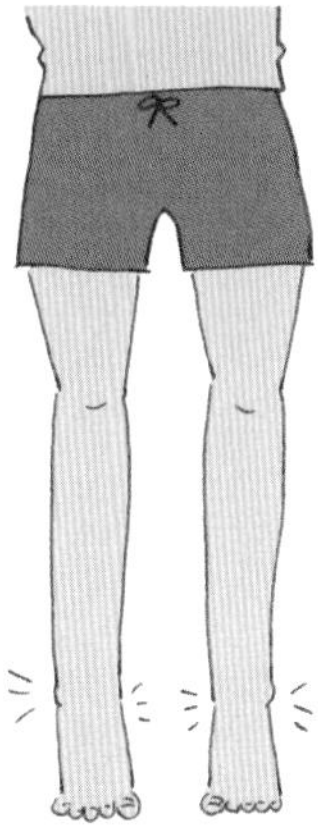

脚の
タイプ

むくみ

特徴

足に余分な水分が溜まっている状態。立ちっぱなしや座りっぱなしが続くとふくらはぎをあまり動かさないため、むくみやすくなる。足が重だるくなったり足首が太くなり、動かしにくかったり、足全体がパンパンに膨らみ靴がきつくなったりする。

体に
あらわれる
不調

【肩こり・腰痛・冷え性】

下半身の筋肉を動かさないと、筋肉が血液を心臓に送り返す力が弱まって血流が悪くなり、肩こり、腰痛、冷え性を引き起こすことも。

このタイプの改善方法は ▶▶▶ 21ページ 1、2、3、23ページ 11

脚の
タイプ

脂肪がついて脚全体が太い

特徴

足やふくらはぎ、太ももに脂肪がつきやすい状態。脚全体が重たく、太く見えると感じることがある。

体に
あらわれる
不調

【冷え・脚のだるさ】

過剰な脂肪が脚に蓄積されると、血液やリンパの流れが悪くなり、むくみや冷え性、重だるさなどを引き起こす可能性がある。

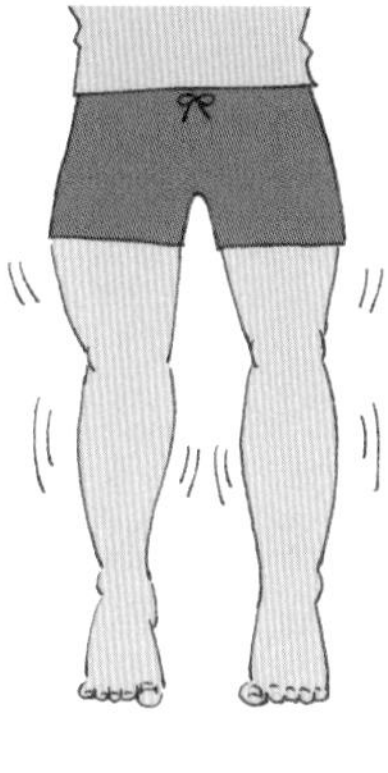

このタイプの改善方法は ▶▶▶ 21ページ 3、22ページ 8、23ページ 10、12

脚のタイプ

脚の筋肉が硬く、ふくらはぎに立派な筋肉がついている

特徴

長年運動をしている人に多い。筋肉がつきすぎて硬くなり、血管が圧迫されふくらはぎのポンプ機能がスムーズにいかず、老廃物が溜まって足が太くなりやすい。

体にあらわれる不調

【筋肉痛・けいれん】

過度に硬い筋肉によって血流が妨げられ、酸素と栄養素の供給が不足し、静脈瘤（じょうみゃくりゅう）につながったり、筋肉痛やけいれんを引き起こすことがある。

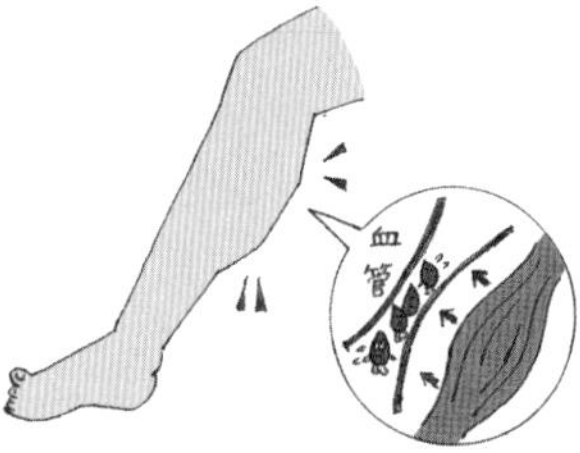

このタイプの改善方法は ▶▶▶ 21ページ 3

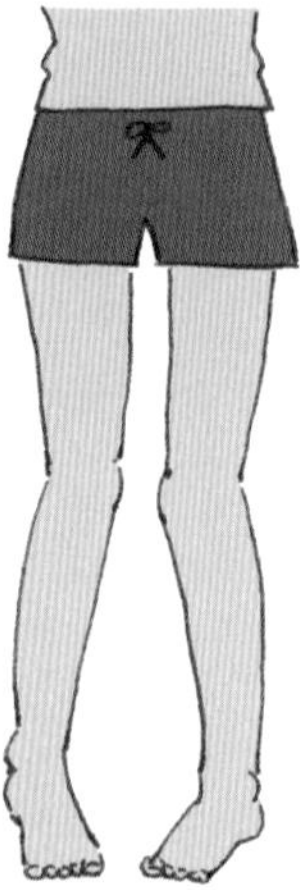

脚のタイプ

ヒザ下のO脚

特徴

太ももとヒザはくっつくが、ふくらはぎがくっつかない状態でヒザから下が外側に湾曲している。すねの上部の骨が外側に出っ張り、すねの外側の筋肉がパンパンに張りやすい。

体にあらわれる不調

【腰痛・冷え・むくみ】

血液やリンパの流れが悪くなりやすく、むくみや冷えを感じやすい。また、体のバランスが崩れやすく、長時間立っていると腰痛を引き起こすことも。

このタイプの改善方法は ▶▶▶ 21ページ 3、4、22ページ 5

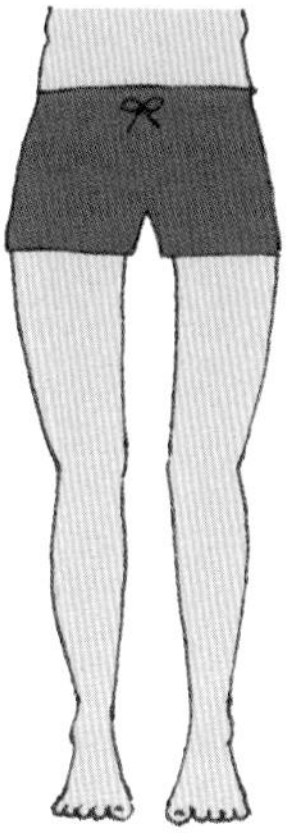

脚のタイプ

股関節のO脚

特徴

両脚の股下が広がり、股関節の下の骨が外側に開いて出っ張っている状態。太ももとお尻の筋肉が張りやすい。

体にあらわれる不調

【婦人科系のトラブル】

股関節の下の骨が外側に開くと体のゆがみにつながり、特に骨盤や腰の位置に影響を与える。骨盤底筋（こつばんていきん）が弱まって婦人科系のトラブルが起きる可能性も。

このタイプの改善方法は ▶▶▶ 22ページ 6、7、23ページ 10

脚のタイプ

ヒザ下と股関節のO脚

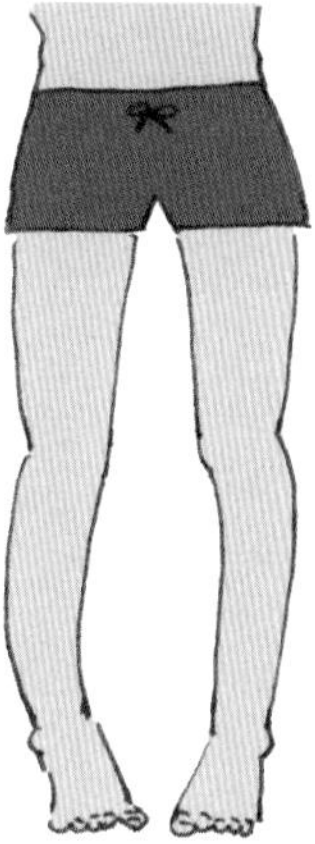

特徴

両脚の股下が広がり、脚全体がくっつかず隙間があく状態。股関節の外側の骨とヒザ下の外側の骨が出っ張り、すねと太ももやお尻の外側の筋肉が張りやすい。

体にあらわれる不調

【首や肩のこり、頭痛】

ヒザと股関節の両方が外側に開くことで、体のバランスが乱れやすく、足、ヒザ、股関節、腰、背中、首、肩などに影響を与える。足腰だけでなく肩こりや首こりが起こり、頭痛につながることも。

このタイプの改善方法は ▶▶▶ 21ページ 3、4、22ページ 5、6、7

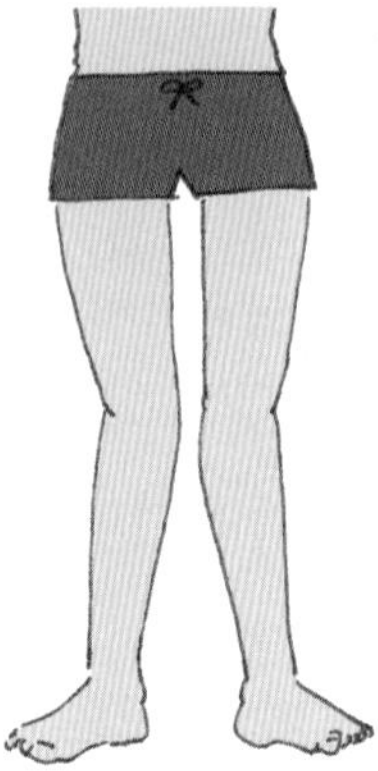

脚のタイプ
X脚

特徴
ヒザをくっつけるとヒザ下が開いてハの字になる状態。下半身の骨のズレを上半身がカバーしようと無理にバランスをとるため、自然に力が入って上半身の筋肉が張りやすい。

体にあらわれる不調
【冷え、むくみ、腰痛】

ヒザが内側に湾曲するため、歩行時の体のバランスが崩れやすく、腰痛や肩こり、ヒザ痛を引き起こすことがある。また、血流やリンパの流れが悪くなり、足のむくみや冷えにつながる。

このタイプの改善方法は ▶▶▶ 23ページ 9、10

脚のタイプ
XO脚（内股）

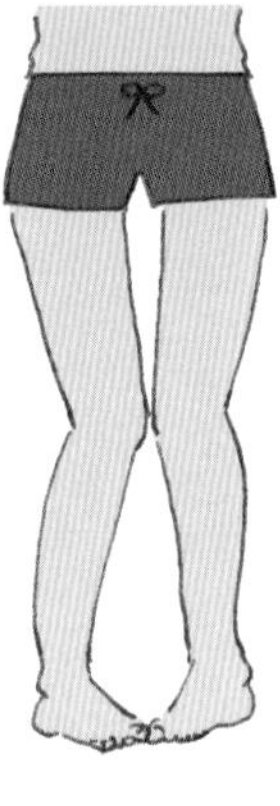

特徴
X脚とヒザ下のO脚が合わさったタイプ。股下とヒザ下が開いてふくらはぎがくっつかない。また、ヒザが内側を向いてお尻や太もも、ヒザの外側が張りやすい。

体にあらわれる不調
【ヒザの痛み・腰痛・むくみ】

X脚とO脚の特徴が混在するため、腰痛や肩こり、ヒザ痛など体のバランスに関連した問題が起きやすく、さらに、血流やリンパの流れが悪化し、足のむくみや冷えを引き起こす可能性もある。

このタイプの改善方法は ▶▶▶ 21ページ 4、23ページ 9、10、12

美脚になるための
改善方法12

P.16～P.20で、自分がどのタイプの脚かチェックができたら、
状況に合った改善方法を実践してみましょう。
チェック表の下に改善方法の番号を示しているので
（改善方法が2つ以上ある場合もあります）、
自分のできるものから無理のない範囲で取り組んでみてください。

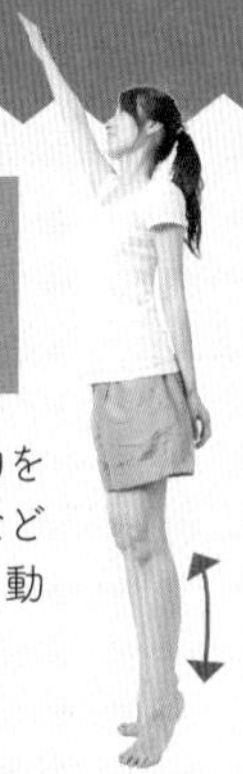

1 ふくらはぎを動かす

少し高いところの物をつま先立ちで取るなどして、ふくらはぎを動かす。

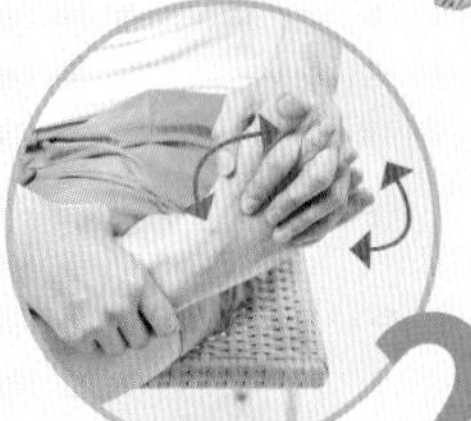

2 足首を動かす

右足の指と左手の指で握手をし、その状態のまま足首をゆっくり回す。続いて左足の指と右手の指で握手をし、回す。

3 ふくらはぎを揉《も》む

両手の親指でふくらはぎをやさしく、揉む。

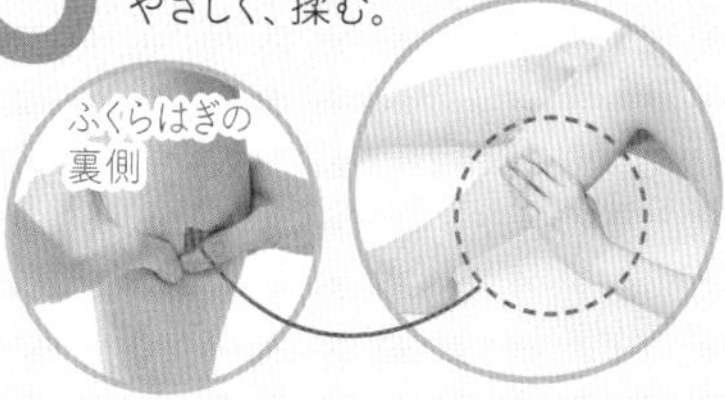
ふくらはぎの裏側

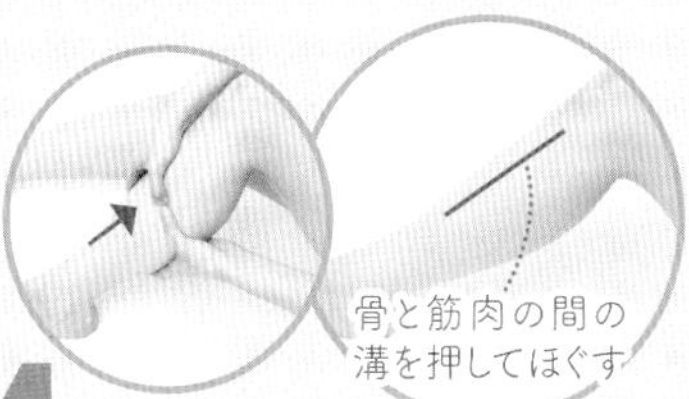
骨と筋肉の間の溝を押してほぐす

4 すねをほぐす

足首から上に向かってすねを両手の親指でほぐす。

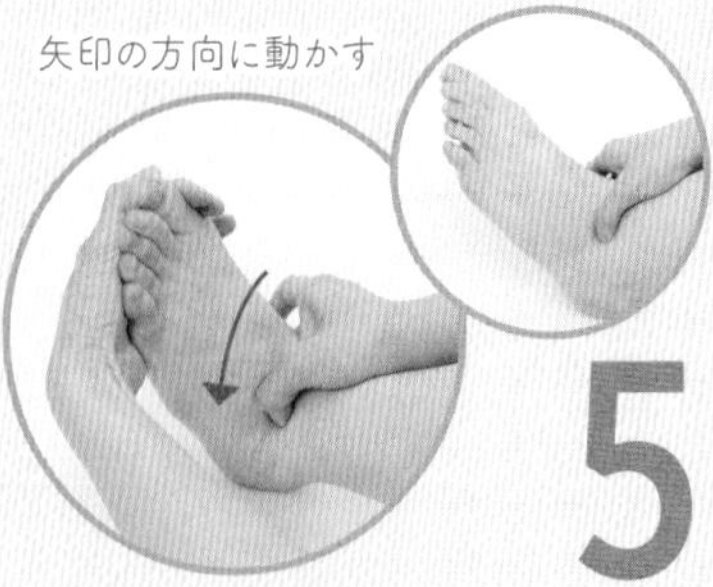

5

足首矯正《きょうせい》ストレッチ

外くるぶしの甲側にあるへこみ部分を親指で押さえながら、反対側の手でつま先を持って外側（矢印の方向）に足を向ける。

6

お尻をほぐす

テニスボールを床に置き、その上にお尻を当てて仰向けに寝て、テニスボールでお尻をほぐす。

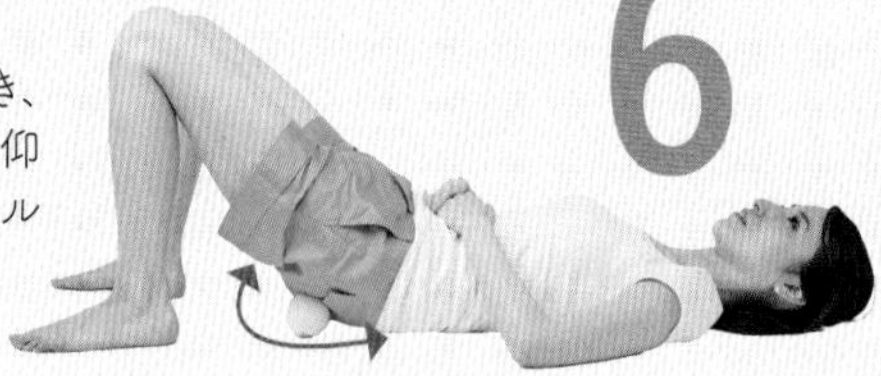

脚のストレッチ

仰向けに寝て片脚のヒザを曲げ、曲げた脚と反対側の手でヒザがおへその下にくるように引き寄せる。足首から先をもう片方の手で外側に向ける。

7

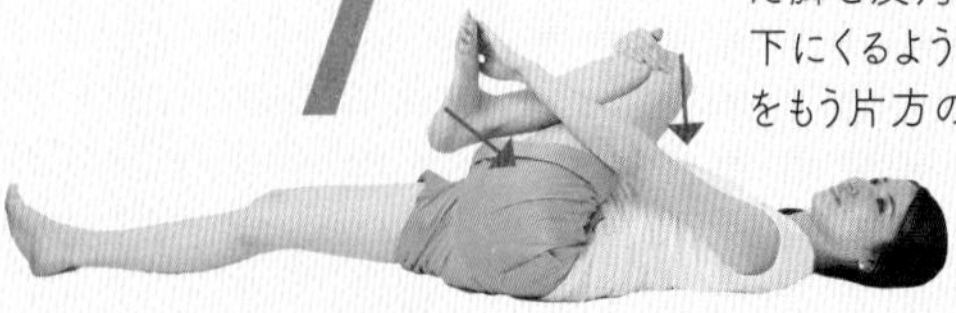

8

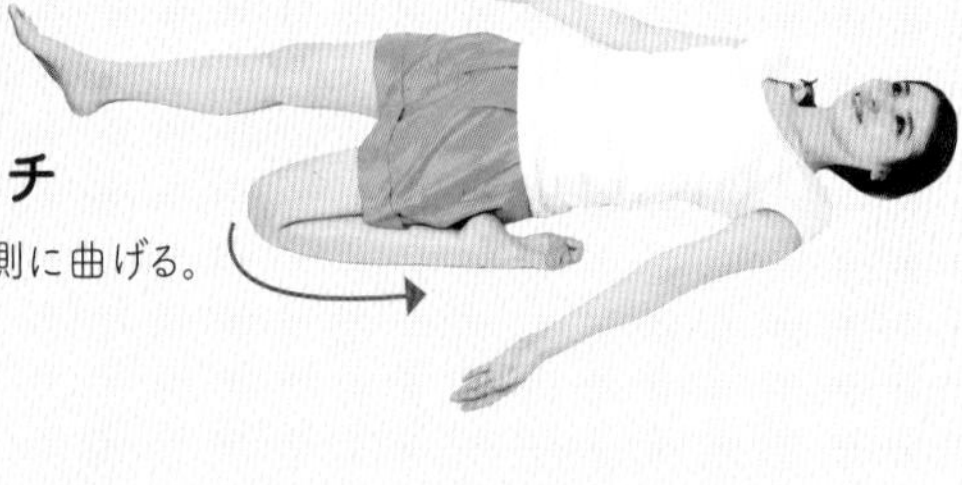

内もものストレッチ

仰向けに寝て脚を外側に曲げる。

9

股関節のストレッチ

仰向けに寝て両脚を開き、
足裏を合わせる。

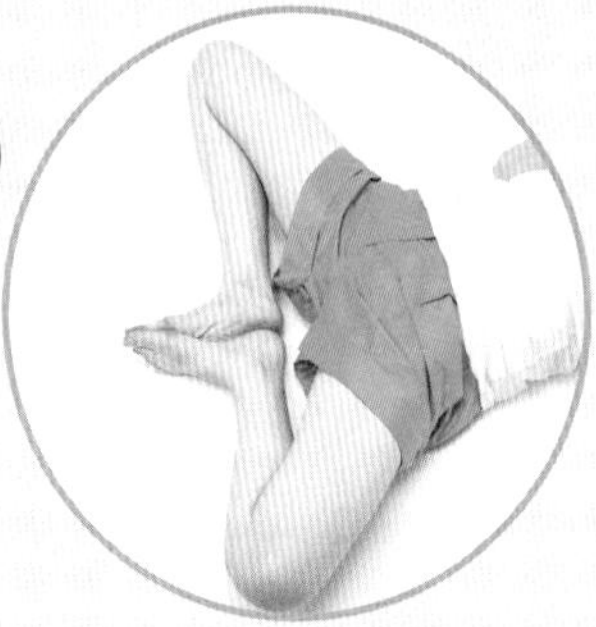

10

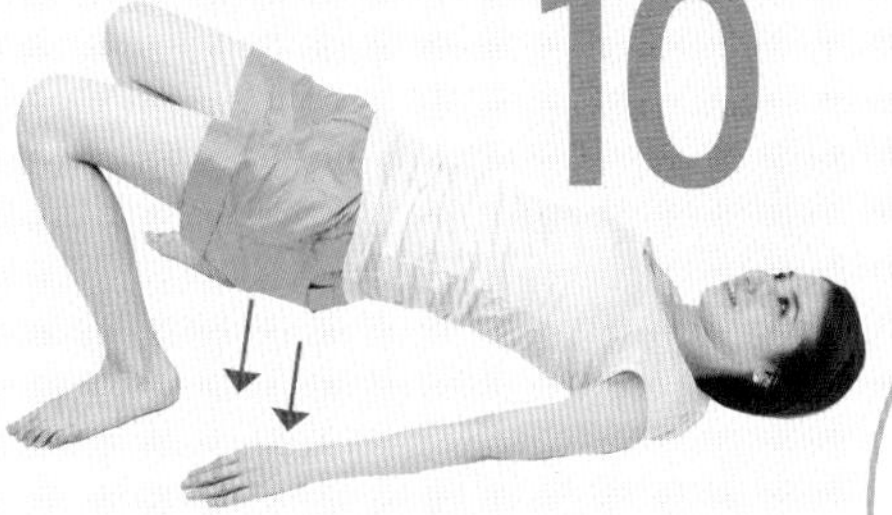

ヒップアップ体操

背骨を床から離すようにしてお尻を持ち上げた後、お尻をキュッと締める。その後、脱力してストンとお尻を床に落とす。

11

もも上げの運動

太ももの付け根が90度になるように脚を上げて階段の上り下りを繰り返す。または左右交互にもも上げをする。

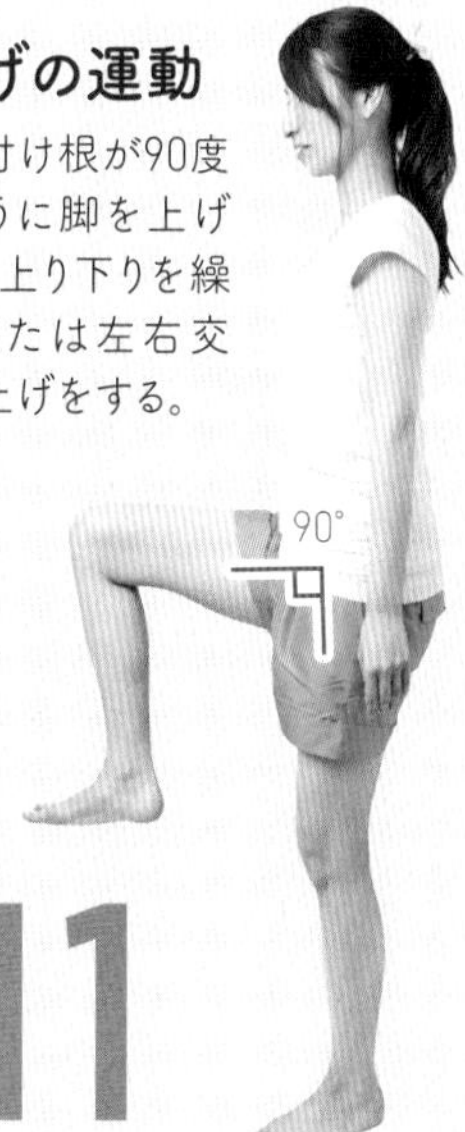

12

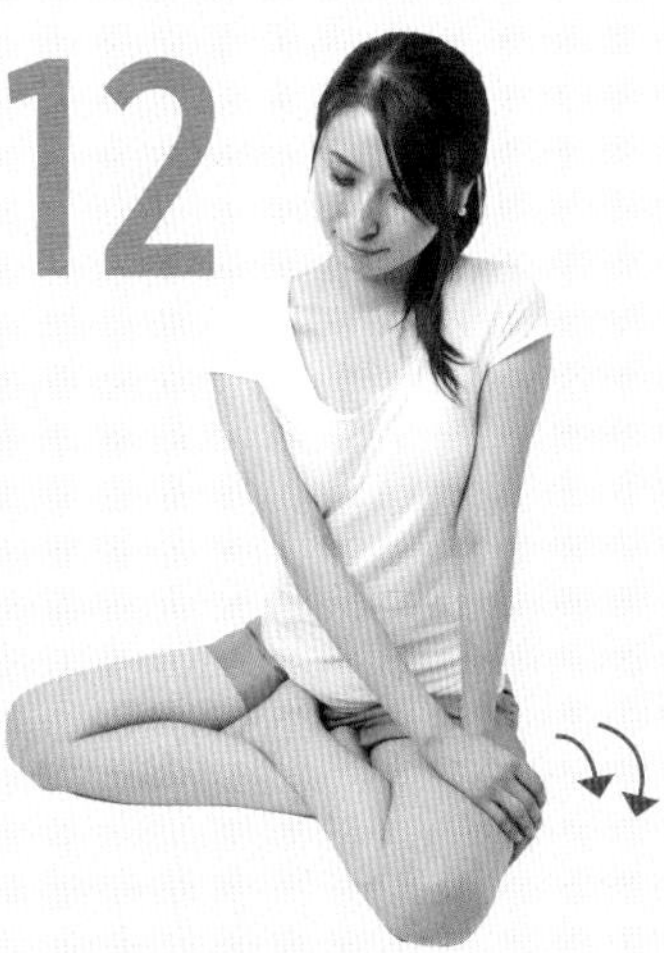

太ももをほぐす

体重をかけて、太ももをほぐす。

▶詳しいやり方は106ページへ。

「足温め」をすることで得られる51の効果

私がこれまで施術や指導してきた
8万人以上の方々は、
足を温めたことで
さまざまな効果がありました。
その中から多くの方に
見られた結果を紹介します。

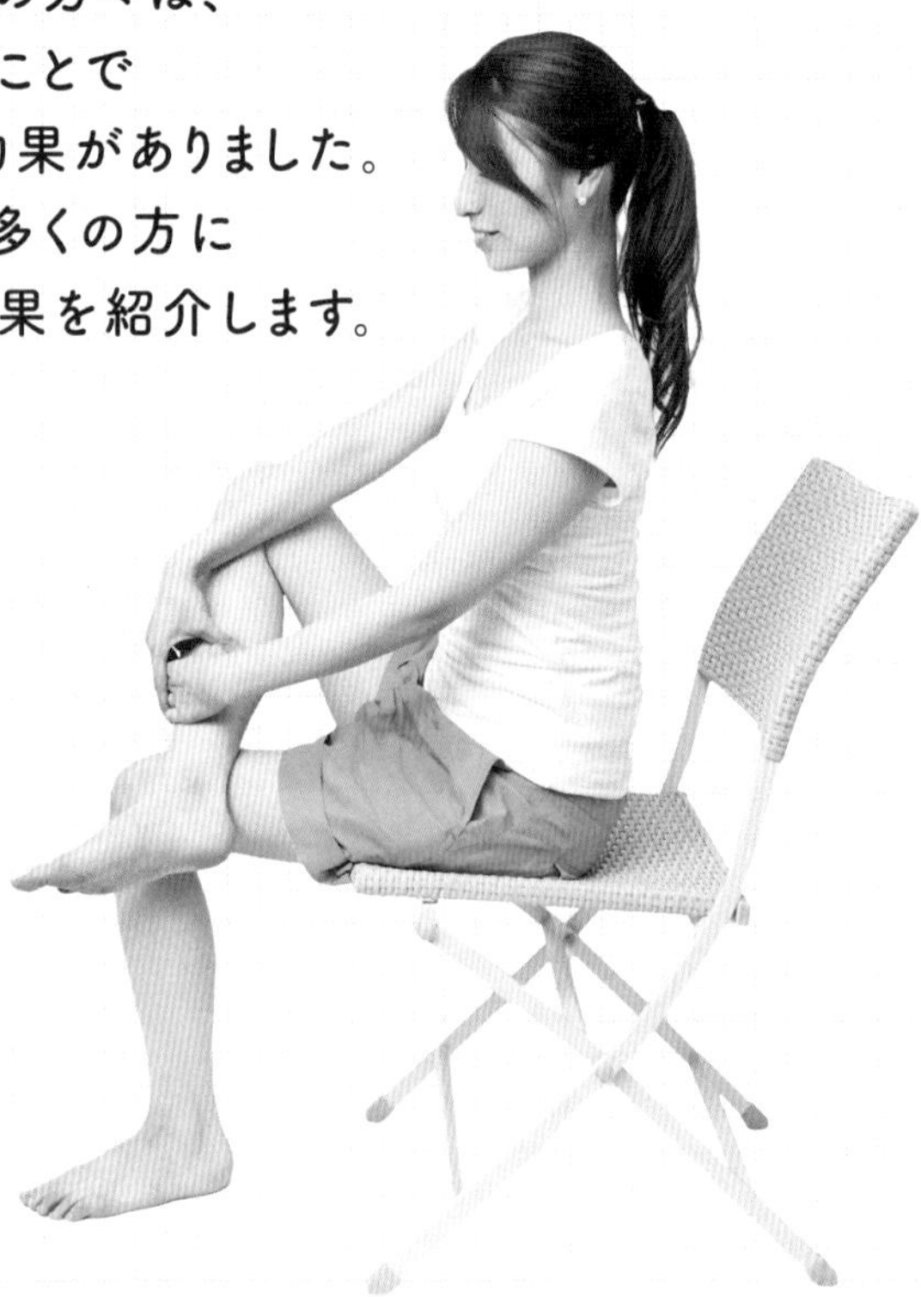

体調

	症状	効果
1	冷え性	全身の中でも特に冷えやすい足先の血液が温まり、温まった血が全身をめぐることで体温が上昇し、冷え性が改善する。
2	肩こり	血流が悪いことがコリの原因なので、血流がよくなることで、肩の痛みや重みが軽減する。
3	腰痛	血流が悪いことがコリの原因のひとつなので、血流がよくなることで、腰痛が軽減する。
4	頭痛	足は冷たくて頭が熱い状態が頭痛の原因のひとつなので、両足にバランスよく熱が加わることで、頭痛がなくなる。
5	吐き気	自律神経の乱れによる胃腸の不調が原因のひとつ。血液が温まることで副交感神経が活発になって、自律神経のバランスが整うため、吐き気が解消される。
6	めまい	血流の悪さが原因のめまいは、自律神経のバランスが整うことで症状が軽減し、血流がよくなるので肩こりなどからくるめまいも解消される。
7	耳鳴り	肩こりやストレスなどが原因の耳鳴りは、血流がよくなることで自律神経のバランスが整い、リラックスすることで症状が解消される。
8	のぼせ	足は冷たくて頭は熱い状態で起こる「冷えのぼせ」は体全体の熱バランスが整うことで、症状が解消される。
9	老廃物の解毒	血流が悪いことが原因で溜まった老廃物は血流がよくなることで肝臓機能が高まり、肝臓で老廃物が解毒される。

	症状	効果
10	便秘・下痢	腸の働きを支配している副交感神経が活発になることでリラックスし、快便になる。
11	血液循環	コリがほぐれることで血管が広がって血流がよくなり、老廃物が流れ血液循環がスムーズになる。
12	血液ドロドロ	冷えやストレスが原因のひとつ。老廃物が溜まると血液がドロドロになりやすく、血流がよくなることで、老廃物が排出されてサラサラになる。
13	肝臓の負担	「足温め」は肝臓が熱をつくる作業を助けることになるので、肝臓の負担が軽減される。
14	腎臓機能	腎臓は冷えに弱いため体が温まることで、腎臓機能が回復。むくみも解消される。
15	胃腸の働き	足を温めることで副交感神経の働きが良くなると、胃腸の働きが活発になる。
16	栄養素の消化・分解	内臓が温まることで、胃・腸・肝臓の働きが活発になり、栄養素の消化・分解がスムーズになる。
17	たんぱく質の合成	血液が温まり、循環もよくなり、肝臓の負担が軽くなることで、たんぱく質の合成がスムーズになる。
18	ヒザの痛み	酸素と栄養不足と老廃物の溜まりが原因のひとつ。下半身の血液循環がよくなることで老廃物が流れ、ヒザの痛みが軽減する。
19	筋肉痛	筋肉痛で炎症が出ている箇所の熱が下がったあとに足を温めると、硬くこわばった筋肉がほぐれるため、回復が早まる。

	症状	効果
20	代謝	コリがほぐれて血管が広がり、血流がよくなることで肝臓の働きが良くなり、老廃物が排出されて代謝機能がアップ。
21	免疫力	腫瘍細胞、ウイルス感染細胞などをやっつけてくれるといわれているNK細胞が増殖し、免疫力の向上に効果を発揮するとされる。
22	風邪	ウイルスが体に入ると体はそれをやっつけようと熱を出す。足を温めることでその熱を発する手助けになるため、症状が重くなる前に回復できる。
23	咳	咳はウイルスや体に溜まった毒を体の外に出すための自然な反応。血液が温まることで老廃物が排出され、風邪にともなう症状がやわらぐ。
24	花粉症・アレルギー性鼻炎	血液の循環がよくなることで鼻粘膜の血流がよくなり、化学物質などを体から排出し、花粉症・アレルギー性鼻炎の症状がやわらぐ。
25	低血圧・高血圧	血流がよくなることで血液のドロドロが改善し、硬くなった血管が柔軟になり血圧が正常になる。
26	むくみ	血流が悪いことが原因。コリがほぐれて血管がやわらかくなり血流がよくなることで、溜まった老廃物や余分な水分が回収されてむくみにくくなる。
27	不妊症	温められた血液が腹部の内臓や子宮、卵巣に流れることで自律神経やホルモンバランスが整い、妊娠に適した状態になる。
28	子宮の病気	子宮内の血のめぐりがよくなり、子宮内膜症や子宮筋腫をはじめとする子宮の病気の予防につながる。
29	生理痛・生理不順	冷えによる血行不良などが原因。子宮内の血流がよくなり、ホルモンバランスが整うことで生理痛の緩和や生理不順が改善される。

症　状	効　果
30 膀胱炎《ぼうこうえん》	細菌感染によるものが多く、冷えや過労などで抵抗力が落ちているときになりやすい。血流がよくなり免疫力をアップさせることで、膀胱炎になりにくくなる。
31 疲労	両足の温度差がなくなることでエネルギーバランスが整い、疲れ知らずの体に。
32 倦怠感	血流がよくなることで、倦怠感が減少し、活力が出てくる。
33 体のゆがみ	骨格がゆがむと筋肉がつっ張り血流が悪くなる。体全体の熱のバランスを整えることでゆがみがなくなる。

心・精神

症　状	効　果
34 心身のバランス	筋肉がほぐれ、副交感神経が優位に働くことで心身のリラックス効果が得られる。
35 脳の活性化とリラックス	「足温め」をしながら考えごとをすると血液の流れがよくなり、脳が活性化され発想力がアップ。逆に何も考えず「足温め」をすると脳がリラックスする。
36 不眠症	頭に熱がこもると自律神経が乱れ、不眠症になりやすい。足を温めて熱のバランスがよくなることで、神経が休まり、眠りにつきやすくなる。
37 ストレス	血流がよくなることで脳の緊張がほぐれ、ストレスが緩和される。

	症状	効果
38	自律神経のバランス	副交感神経が活発になり、自律神経のバランスが整うため、リラックスできる（だるさや頭痛などさまざまな症状が軽減できる）。
39	動悸	自律神経とホルモンバランスの乱れが原因のひとつ。「足温め」をすることでリラックスでき、動悸が治まりやすくなる。
40	息切れ	自律神経からくる更年期障害の症状としての息切れは、冷え性を改善することで治まりやすい。
41	イライラ	体が冷えるとイライラしやすくなる。「足温め」をすることで自律神経・ホルモンバランスが整うのでイライラが減少する。

美容

	症状	効果
42	しもやけ	手足への血流が悪いことが原因。血流がよくなることで、末端まで温かい血がめぐるので、しもやけになりにくくなる。
43	くすみ	血液循環が悪いことが原因のひとつ。老廃物が排出されることで、くすみが改善されて肌の色つやがよくなる。
44	ニキビ	冷えが原因。冷え性が解消されると肌の新陳代謝が活発化され、ニキビが治りやすくなる。
45	赤ら顔	頭に熱がこもっている「冷えのぼせ」状態になると赤ら顔になる。こもった熱を下げることで熱バランスが整えられ、赤みも落ち着く。

症　状		効　果
46	老い	ツボを刺激すると、脳の視床下部から分泌される成長ホルモンによって顔や体にハリが出てシミやシワが改善される。
47	薄毛・抜け毛	低体温で血流が悪いと薄毛や抜け毛が起きやすいため、「足温め」で体温を上昇させることで予防できる。
48	ダイエット	下半身の血液循環がよくなることで、基礎代謝がアップし、太りにくい体質になる。
49	美脚	血流がよくなり、毒素や余分な水分を排出することで、むくみがなくなって美脚になる。

そのほか

症　状		効　果
50	長寿	体温が上がるので、さらに免疫力がアップし、病気になりにくい体になる。
51	病気予防	東洋医学では「血流が悪い＝病気になる一歩手前」だと考えられている。「足温め」をすることで病気を引き起こす血流の悪さが解消でき、病気予防につながる。

あなたの体の悩み、
「足温め」で解決しましょう！

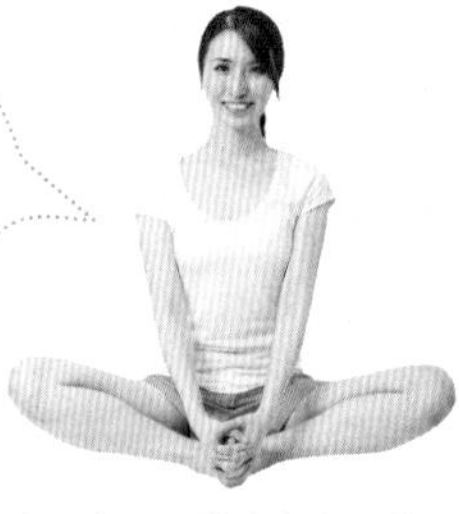

はじめに

「ずっと疲れている気がする」

「病院に行って診てもらったけど、調子が良くならない」

「モチベーションが上がらない」……。

　これまで約20年間、約8万人の方々の施術と指導をし、お体から心の不調まででさまざまな不調を抱えた方々の悩みに触れてきました。中には現役のお医者さまもいらっしゃいます。


　日々、頑張っている方々のつらそうな声を聴き続けるうちに、

「体に不調を抱える人を、その苦しみから救ってあげたい」

と思い立ち、あらゆる分野の専門家から技術や知識を学び、自分でも筋肉や骨格など人体についての研究を深め、施術に活かしてきました。

足ツボ療法、整体、骨格矯正、リンパマッサージ、オイルマッサージ、腸もみ、ヘッドスパ、アンチエイジングフェイシャル、痩身トリートメントなど、30種以上の手技を学んでいくうちに、

「複数の療法で同時にアプローチすれば、もっと早く効果が得られるのではないか」

という考えにたどりつき、ツボ、筋肉、骨格、リンパなど、さまざまな角度から体にアプローチする独自の技法を確立しました。全体重がかかる足の骨はゆがみやすく、ゆがむと体のバランスを取るために、ヒザや骨盤、背骨などが連動してゆがみます。

この独自の技法は、土台である足の骨のゆがみを整えながらツボを刺激し、筋肉を緩ませ、全身を整えるというもの。それをセルフ化し、本書に盛り込みました。

杖をついてしか歩けなかった方が体の中心軸がしっかりし、地面を踏み締め、すたすたと杖なしで歩き出すといった事例など、その即効性に驚かれる方がほとんどです。

また、この独自の技法を取り入れた技術を用いて、エステティシャン、セラピスト、整体師といったプロの方々への技術指導、一般の方向けにセルフケアのレッスン、講演活動、健康・美容グッズの監修などを行っています。この、足の土台を整えて即効で体のバランスが良くなるレッスンはプロ・アマ問わず好評をいただいています。

なぜ、足の土台を整えることを大事にしているのか。
それは、足は心や体を映し出す「鏡」だからです。
足の血流を良くして「足を温める」だけで、すぐに体に変化が表れます。

- **血管がひらいて、血液がスムーズに流れやすくなる**
- **血流が良くなることで、体の中に蓄積されている不要なもの（老廃物）が外に排出され、むくみが取れる**
- **温まった血液が全身に流れるため、体温が上がって内臓機能が強く（活発に）なり、病気になりにくくなる**

「足を温める」だけで、健康な体を手に入れることができるというわけです。また、健康だけでなく、美容、ダイエット、アンチエイジング、疲労回復、心のケアにおいても大きな効果が出たと、現役のお医者さまからもお声をいただいています。

私の開発した手技の中で、足を矯正しながら足ツボ療法を行う技法がありますが、実際に病気を早期に発見したり、不妊症の方が妊娠されたりなどというご報告もいただいたことがあります。

そのほかにも、「腰痛がひどかったのに足の施術だけで、痛みが消えた」「足を温めたら頭痛が治まった」「夕方になるとむくんでいた足がむくまなくなった」など、足を温める技法だけでも、たくさんの改善例が見られます。

本書では、これまで培った「足温め」法の中から、誰もが簡単に一人でできるものをご紹介しています。

土台となる足が冷えずに血流が良く、ゆがみもなく、老廃物も溜まらないような状態を保てば健康を維持することができます。

「足を温めて体を本来の状態にする」

それだけで、体も心も楽になれるのです。

本書をご活用いただき、「足温め」を生活に取り入れることで、病気に苦しむ人が少しでも減り、健康的で充実した人生を送られることを祈っております。

2023年　12月

吉田　佳代

contents

第2章 足温めで病気知らずの体になる

contents

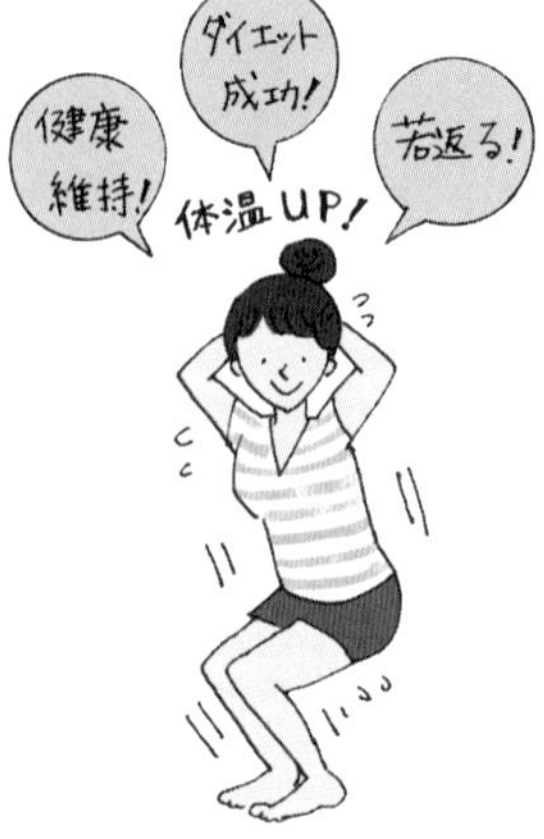

第3章 体の熱バランスが長生きにつながる

contents

第4章 健康的な若々しさも足温めから

第5章 足温めで太らない体を手に入れる

本文デザイン　野口佳大
本文イラスト　川岸歩、飛鳥幸子
校正　鴎来堂
執筆協力　株式会社エキスパートトナー　名和裕寿

※本書は2015年に弊社より刊行いたしました『足を温めると健康になる』を改題し、大幅な改編・加筆を行っております。

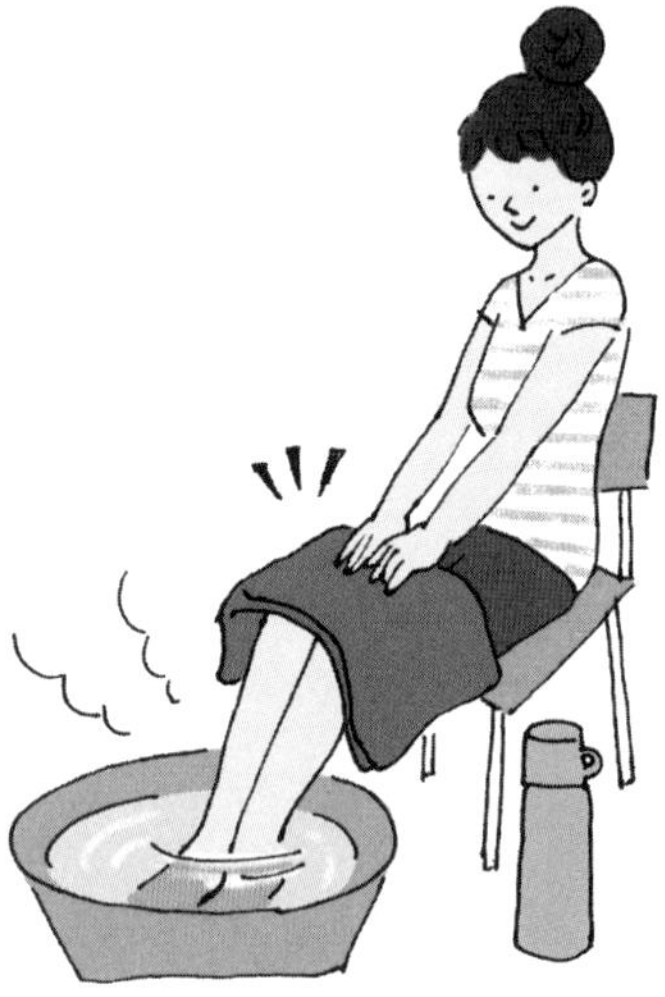

第1章

足の冷えが病気をつくる

足を温めると健康に長生きできる⁉

健康に長生きしたい。
元気に若々しくいたい。
本書を手に取ったみなさんは、おそらく、そう思っていることでしょう。
これらの願いをかなえるコツがあります。
病気を未然に防ぐこと。
病気にかかっても、早い段階で食い止めればいいのです。
「それができれば、誰も苦労しない」
そう思った方は多いでしょう。
実は、あることをするだけで、病気になりにくい体を手に入れることができます。
しかも普段の生活に取り入れられる、ごく簡単なことです。

足を温め、体を温める、ただそれだけです。

私はこれまで約8万人もの方々を施術や指導してきました。

その経験からわかったことがあります。

それは、体に不調を抱えている方の多くが、体のどこかしらが冷えているということです。

施術の際、お客様に手で触れながら温度を感じていくのですが、顔は熱いのに足先が冷たい、上半身と下半身でだいぶ温度差がある（下半身のほうが冷たい）なんてことはめずらしくありません。

施術前の問診時には「特に問題ない」とおっしゃっていた方でも、実際に触れてみると冷えを感じて、「ふくらはぎが冷たいのですが、体調はいかがですか？」とたずねると、「実は……」とさまざまな体の不具合を訴えてきます。

一方、体のどこからも冷えを感じない方に「体調はいかがですか？」とたずねると、「おかげさまで、元気よ」などといった声が返ってきます。

つまり、冷えがあるということは病気になりやすい状態であり、反対に体が温かいということは健康な状態であるということなのです。

「冷えは万病の元」といわれています。

みなさんの「健康で長生きしたい」という願いは、体を冷やさないことで叶えられるといえるでしょう。

冷えをなくすには、体を温めるしかないのですが、だからといって、エアコン、こたつなどの暖房器具や保温性の高い下着などに頼るだけでは、根本から冷えを治すことはできません。

体を芯から温め、さらにその状態を続けるには、足を温める以外に効果的な方法はないといってもいいでしょう。

あとで詳しくお話ししますが、足を温めれば、体のあらゆるところが温まります。

日頃から足を温めるクセをつけて習慣にしてしまえば、病気になりかけてもかなりの確率で食い止めることができます。

さらに、冷えにくい体に改善することができます。

健康な状態を取り戻した体は、少々の不調にはびくともせず、病気をはねのける力でみなさんを守ってくれます。

体が軽くなり、あらゆることが楽しく、気持ちよく感じられることでしょう。

その結果、みなさんを長生きへと導いてくれるのです。

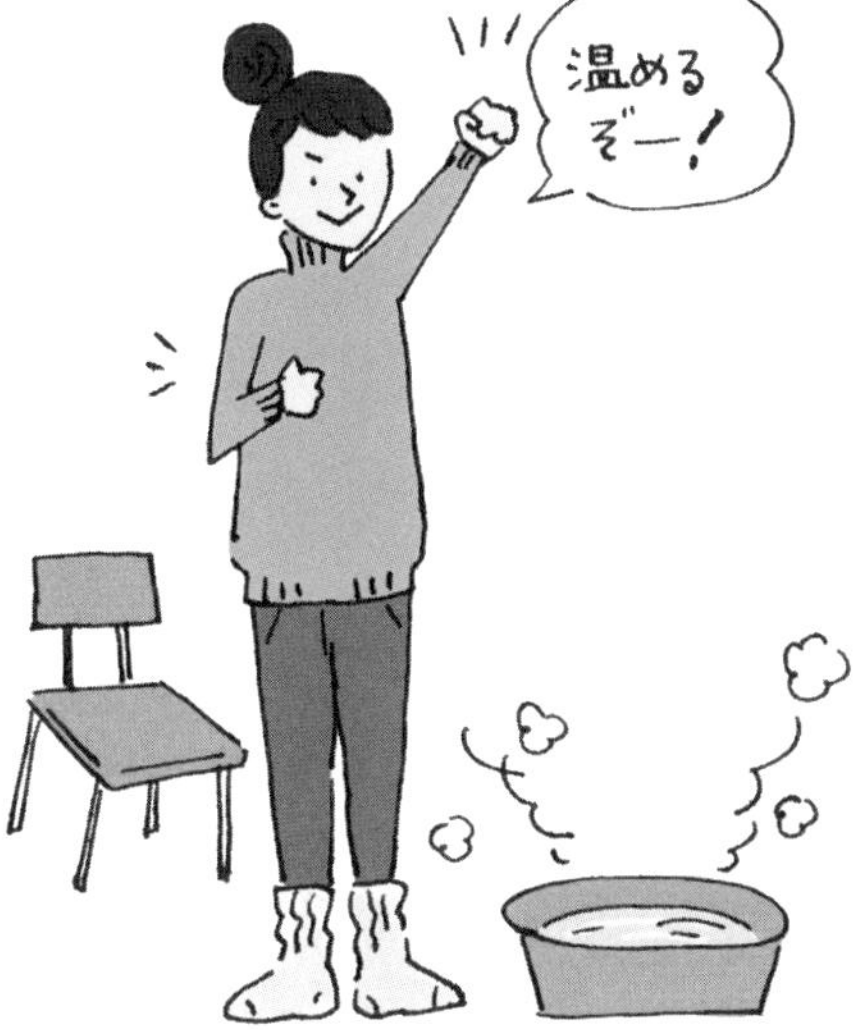

冷えを引き起こす4つの原因

足を温めることで、病気になりにくい健康的な体を手に入れるには、まず、大敵である「冷え」について知っておくことが大切です。

冷えは体のさまざまな要因によって体全体、または一部分が温まりにくい状態になることで起こります。

冷えが起きる原因は、大きく次の4つだといえます。

1 血液の循環が悪い
2 筋肉量が少ない
3 自律神経の乱れ

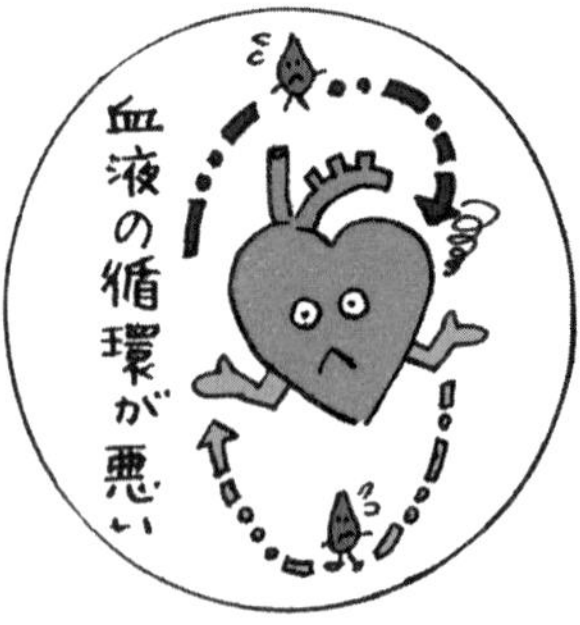

4 ホルモンバランスの乱れ

それぞれ見ていきましょう。

原因その1【血液の循環が悪い】

東洋医学では、昔から、血液の汚れがさまざまな病気の原因であると考えられてきました。

血液が老廃物の滞留などで汚れていると、ドロドロして流れにくくなるため、血液の循環が悪くなります。その結果、細胞が活性化するための酸素や栄養素の供給が不足し、新陳代謝の働きが滞ってしまいます。

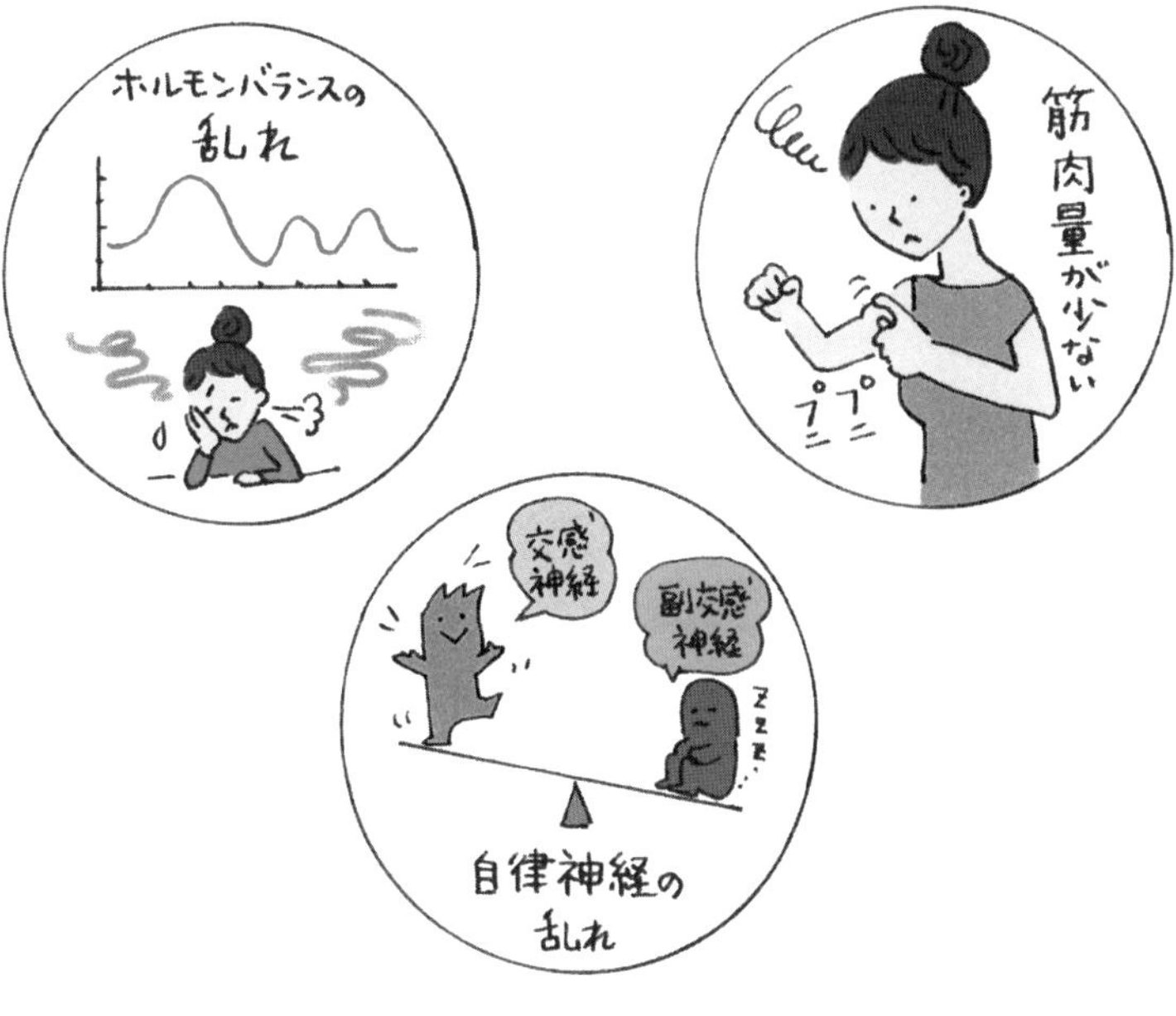

人（恒温動物）は、血液の流れによって全身に熱が与えられるため、**血液の循環が悪いと熱量が不足し、冷えの状態を引き起こします。**

ちなみに、血が足りない状態（「血虚《けっきょ》」という）、血が滞っている状態（「お血《けつ》」という）も冷えの原因とされています。

血を温め、その温めた血を循環させることが、冷えを解決するには欠かせないということなのです。

原因その2【筋肉量が少ない】

筋肉には体の熱をつくり出す役割があります。

運動不足でほとんど**筋肉を使わない生活をしていると熱量が不足し、体が冷えた状態が続いてしまいます。**

厚着をしても、暖房を入れても、なかなか体が温まらず、いつしか冷たいのが当たり前の状態に（冷え性）。

齢を重ねると筋肉量がだんだん減ってくるため、冷え性だという年配の方は少なくありません。

熱をつくり出す筋肉の多くは、下半身にあります。そして筋肉中には血液がたくさん通っています。

日頃から歩いたり、ストレッチをしたりして下半身を温め、適度に筋肉を刺激し、熱を発する体をつくっておきましょう。

原因その3【自律神経の乱れ】

ストレスや不規則な生活習慣が続くと自律神経の乱れが起きます。

自律神経が乱れると、体温調節がうまく機能しなくなり、たとえば**上半身に熱がこもって下半身に熱が足りないといった状態が起こりえます（「冷えのぼせ」という）**。

これにともなって、足の冷えや心臓のドキドキ、めまい、頭痛などの症状が起きることもあります。「心のバランスが偏っているな」「緊張が続いているな」というときは、体が冷えている可能性があります。お風呂に入るなどして、まずは体を温め心身ともにリラックスさせましょう。

原因その4【ホルモンバランスの乱れ】

冷え性は男性よりも女性に多くみられます。

筋肉量の違いもありますが、ホルモンバランスが大きく影響しているとされています。排卵や生理のときなどはホルモンバランスが乱れやすいため、**自律神経が乱れて血液循環が悪くなり、冷えの症状が出てきます。リラックスするためにも、シャワーだけで済ますのではなく、ゆっくり湯船に浸かって体を温めましょう。**

更年期の方は、特にホルモンバランスが整えにくく、更年期障害で上半身がほてって顔や背中などに汗を大量にかいたりすることがあります。「ホットフラッシュ」という更年期障害の方によくみられる症状です。

また、上半身はのぼせてほてった状態なのに、下半身や手足が冷えているといった症状もよくあります。これも女性ホルモンの急激な減少から自律神経が乱れて起こる現象です。

更年期の方は、日頃からリラックスを心がけるといいでしょう。

どうして冷えが起こるのか、おわかりいただけたでしょうか。

「冷え」の状態が続く「冷え性」の状態は、体を温かく保つための機能が不調をきたしていると考えることができます。

暖房や厚着でごまかしても、体の不調を改善させることができません。

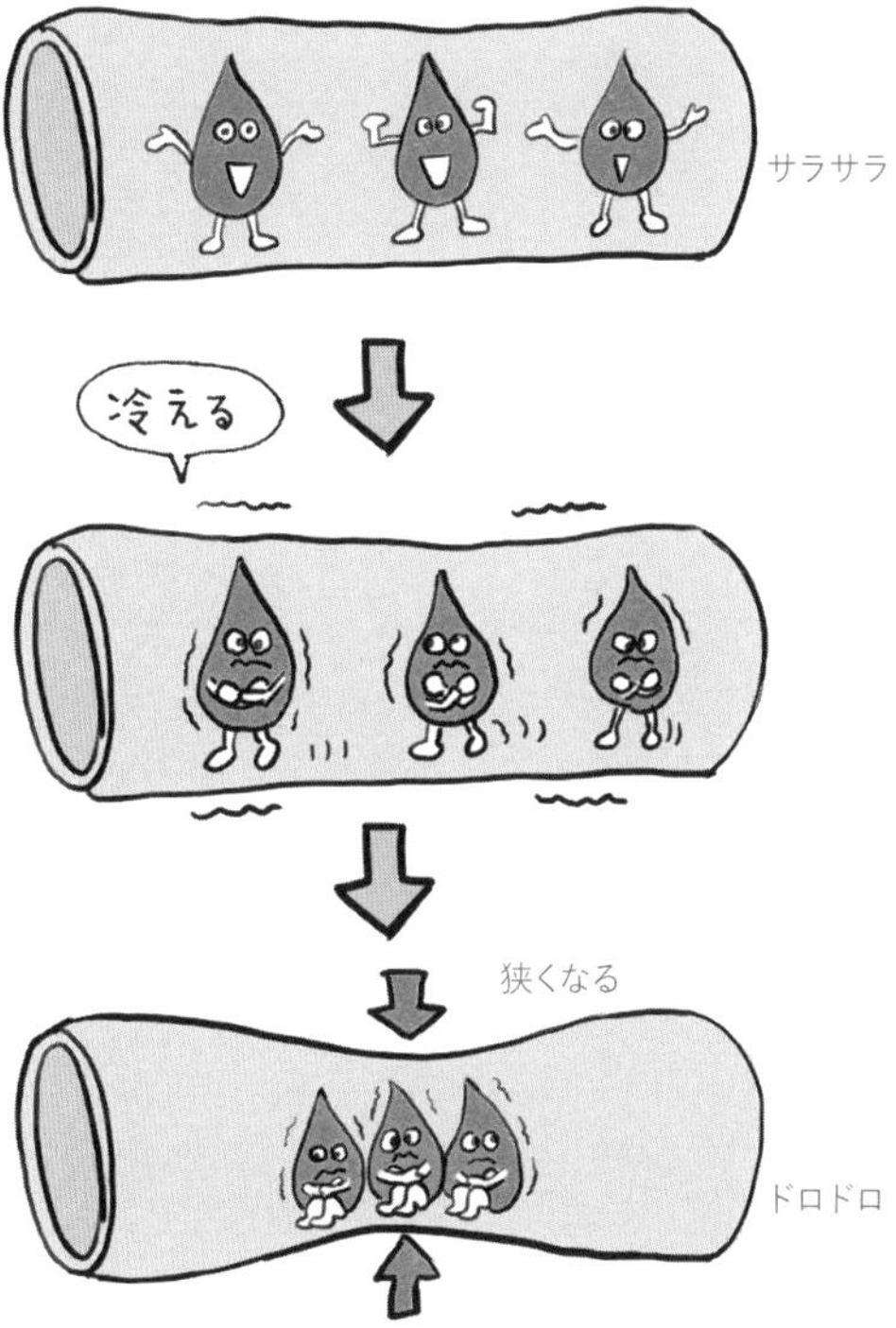

冷えは血液を冷やしてドロドロにし、流れにくくします

多くの人は足に冷えを感じている

冷え性だという方に、「体のどこに『冷え』を感じますか？」とたずねると、ほとんどの方が「足」と答えます。

実際、施術の際、お客様に触れていて「冷え」を感じるのも、圧倒的に足や足の指先です。

また、「足が冷えて眠れない」などと深刻な相談を受けることも少なくありません。

どうして足が冷えるのでしょうか？

体の末端である足が冷えるのは**「熱量が足りず血液が冷える」「血液の流れが悪い」**からです。

熱が足りないと脳が働きかけ、内臓の温度を下げないようにするため、血液が内臓部分に集中します。その結果、足元まで血液がいきわたらず、足が冷えます。

足の冷えが続くと、お腹まわりに冷えた血液が流れ込み、しだいに内臓が冷え出し、体調不良という形であらわれてきます。

最近、お年寄りや女性だけでなく、若い男性、お子さまからも、足の冷えについてお話を伺うことが増えてきました。

ところが、よくよく話を聞いてみると、ほとんどの方が何もケアしていないといいます。

おそらくそういう方は多いでしょう。

「足（元）が冷たい」というのは、体が不調になりかけている（なっている）シグナル。放置せず、きちんとケアしていきましょう。

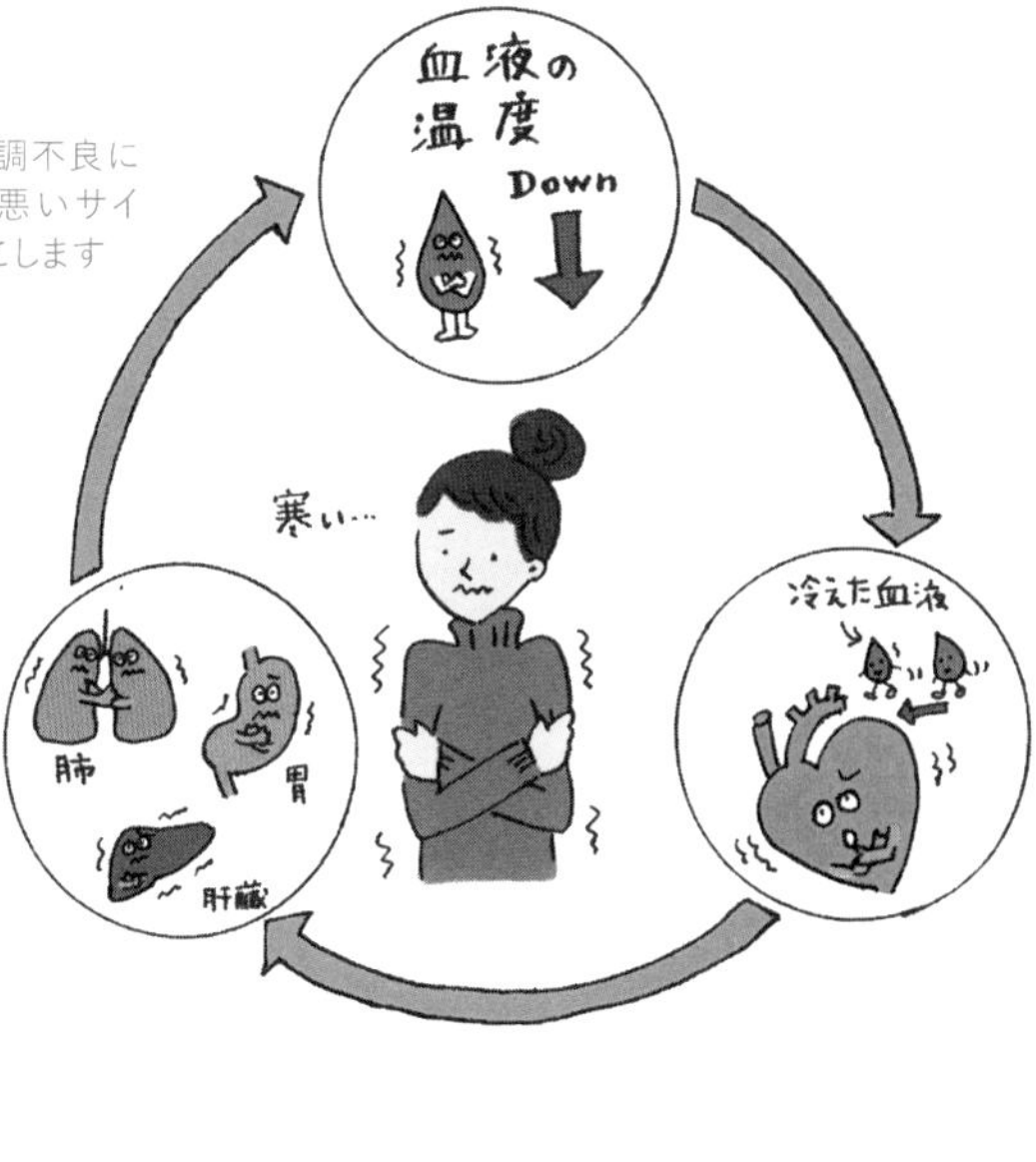

冷えは体調不良につながる悪いサイクルを起こします

足を温めると、こんなに体は元気になる

すでにお伝えしたように、足を温めるとさまざまな効果があります。
その中でも、特にみなさんに知っておいていただきたい、大きな効果が次の3つです。

1 肝臓が元気になる
2 血流の悪さが解消する
3 ふくらはぎを快調にする

それぞれ見ていきましょう。

効果その1【肝臓が元気になる】

肝臓は、絶えず熱をつくり出すために365日ずっと働きづめの臓器です。

さらに、食べ物などから吸収した栄養分をそれぞれの臓器が必要とするものに変えたり（代謝機能）、その栄養素を常に必要な分だけ提供できるように貯蔵したり、胆汁をつくったり、毒性のあるものを解毒したり……と、生命の維持にとって欠かせない役割をたくさん担っています。

流れてきた血液を、体の免疫力を高める血液にして送り出すのも肝臓の役目です。

肝臓は、その名のとおり、体が健康な状態を保つためのキモ（肝）。

その肝臓が冷えてしまうと、機能が弱まり、免疫力も低下するため、さまざまな体調不良を引き起こします。

足を温めると、血液が温まるため、肝臓が血液を温める必要がなくなり、負担が減ります。また、肝臓自体も温まるため、ほかの機能を高めることもできます。

つまり、肝臓が元気になると、体全体が元気になるのです。

効果その2【血流の悪さが解消する】

「血流が悪い」を解消するのにも「足温め」はオススメです。

足を温めると血管が拡張して血液が流れやすくなるからです。

血流が悪い（滞る）と、体に不要な老廃物が溜まりやすくなります。そして、老廃物が溜まると、ますます血流が悪くなります。

どんな状態であろうと、血液を全身に送らないと人は生きていくことができません。

そんな状況で一生懸命頑張ってくれているのが、心臓です。

心臓は、約10万キロ（地球2周半に相当する長さ）あるといわれる血管全部に血を送り出すのが仕事です（大人の場合）。

血流が悪いということは、それだけ送り出す心臓に負担がかかるということです。

さらに、血流が滞ることで血液が冷え、心臓機能が弱まり、心臓への負担は増えるばかりです。

足を温めると、血管が拡張するため、血液が流れやすくなります。血液が流れるようになることで溜まっていた老廃物も少しずつ流れはじめ、血流はどんどんスムーズになり、心臓への負担がぐんと減ります。

血液が温まると心臓機能が高まって、どんどん働くようになり、ますます血液のめぐりがよくなります。

その結果、体全体がどんどん元気になっていくというわけです。

ちなみに、心臓は体の中でいちばん温度が高く、熱に弱いガン細胞が育たず（高温を嫌うため）、ガンにならないといわれています。

体温が上がれば、ガン細胞は力を失い、発症しにくくなると考えられています。

健康であり続けるには、血流をよい状態で保ち、体温を下げないことが必要なのです。

効果その3【ふくらはぎを快調にする】

足、特にふくらはぎは「第二の心臓」といわれ、心臓と同じように血液の流れに重要な役割を果たしています。

血液は心臓のポンプ機能によって全身に送り出されますが、足まで送られた血液を心臓まで押し戻す必要があります。その役目を果たしているのが「ふくらはぎ」なのです。

足は重力によって血液やリンパ液、老廃物など、いろいろなものが溜まりやすくなっています。

これらも、ふくらはぎの筋肉がポンプ役となり押し返しています。

冷え性になると、このポンプの役割が鈍くなり、血流が悪くなってしまううえに老廃物が溜まると、むくみ、痛みとなってあらわれ、ひいては神経痛、腰痛、頭痛などに発展してしまいます。

時間があるときに両手の親指でふくらはぎを軽く揉んで、ふくらはぎの働きをカバーしてあげましょう。

血流がよくなり、健康の大敵である「足冷え」を解消できますよ。

肝臓（体の肝）、心臓、ふくらはぎ（第二の心臓）が元気に活動してくれれば、体全体も元気になり、それぞれの機能が、それぞれの役割を果たしてくれるため、よい状態を保つことができます。

足を温めて、どんどん元気になりましょう。

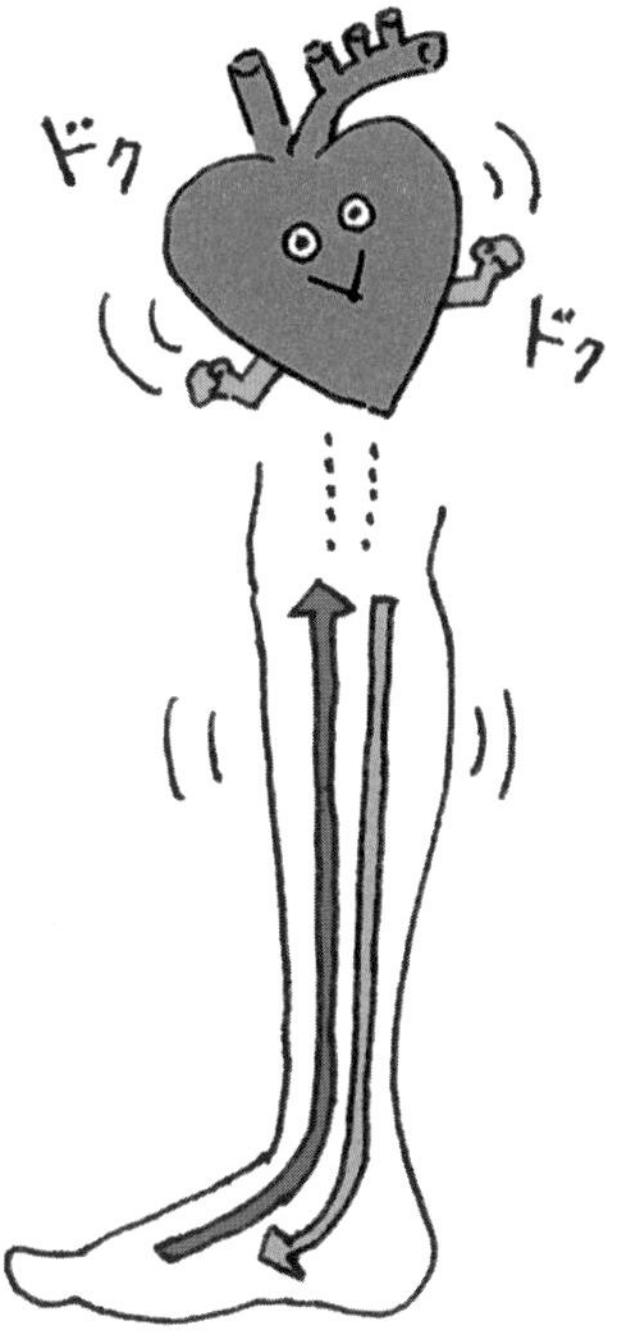

ポンプに例えられるふくらはぎは、筋肉が伸びたり縮んだりを繰り返すことで、血管に圧力をかけて血液を上半身へ押し上げます。つまり、足を動かさないと、ポンプはうまく機能できないのです。
心臓は休むことなく動き続けてくれますが、第二の心臓といわれているふくらはぎは、意識的に動かしてあげることが重要なのです

病気になりにくい体をつくるのは「足温め」習慣

ここまでのお話で、足を温めて冷え体質を改善することで、病気になりにくい健康的な体をつくることができることは、おわかりいただけたかと思います。

ただし、数回、足を温めただけでは、根本的な体質の改善とはなりません。

大事なのは、冷えた状態を一時的に改善することではなく、常に温かい状態の体をつくることだからです。

それには「足温め」を習慣化しなければなりません。

お話ししたとおり、冷え体質（冷え性）は日々の生活の積み重ねと4つの原因（血液の循環が悪い、筋肉量が少ない、自律神経の乱れ、ホルモンバランスの乱れ）で起きます。

冷え体質を温かい体に変えるには、日々の行動、心がけ、トレーニングなどの積み重ねが必要です。

第2章から具体的な「足温め法」を紹介していきます。どれも簡単なうえ、体が健康になるだけでなく、心も落ち着くので、どんどん活用してください。

入浴や歯磨きのように習慣にすると効果が出やすくなります。

軽い気持ちでスタートしてみてください。

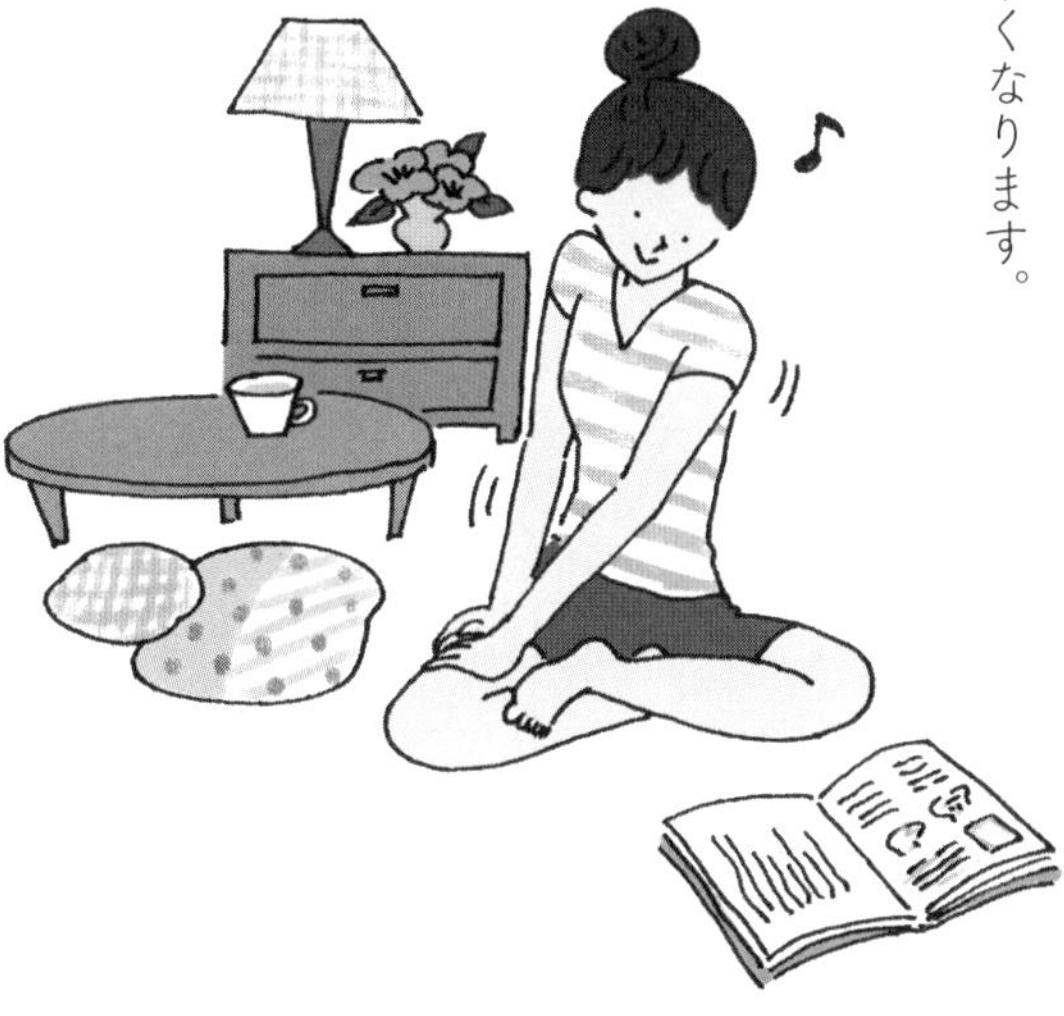

コラム 1

東洋医学での「冷え」の考え方

東洋医学では、健康な体は「気《き》・血《けつ》・水《すい》」の要素で成り立つと考えられています。

不調が起きると、この3つの要素のどれかに異常がある＝体のバランスが崩れていると捉えます。

①「気」…生命活動を維持するのに必要なエネルギー
②「血」…体の臓器や組織に栄養を与える血液とその中に含まれる栄養素
③「水」…血液以外の水分。体液のこと

「冷え」は、この3つの要素のバランスが崩れることで起こるとされています。いい換えると「気・血・水」のバランスを整えることで、何か不調が起きても私たちの体は自分で治す力を最大限引き出すことができる、つまり、健康を保つことができるということです。これが東洋医学の基本である自然治癒力の回復にあたります。

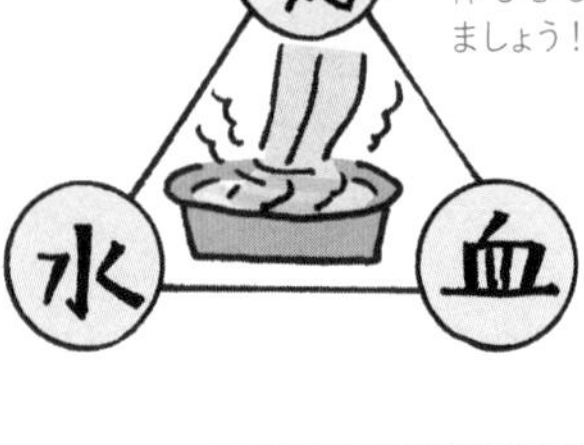

何ごともバランスが大切！
体も心もバランスを保ちましょう！

第2章

足温めで病気知らずの体になる

内側からポカポカ！血液を温める足温め法

足を温めると、温かくなった血液が体全体をめぐるため、内側からポカポカになります。

足湯をしたことがある方は、そのポカポカを体験されたのではないでしょうか。汗が止まらなくなってしまったなんて方もいるかもしれませんね。

これが、足温めの力です。

第2章では、実際の足の温め方「足温め法」をご紹介していきます。

さまざまな方法があるのですが、ここでは「血液を温める」ことを強く意識したうえでオススメの9つの方法（次ページ参照）を選びました。

巻頭のチェックシートなどで気づいたあなたの体の状態に合ったもの、または簡単にできそうなものからでいいので、どんどん試して効果を実感してみてください。

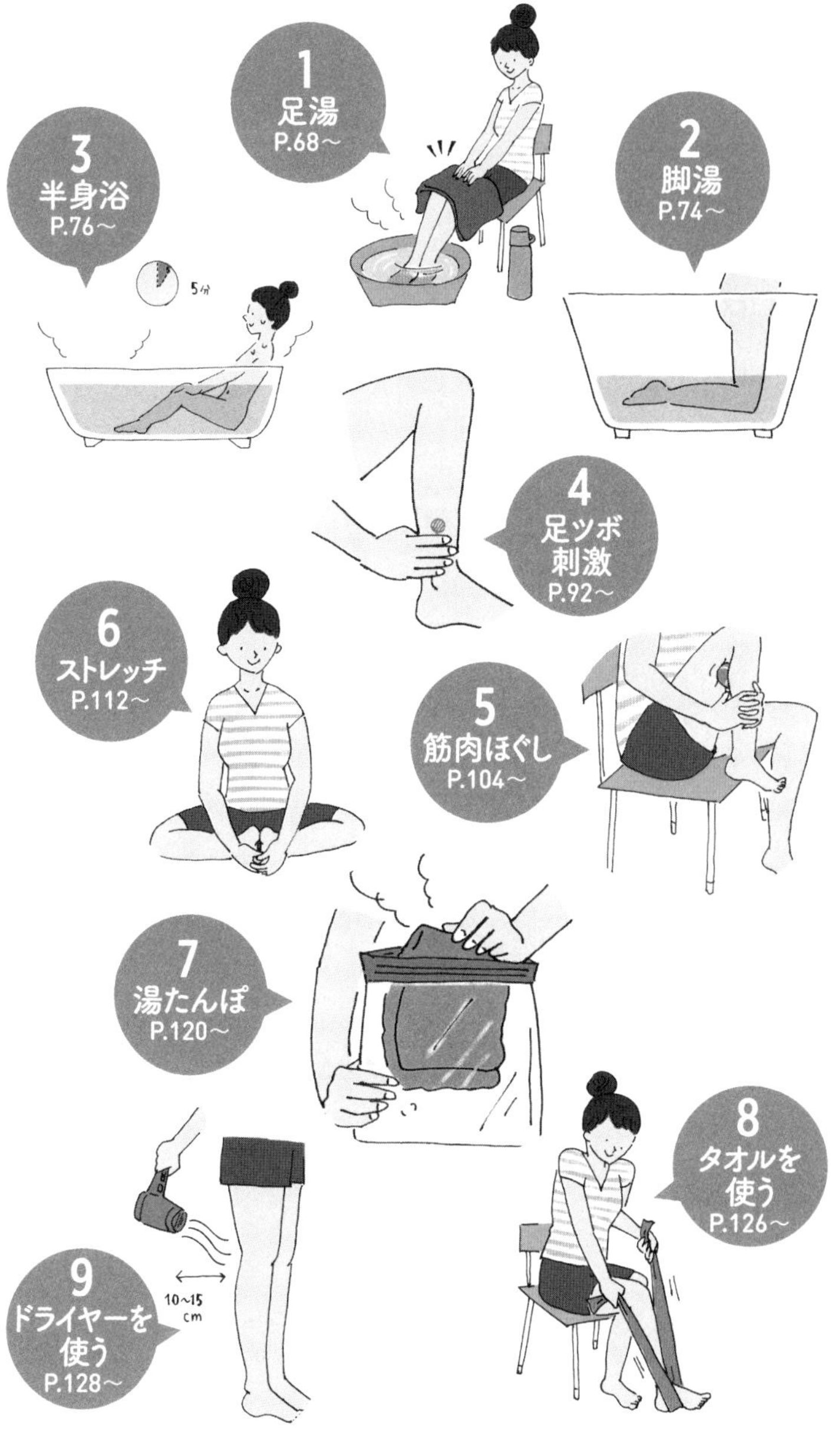
1
足湯
P.68～
2
脚湯
P.74～
3
半身浴
P.76～
5分
4
足ツボ
刺激
P.92～
6
ストレッチ
P.112～
5
筋肉ほぐし
P.104～
7
湯たんぽ
P.120～
8
タオルを
使う
P.126～
9
ドライヤーを
使う
P.128～
10～15
cm

足温め法

1 足湯

簡単なのに即効性がある

足湯桶にお湯をはり、足だけを入浴する方法です。

歴史は古く紀元前ともいわれ、近年、その手軽さと効果がてきめんに出ることから人気が集まり、足湯ができる場所が増えています。

用意するものは次の8つです。

・足湯桶（タライやバケツなどでOK）
・差し湯（ポットや水筒に入れておく）
・タオル2枚
・ヒザ掛け1枚
・飲む用のミネラルウォーター（水や白湯《さゆ》）

・**靴下**
・**温度計**
・**時計**

足湯桶に40℃くらいのお湯をはり、20分ほど足を浸けます。

皮膚が温度に慣れてきたら（だいたい3分後）差し湯をし、温度を2〜3℃上げます。

適宜、差し湯をして、桶の中のお湯の温度を一定に保ちます。

ヒザが冷えると体温が下がってしまうので、**足湯中はヒザにヒザ掛けをかけて保温しましょう。**

足湯を終えたら、タオルで足についた水分をキレイに拭き取り、せっかく温まった足が冷めないようにすぐに靴下をはきましょう。

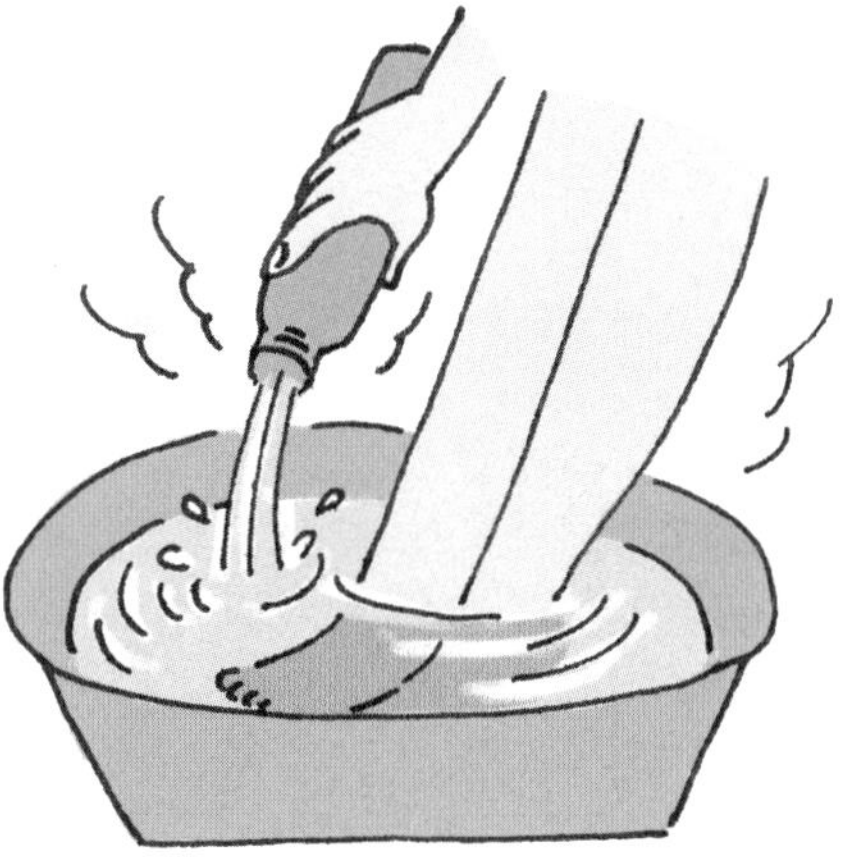

足湯の仕方

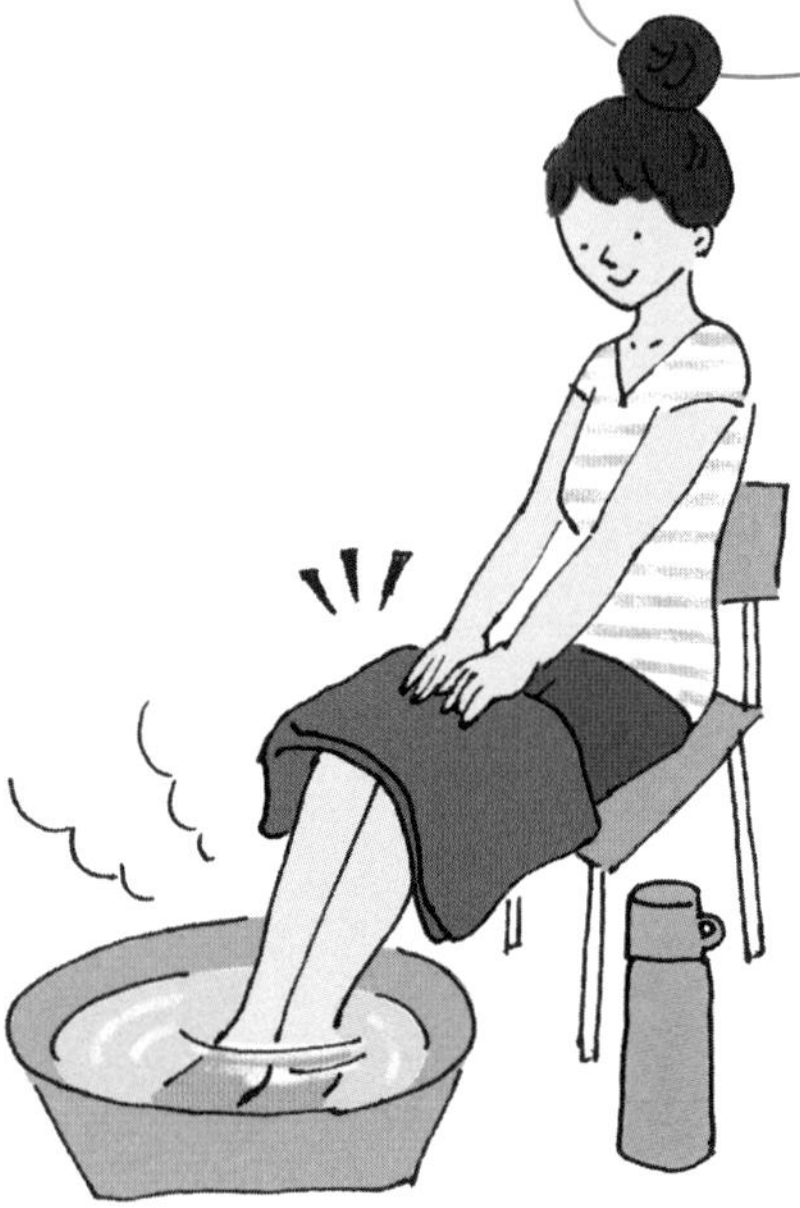

1

足湯桶（バケツ）に40°Cくらいのお湯を注ぎ、ヒザ掛けをして足を浸ける。

3分後、差し湯をして42～43°Cに。その後も適宜差し湯をして温度をキープしながら足を浸ける。

効果をより高めるために ぜひやってみてほしいこと

体温計を2本用意し、左右の脇に1本ずつ挟みます。左右で温度が違う場合は、体のバランスが悪い状態です。

その場合は、低い温度の側と同じ側の足を長く温めましょう。

左右の温度差をなくすことで、骨盤のズレが調整できます。

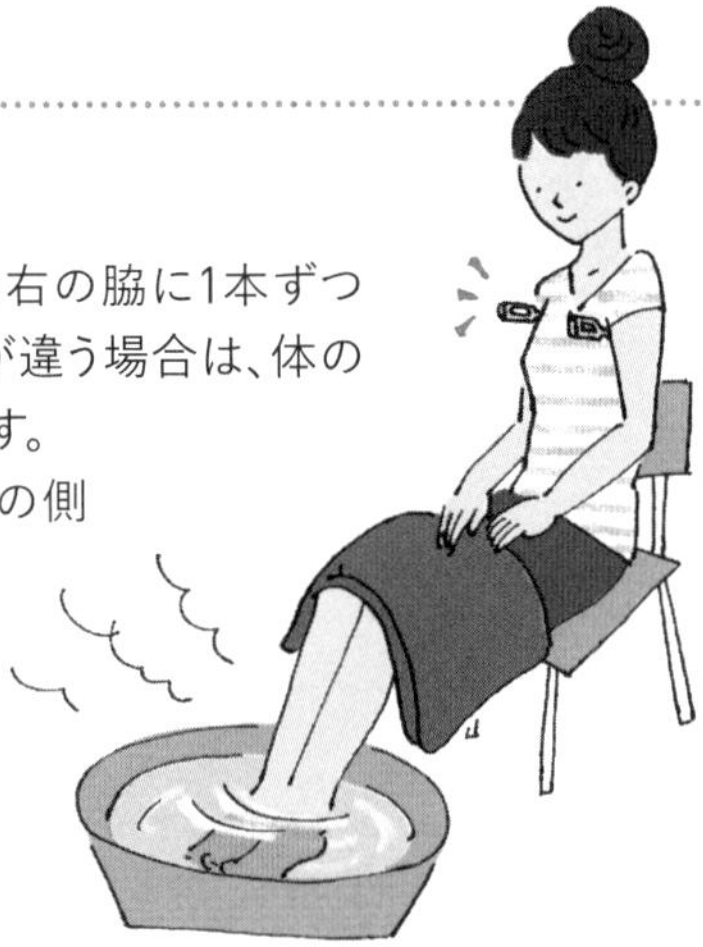

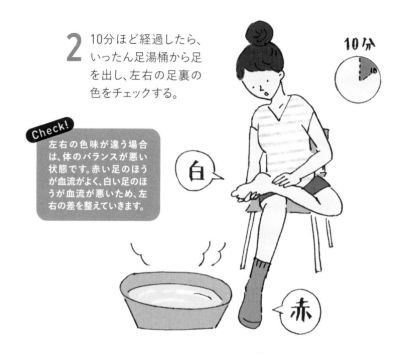

2 10分ほど経過したら、いったん足湯桶から足を出し、左右の足裏の色をチェックする。

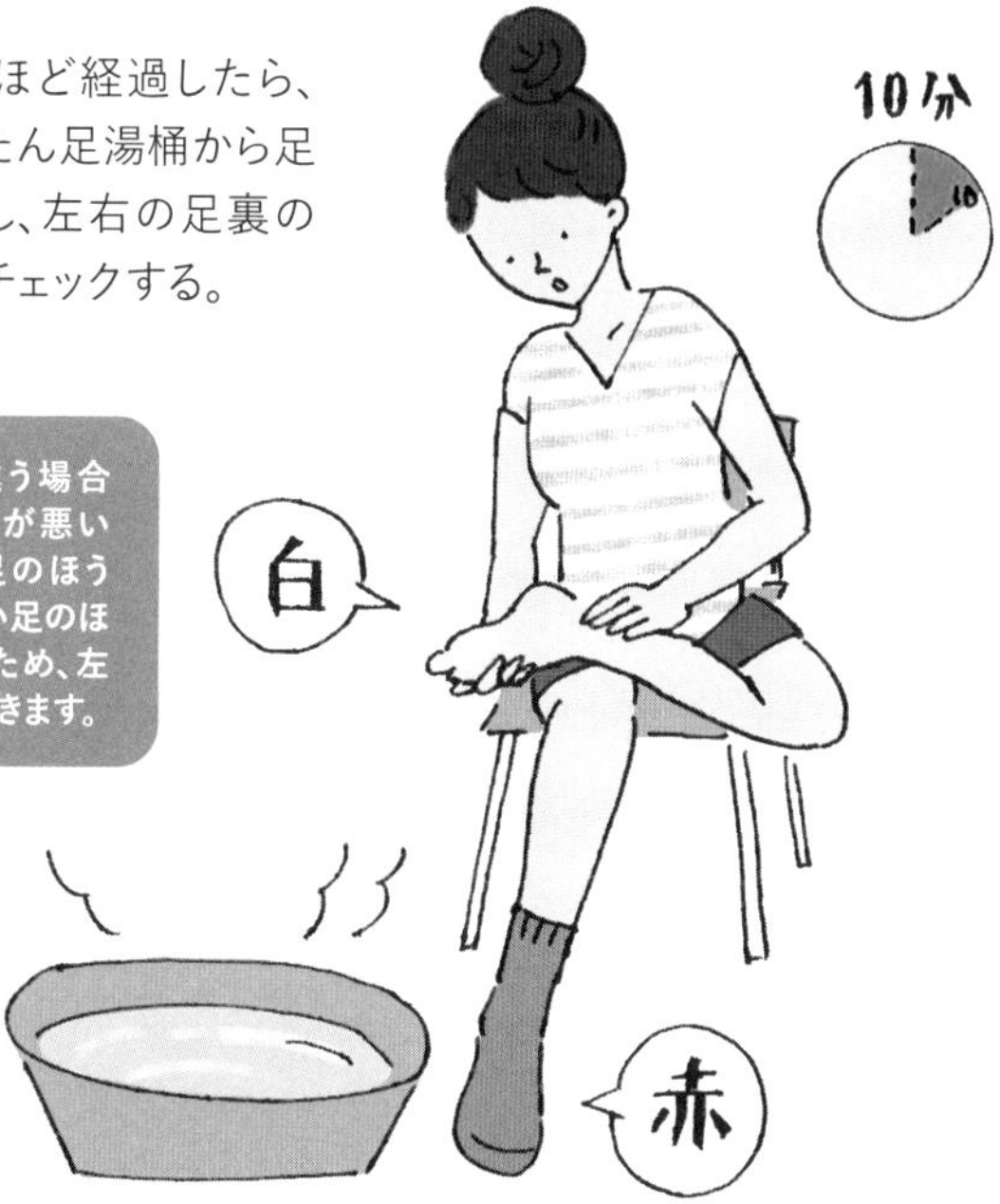

Check!

左右の色味が違う場合は、体のバランスが悪い状態です。赤い足のほうが血流がよく、白い足のほうが血流が悪いため、左右の差を整えていきます。

足裏の色が 左右同じ場合

そのまま足湯を10分ほど続けたら足湯は終了。タオルで足を拭いて靴下をはく。

足裏の色が 左右違った場合

赤いほうの足裏	白いほうの足裏
▼	▼
タオルで拭いて靴下をはく。	足湯桶に足を再び浸ける。

2～3分後に再度、両足裏の色の違いをチェックする。これを繰り返し、同じ色になったら、両足を足湯桶に10分浸ければ足湯は終了。タオルで足を拭いて靴下をはく。

本気で不調をどうにかしたいとき

少し大変ですが、本気で不調を解消したいという方に続けていただきたい足湯療法を紹介します。

朝・夜の1日2回（可能であれば、朝・昼・夜の1日3回）、42℃くらいのお湯で体がポカポカ温かくなるまで少し長めの40分ほど足湯を行います。このとき、足湯をしながら腹式呼吸をしてください。1週間続けたら、次の週からは足湯のあとに20〜25℃前後の冷水をかけるか、冷やしたタオルなどで拭いて、温まった血液を体の中に閉じ込めます。

この方法は不妊症や更年期障害で悩んでいる方に、特に効果的です。**足湯の温熱効果で血管が拡張し、リラックスすることで妊娠や生理に関わりのあるホルモンの分泌量の低下を防ぐことができるからです。**

実際、足湯をオススメした方々から、妊娠された、更年期障害が軽減した、体調が回復したなどのうれしい報告を受けています。

体の不調別足湯の仕方

疲れが溜まっているとき

目安の温度 42℃　目安の時間 40分

入る回数 1日2回(朝・夜。可能であれば昼も)

仕方・特徴 40分間、適宜差し湯をしながら足湯し続けると老廃物を含んだぬめりとした汗が足裏から出てくる。デトックス効果あり。

慢性的な腰痛

目安の温度 42℃　目安の時間 15〜20分

入る回数 1日2回(朝・夜)

仕方・特徴 足湯をすると血流が促進され腰のコリがほぐれる。ヒザ裏のリンパ節も同時にほぐすことで、老廃物が流出しやすくなり、その効果がより高まる。

便秘がちなとき

目安の温度 42℃

目安の時間 お腹の冷えがとれ、体全体が温まってくるまで。

入る回数 1日2回(朝・夜)

仕方・特徴 お腹にある大巨(だいこ)というツボ(おへそから親指2本分横のさらに指2本分下。おへその斜め下の左右両方にある)に両手の人差し指から薬指までの3本の指を左右のツボに当て、息を鼻から吸って口から吐きながら体を少しずつ前に倒してツボを押す。息を鼻から吸いながら元に戻す。これを5回繰り返す。

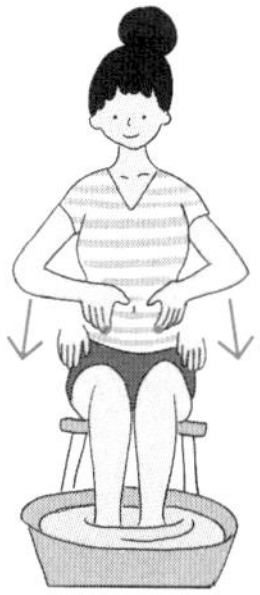

足温め法

2 消化器系の不調に効く
脚湯

あしゆには**「足湯」と「脚湯」**があります。

「脚湯」は、足元だけではなく、ヒザ上までお湯に浸けて脚を温める方法です。胃腸など、消化器系の不調に効きます。また、**下痢・便秘などの症状も緩和されます。**

ヒザが隠れるくらいの深い容器が準備できれば理想ですが、難しいときは、お風呂の湯船でヒザ立ちの姿勢をとって脚湯をしてください。

ヒザまで温めるため、足湯よりも体が温まるのが早く、たった5分くらいで効果が出てきます。

41℃くらいのお湯で5〜10分ほど温めます。冷えがひどい場合は、20分ほど浸かるといいでしょう。

脚湯の仕方

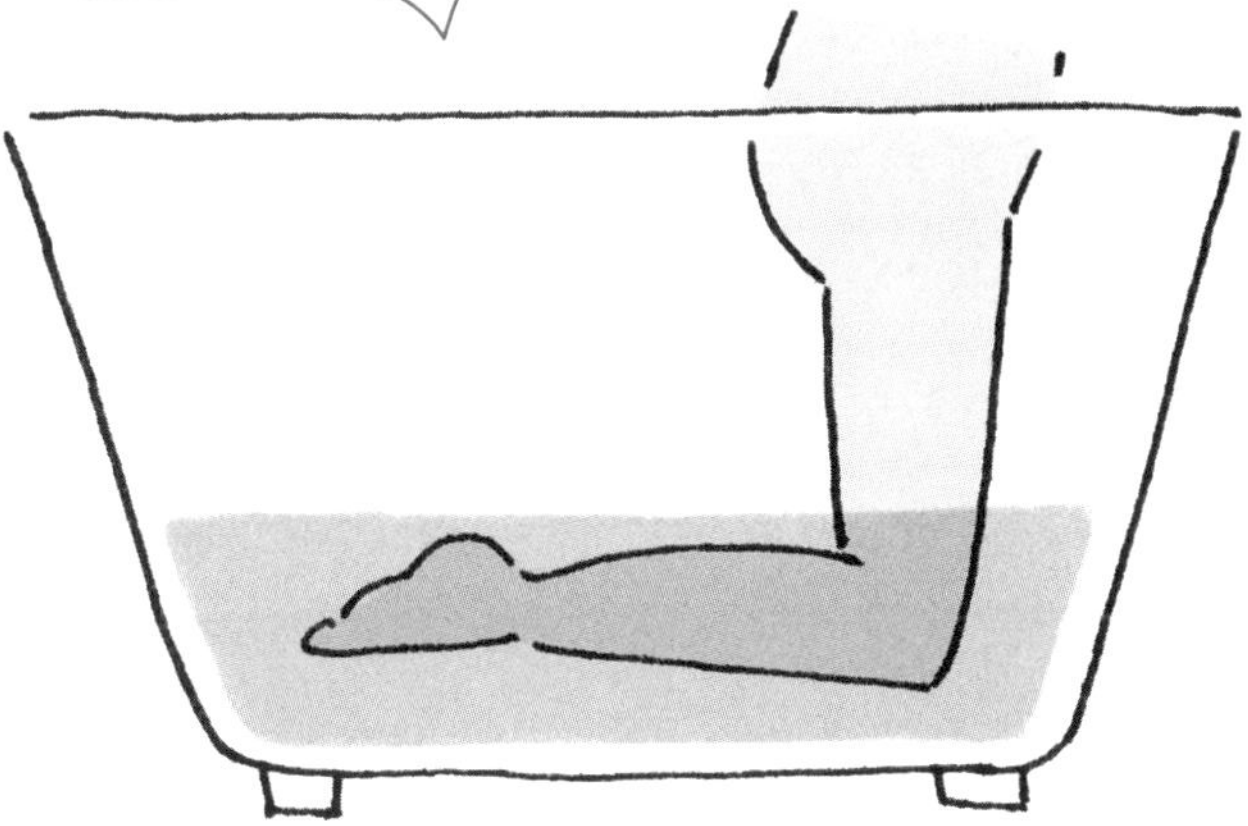

1 湯船に41℃くらいの熱めのお湯を浅く溜める
（ヒザ立ちの状態で脚がお湯から出ないくらい）。

2 湯船に入り、ヒザ立ちの状態で5〜10分浸かる。

子どもにも脚湯が効く

子どもが風邪をひいたときに、「脚湯」は有効です。大きめのバケツを用意し、ヒザまで温めてあげましょう。

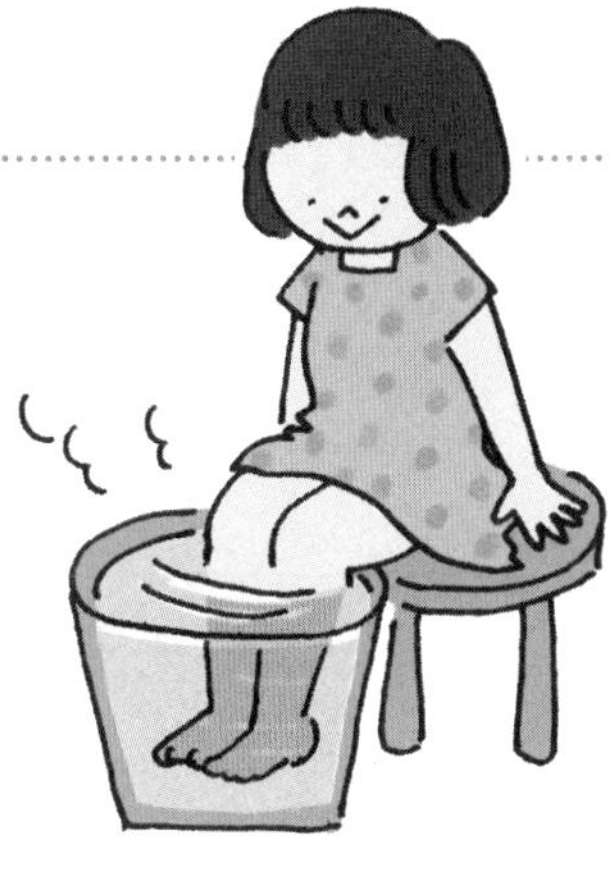

足温め法

3 半身浴

血流がよくなり新陳代謝が活発になる

湯船にみぞおちの下まで、つまり体の下半分だけ浸かる入浴方法です。

全身で肩まで浸かるよりゆっくり温まるのでのぼせにくく、長めに入浴することができます。

汗が毛穴につまった老廃物を押し出して新陳代謝を促すので、肌がツルツルになります。

用意するものは次の4つです。

- バスタオル
- 飲む用のミネラルウォーター（水か白湯）
- 温度計

・時計

湯船に38～40℃くらいのぬるま湯を溜め、ほんのりと汗ばむくらいまで浸かります。

上半身が濡れていると体が冷えてしまうので、上半身を濡らさないように注意して下半身にかけ湯をしてから、湯船に浸かりましょう。

湯船に入れるお湯の量は、浸かったときにおへそから握りこぶしひとつ分くらい上が目安になります。

なお、高血圧の方は長湯を避け、また飲酒後の入浴は絶対にしないでください。

また、持病がある方や妊娠中の方は、医師に相談してから行ってください。

長く浸かるよりも、長く続けることが大事

じんわりと汗ばんでくる時間は、お湯の温度や体質などで人によって違います。

汗のかきすぎは疲労や肌の乾燥の原因になるので、はじめのうちは、20分を目安にしましょう。

20分経っていなくても汗ばんできたら、湯船から上がります。

なお、長年、冷え性で悩んでいる方は、20分を過ぎても汗をかかない可能性があります。

その場合は、汗ばむまで頑張って浸かり続けるのではなく、汗をかいていなくても20分を過ぎたら湯船から上がり、様子を見ながら時間を徐々に延ばしていくほうがオススメです。

半身浴を何度か続けることで、少しずつ血流がよくなり、汗をかく体質に変わっていきます。

汗がどっと出てくるようになったら、半身浴に体が慣れて効果が出始めている証拠です。健康のためにも、コツコツと続けられるように、くれぐれも頑張りすぎないようにしましょう。

水分補給は忘れずに

汗の重要な役割は体温調節です。汗が体の外に熱を放出するので、私たちは体温を一定に保つことができます。

入浴をすると約800㎖もの汗が出ます（大人の場合、足からは1日コップ1杯分の汗が出るといわれています）。

汗のかきすぎは体に不調をきたすことがあるので、水分を補給しながら無理のないように行いましょう。

水分補給をしないで入浴し続けると体内の水分が足りなくなり、結果、老廃物が溜まってしまいます。血液をサラサラにして血流をよくして、代謝を上げるためにも、入浴の前・中・後に水分を補給しましょう。

水分は常温のミネラルウォーターか白湯がオススメです。

人が一度に体に吸収できる水分量はコップ約1杯程度といわれています（体型にもよる）。一気に飲むのではなく、時間をあけて水分を少しずつとるよう心がけましょう。

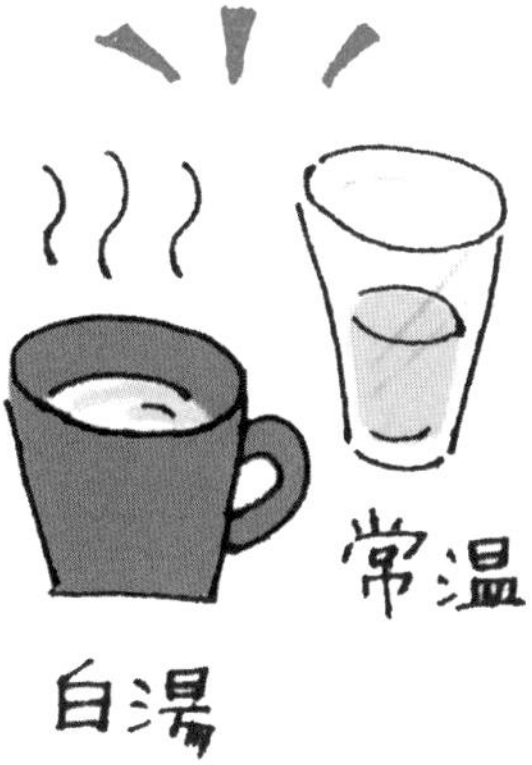

半身浴の仕方

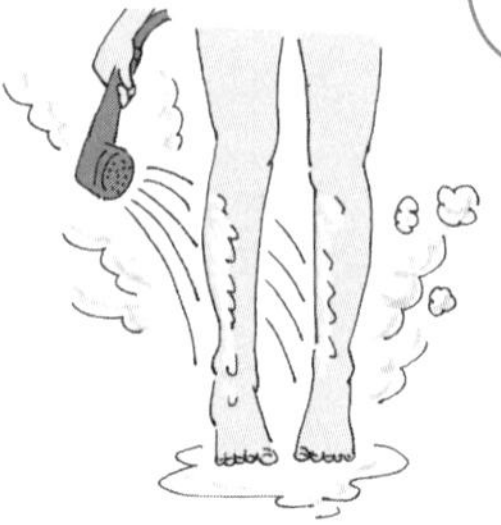

1 水か白湯をコップ1杯飲む。

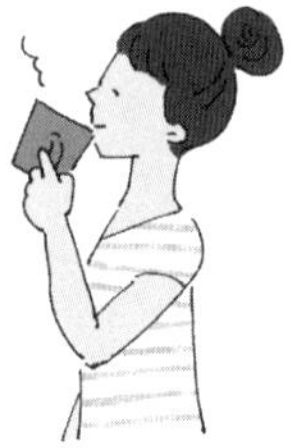

2 下半身に38℃くらいのかけ湯をする。
※風邪をひいてしまいかねないので、上半身にはかけ湯をしないでください。

3 38〜40℃くらいのぬるま湯が入った湯船にほんのりと汗ばむくらいまで（20〜40分ほど）浸かる。

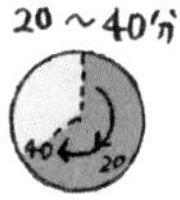

※入浴中、体の水分が汗として大量に出てミネラル分が不足するので、水か白湯をとりながら続けましょう。

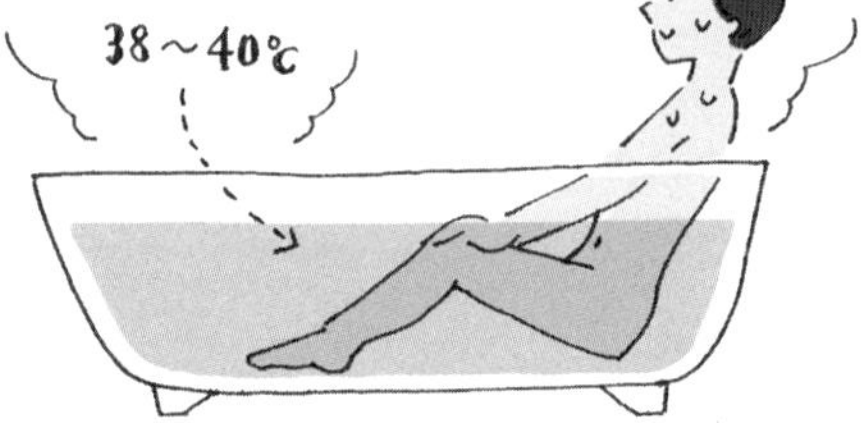

お湯の量はこれくらい！

おへそから握りこぶしひとつ分くらい上のあたりから下が浸かる量にしてください。みぞおちより高い部分までお湯に浸かると、心臓や肺に負担をかけてしまう場合もあるので注意しましょう。

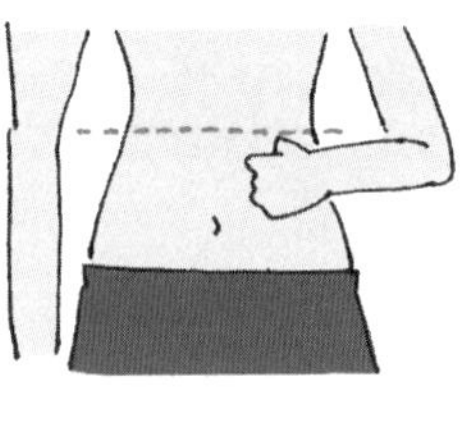

※お湯を溜めすぎた場合は、お風呂のイスを用意し、湯船に入れて座って半身浴をしましょう。

4 体や頭を洗う。

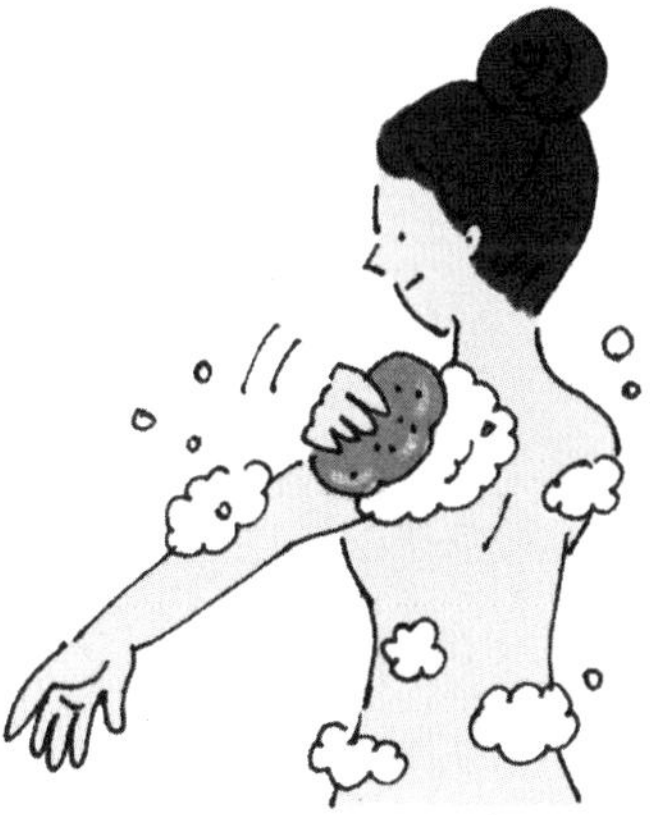

5 再度、湯船に5分ほど浸かる。

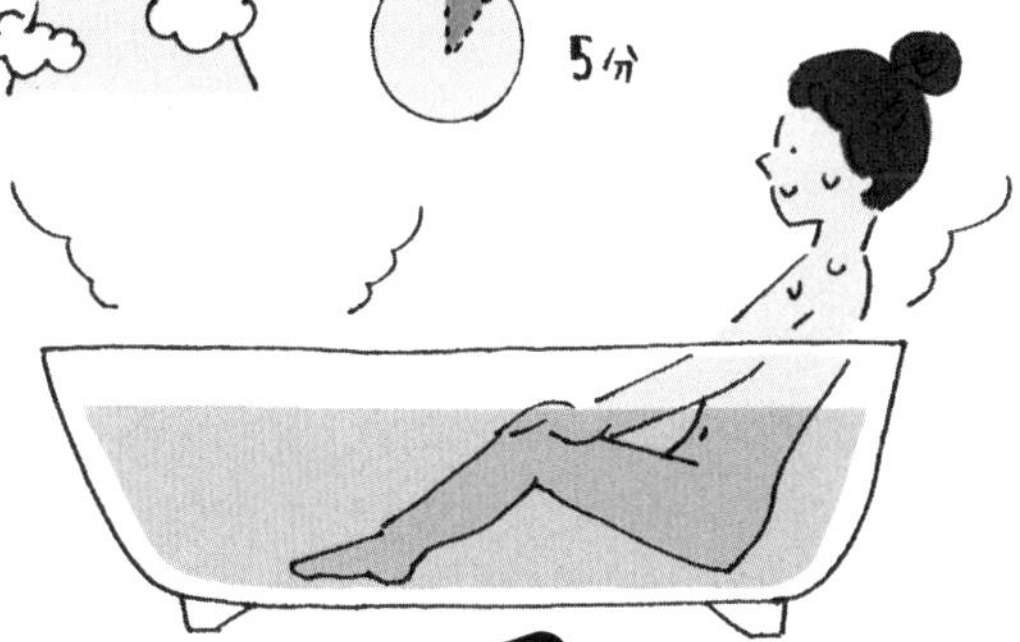

Check!

のぼせや立ちくらみがする人は入浴中に冷たいタオルを頭にのせ、頭部を冷やしながら行いましょう（百会のツボと呼ばれる、左右の耳の先端を結ぶ線の中央にある頭頂のくぼみに冷水を5〜10秒かけるのもオススメ）。最後、足と一緒に手にも冷水をかけます。そのとき冷水は20秒ほど（通常10秒の倍）かけます。

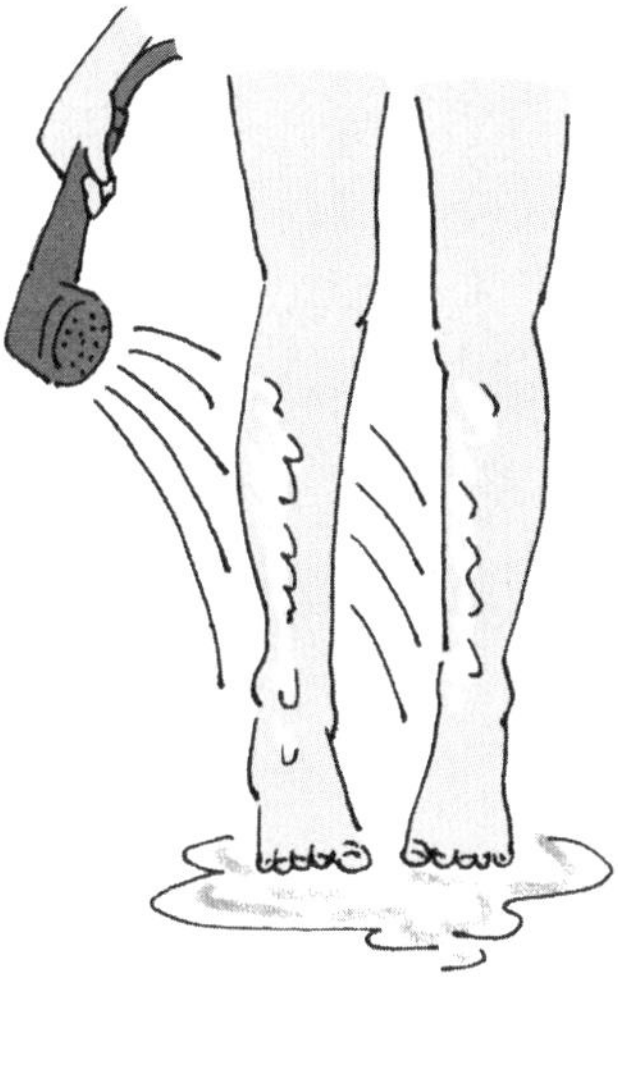

6 湯船からあがり、下半身にシャワーで20〜25°Cくらいの冷水を10秒ほどかける（冷たいタオルで拭くだけでもOK）。バスタオルで体を拭いたあと、1同様、水か白湯を飲む。

ヒザ・肩・首・腰の不調に効果的な半身浴の仕方

半身浴は、そのまま入浴しているだけでも十分に効果が高いのですが、ヒザ・肩・首・腰に痛みやコリがある方にオススメの、より効果的な半身浴の方法があります。それは半身浴をしながら不調がある部分のマッサージ、ストレッチを行うことです。半身浴で血流がよくなっているので、通常時に行うより痛みやコリを早く軽減することができます。また、ヒザや腰は、水中で浮力が働き動かしやすくなるというメリットもあります。

ヒザに痛みがある方

ヒザに痛みがある方は、無理のない範囲で
ヒザをゆっくり曲げたり伸ばしたりしながら半身浴を行います。
ヒザまわりの血流がよくなり、痛みが軽減されます。
38℃くらいのお湯が入った湯船に、
できれば朝と夜の1日2回入ると効果的です。

ヒザの曲げ伸ばし方法

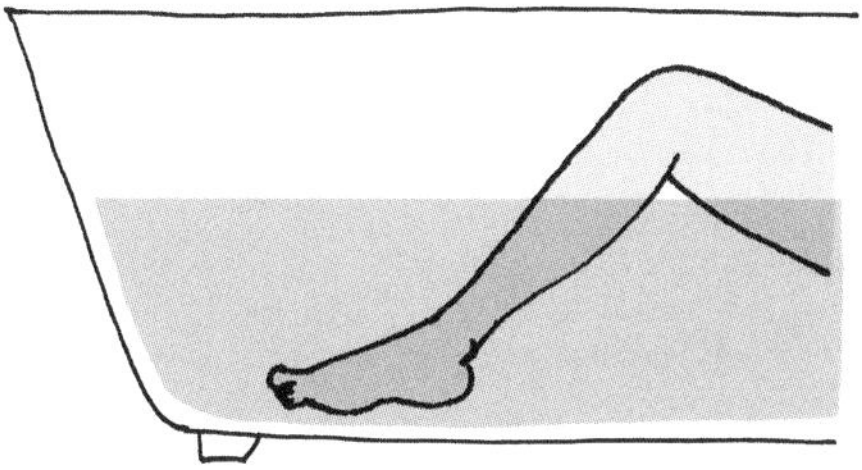

1
ヒザに負担がかからない程度にヒザを曲げる。

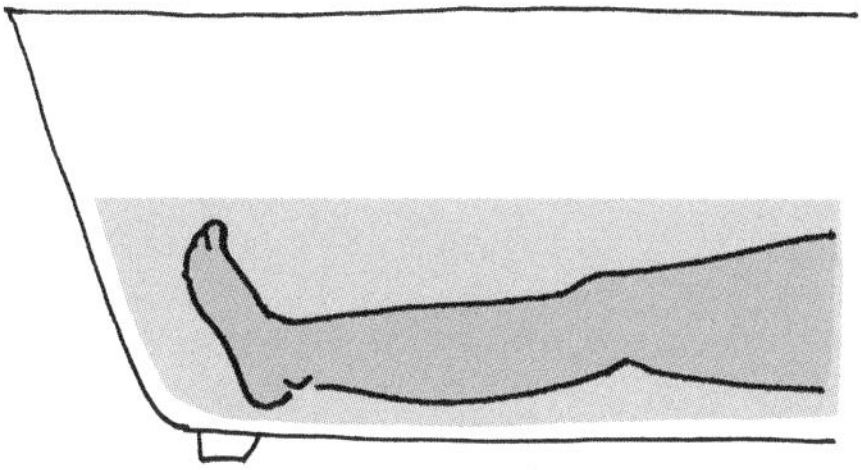

2
ヒザをゆっくり伸ばす。

3
1、2を無理のない程度で繰り返す。

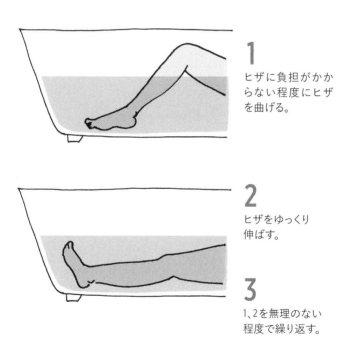

O脚やX脚、体のゆがみなどがある方

O脚、X脚の方は、立ったときにヒザの向きが
まっすぐ正面を向いていない可能性があります。
これは、**体のゆがみが原因です**。
O脚はヒザが外側に開き、
外向きにゆがむ場合と内向きにゆがむ場合があります。
また、X脚はヒザが内側にくっつき、内向きにゆがんでいます。
このゆがみをなくすには、湯船の中でヒザを軽く曲げ、
両手の親指と人差し指を使って
ヒザが正面を向くようにマッサージしましょう。

体のゆがみに効くマッサージ

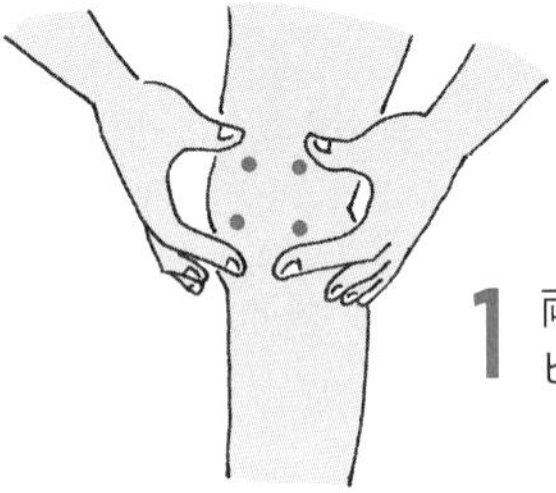

1 両手の親指と人差し指をヒザのまわりに置く。

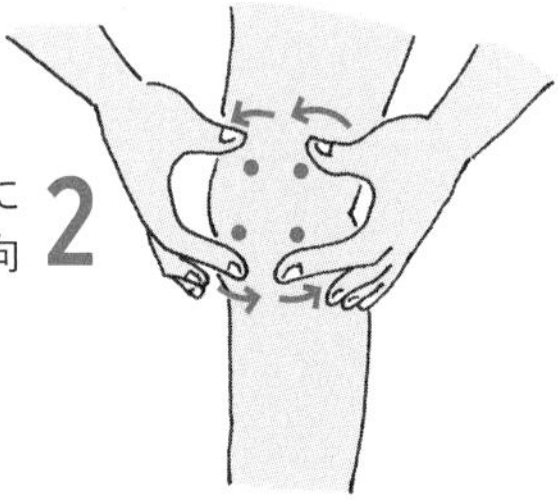

2 4本の指を同時に1cmずつ同じ方向に動かす。

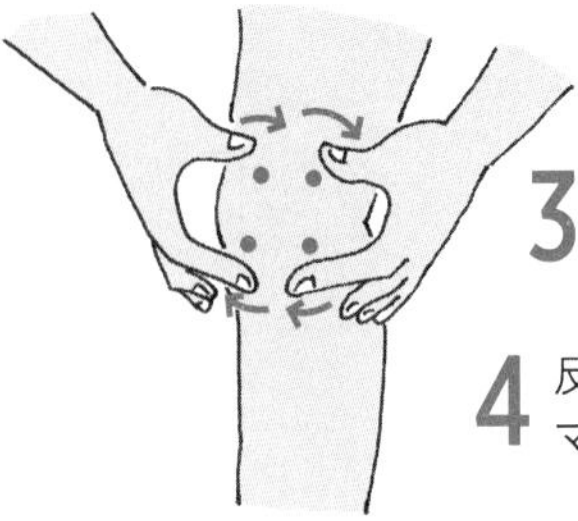

3 2とは反対側の方向に同時に1cmずつ動かす。

4 反対側の脚も同様にマッサージを行う。

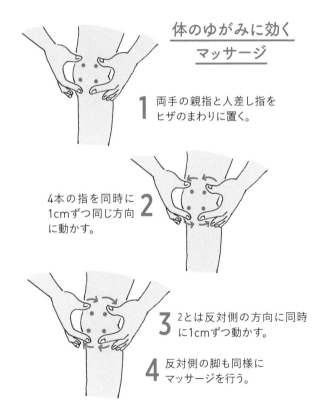

首・肩こりがつらい方

肩に乾いたタオルをかけて38〜40℃くらいのお湯で半身浴をします。
10〜15分ほど経ったら湯船に浸かったまま、
湯船の温度より少し熱めの
シャワーを首と肩に当てます。
汗ばんできたら湯船から出て、再度シャワーを浴びながら、
交互にゆっくりと顔を左右に向けます（左右を1セットとして3セット）。
顔を左右に向けるときは、
肩はそのままで首だけを動かすのがポイントです。
半身浴で温まった状態ですぐに行うことで、
首の可動域（動く範囲）が広がり、痛みが軽減します。
最後に、肩甲骨を意識しながら肩を後ろに10回まわします。

首・肩こりに効く半身浴

1
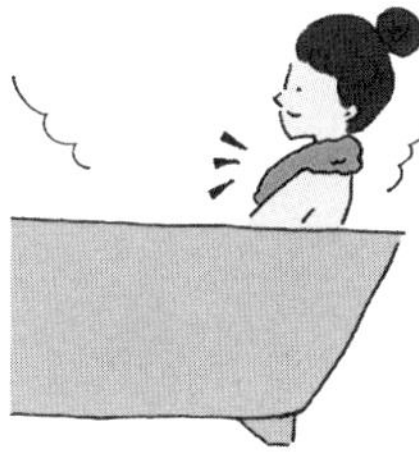
肩にタオルをかけて半身浴をする。

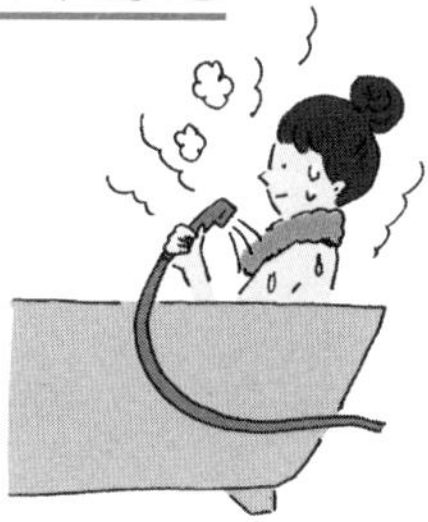
2
10〜15分後、首と肩に湯船の温度より少し熱いシャワーをかける。

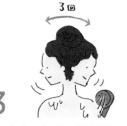

3

湯船から出たら、再び首と肩にシャワーをかけ、交互に3回ずつ顔を左右に向ける。

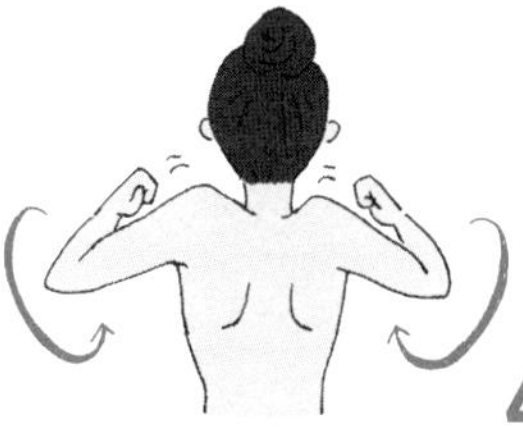
4
肩を後ろに10回まわす。

腰痛もちの方

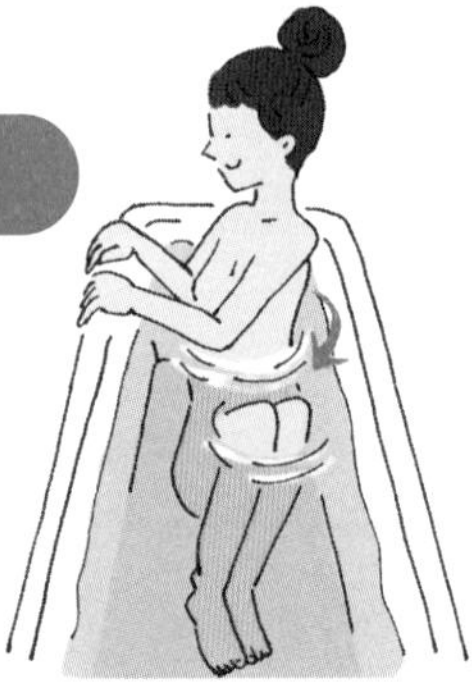

38℃くらいのぬるま湯に、
うっすらと汗ばむくらいまで（20〜40分ほど）
半身浴をしながら、
左右交互にゆっくりと腰をねじります。
湯船から上がり、体が温かいうちにお部屋で
ストレッチを行うと、より効果が高まります。

腰痛に効く仙骨ほぐし

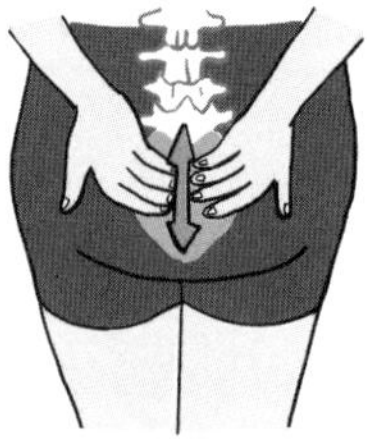

1

仙骨（背骨の一番下にある逆三角形の骨）の中央に左右の人差し指から小指までを並べて当て、上下に押し揺らす。

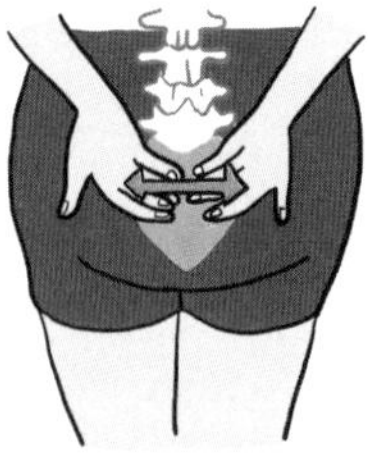

2

仙骨に左右の人差し指から小指までを並べて当て、左右に押し揺らす。

腰痛に効くヒザたたき

1

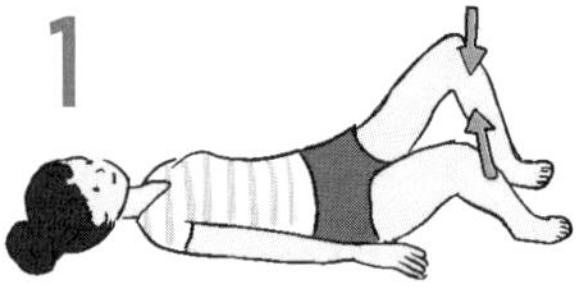

仰向けに寝て中央でヒザを立て、ヒザを少し開いた状態から左右のヒザを弾くように10回叩く。

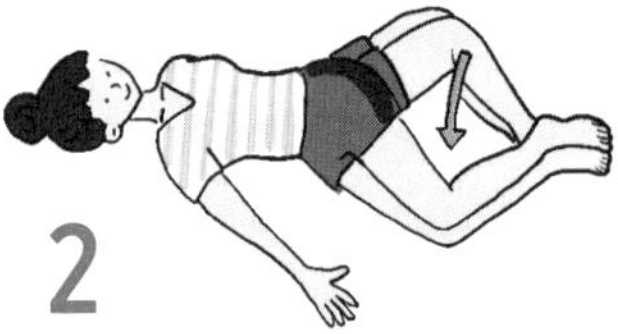

2

右にヒザを倒して、ヒザを弾くように10回叩く。

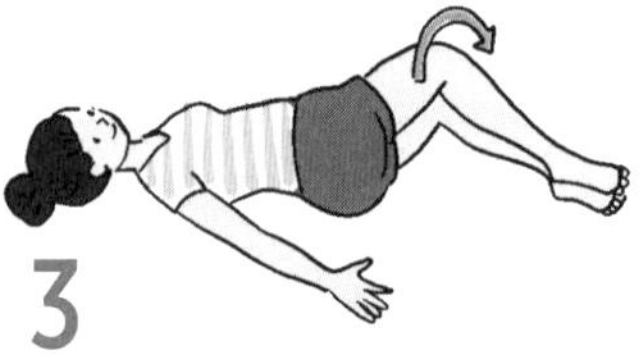

3

左に倒して、ヒザを弾くように10回叩く。

長くお風呂に浸かれない忙しい人向け「足温め術」

家事、仕事、育児などでなかなかお風呂でゆっくりする時間がとれない方、また、長時間湯船に浸かるのが苦手な方向けに裏技を紹介しましょう。

高温半身浴

高温での半身浴は、適度に血圧を上げるので、低血圧の方、また早く疲労回復したいときに特にオススメです。下半身にかけ湯したあと、42〜43℃の熱めのお湯をはった湯船に3〜6分浸かります。

そのあと、**20℃くらいの冷水のシャワーを全身にかけ、**再度湯船に3分浸かりましょう。

シャワーで温める

湯船には浸からず、シャワーの水圧を活用します。**水圧は強めのほうがツボが刺激されるのでオススメです。**

体を洗ったあとに、38℃くらいのぬるめのシャワーを背中、腰、お尻の順に各箇所約2分ずつ当てます。

そのあと、42℃前後の熱めのシャワーを、太もも、ヒザ裏、ふくらはぎ、足首の順に各箇所約3分ずつ当てます。

シャワーで温められた血液は、1分くらいで全身にまわります。

先に浴室を温めておくと、より効果が高まります。

たったこれだけ？と驚かれるかもしれませんが、十分体の中からポカポカしてきます。お風呂上がりは湯冷めしないように気をつけてくださいね。

湯船に加えて効果倍増

長時間湯船に浸かると、皮膚の脂分がお湯に溶け出し、肌が乾燥しやすくなります。**入浴剤を入れると肌がコーティングされるため、乾燥しにくくなるのでオススメです。**

市販の入浴剤でもいいですし、薬草や自宅にあるアロマオイルなどを湯船に加えてもいいでしょう。

私のオススメは、ビワの葉風呂です。

ビワの葉を5枚ほど葉脈にそって洗い、汚れを落としたら、そのまま浴槽に入れるだけの簡単なものです。万病を治す生薬《しょうやく》としてビワの葉療法というものがあるくらい優れた薬効があります。ビワの葉がお湯で温められ、お湯に成分が溶け出し、それが皮膚から浸透することで、関節痛や神経痛、腰痛、あせもや湿疹、花粉症、そのほか内臓のトラブルなど、いろいろな症状に効きます。

お湯を捨てずにとっておくと2日目、3日目のビワの葉風呂はさらにお湯に薬効成分が溶け出すため、効果がアップしてオススメです（こげ茶色をしてきます）。湯船に入れると効果が倍増する身近なものをまとめてみました。ぜひ参考にしてください。

入浴剤として使える身近なアイテム

ビワの葉

葉を洗って汚れを落としてから、そのままお湯に入れます。足湯の場合は2～3枚、半身浴の場合は5枚くらいが目安。関節痛、神経痛、腰痛、あせも、湿疹、花粉症、内臓のトラブルなど、いろいろな症状に効きます。2～3日お湯を捨てずにそのまま温めて利用するのがオススメです。薬効成分でこげ茶色になります。

重曹

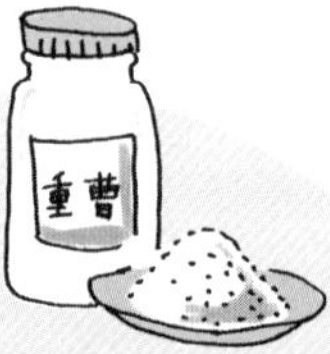

重曹3：クエン酸1の割合であらかじめ混ぜ合わせておき、入浴する前にお湯に投入します。肌の弱い人は、入れる量が多いと肌がピリピリすることがあるので、ひとつまみ程度から始めてみましょう。炭酸ガスの気泡が肌について血行を促進し、保温効果が高まって普通に半身浴をするより何倍もの汗が出ます。汗をかきにくい体質の方や半身浴を短時間で済ませたい方に特にオススメです。

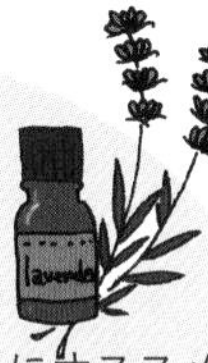

ラベンダー精油

癒されたい気分のときにオススメです。足湯の場合は2〜3滴、半身浴の場合は3〜5滴ほど湯船に入れましょう。免疫力を強くし、自律神経のバランスを整えてくれます。神経痛などの体の痛みもやわらげるので、ゆったりとした気分になれます。

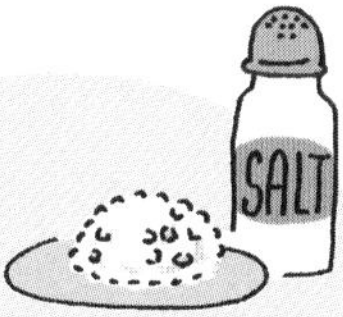

塩

塩は、バスソルトではなく食卓塩でOK。できれば、自然塩がオススメです。塩を入れると体の芯まで早く温まり、発汗作用があります。冷え性、肩こり、腰痛が緩和されます。かなり疲れが溜まっているときは、ひとつかみ入れると、汗と一緒に老廃物が出やすくなります。

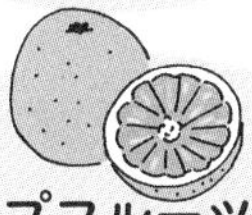

グレープフルーツ精油、または グレープフルーツ（果物）

頭をすっきりさせたい、リフレッシュしたいときにオススメです。足湯の場合は2〜3滴、半身浴の場合は3〜5滴ほど精油を湯船に入れましょう。果物は、しっかり洗って食べたあとの皮をそのまま入れます。

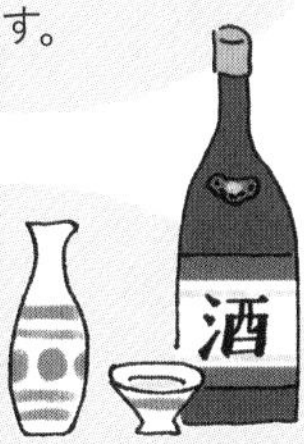

日本酒

コンビニなどで買えるパック入りの日本酒で十分です。足湯の場合は200ml、半身浴の場合は500mlくらい入れるのが目安。アルコールの作用で体温が上がり、免疫力が高まります。冷え性、風邪をひきやすい体質の方にオススメです。美白効果もあるので、シミやそばかすにも効果があります。

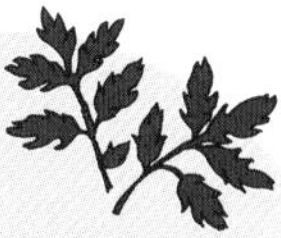

よもぎ

よもぎを洗って日陰干しし、乾燥したら、ティーバッグの袋にぎっしり詰めます。それを湯船に3つほど入れましょう。よもぎの薬効成分がお肌から浸透し、冷えや更年期障害、婦人科系疾患によく効きます。

足温め法

4 押すだけで健康になれる 足ツボ刺激

足ツボの発祥は約5000年前といわれています。

東洋では体調改善の治療の一環として強めに押す足ツボが広まり、西洋では比較的ソフトに押す足ツボ（西洋人は痛みに弱いため）が広がりました。

押して刺激するだけで血液の循環がよくなり、**自然治癒力（自分で治す力）が高まって健康な体になる**ことから、現在では世界中で施術されています。

一般的にツボ押しと呼ばれている療法の中に「反射区」と「ツボ」の2種類があります。

「反射区」は、内臓や器官と神経でつながる場所である足裏のエリアを面で刺激することで内臓や器官にダイレクトに働きかけます。リフレクソロジーとも呼ばれています。

東洋医学が起源の「ツボ」は、経絡という気血が流れる経絡上にある場所で経穴とも呼ばれ、ひとつの点を刺激することで複数の臓器や症状に働きかけます。
反射区図（10ページ参照）を見ながら足ツボの反射区を刺激してみましょう。
足裏にゴリゴリとしたしこりがあるときは、老廃物が溜まっている証拠です。
放置していると体に不調をきたすので、反射区をしっかりほぐしてあげましょう。
（96ページ参照）
このとき用意するものはひとつです。

・クリームまたはオイル

足ツボを押すときは、両手の親指を重ねて押すと力が入りやすくなります。

ゆっくり息を口から吐きながら少しずつ強めに押していき、そのあと息を鼻から吸いながら少しずつ力を抜いて戻しましょう。

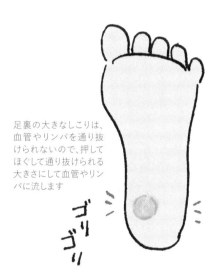

足裏の大きなしこりは、血管やリンパを通り抜けられないので、押してほぐして通り抜けられる大きさにして血管やリンパに流します

足ツボの効果的な押し方

足裏にクリームまたはオイルを塗ると、すべりがよくなるので、強い力で押さなくても、しこりを見つけやすくなるうえに、ほぐしやすくなります。

老廃物が固まってできたしこりは、大きければ大きいほど、血管やリンパにひっかかってしまい流れにくいので、まず、刺激でほぐしてあげて、流れやすい大きさまで小さくする必要があります。

大きなしこりは硬くて、なかなかほぐせないかもしれません。

こういうときは、左手の親指に絡ませた右手人差し指の第2関節をしこりの箇所に当て、しこりの上から下まで圧をかけながらスライドさせてほぐすのがコツです（97ページ刺激法1参照）。

しこりのある箇所だけでなく、押して痛いところも不調を表すとされていますので、痛いところもしっかりほぐしていきましょう。

足の側面にもツボがありますので反射区図（10ページ参照）を見な

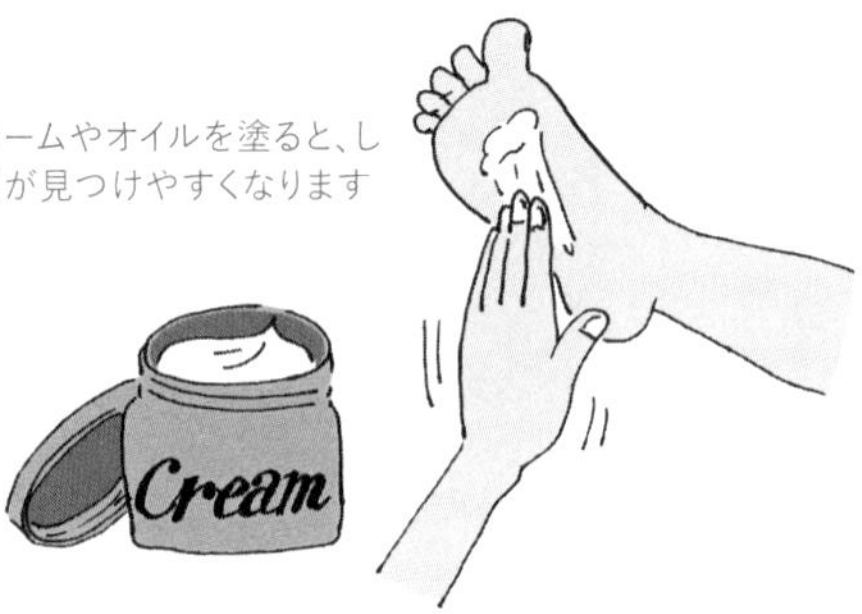

クリームやオイルを塗ると、しこりが見つけやすくなります

がら側面も刺激してみましょう。（97ページ刺激法2、3参照）

押しはじめは痛いですが、繰り返し行っていると、だんだんゴリゴリ感が小さくなり、それにつれて痛みも治まってきます。

さらに、足がポカポカしてくるはずです。

それは、刺激を受けて小さくなった老廃物が血液やリンパ液によって流れはじめたということ。

そのまま続けると、老廃物は排出され、体の状態がよくなります。痛くてガマンできないときは、一気にほぐす必要はありません。

数日に分けるなどして、少しずつほぐしていきましょう。

足温めに効果的な6つのツボ

次ページから足温めに効く東洋医学の経絡上にあるツボを6つ紹介します。

症状別に分けて紹介しているので、気になるツボを押してみましょう。

回数、時間はあくまでも目安です。自分の状態に合わせて調整してください。

足ツボ(反射区)刺激の仕方

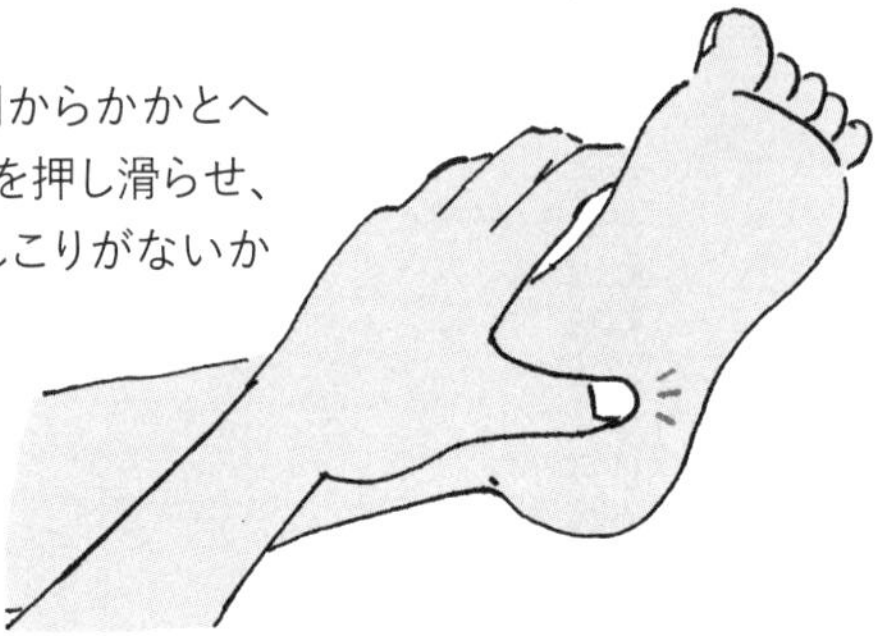

1 足の裏の指側からかかとへ向かって親指を押し滑らせ、ゴリゴリしたしこりがないかを探す。

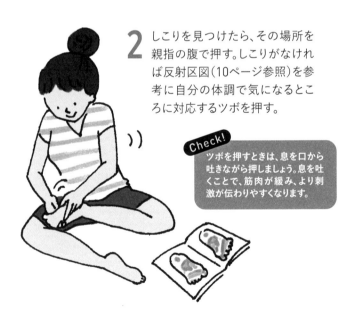

2 しこりを見つけたら、その場所を親指の腹で押す。しこりがなければ反射区図(10ページ参照)を参考に自分の体調で気になるところに対応するツボを押す。

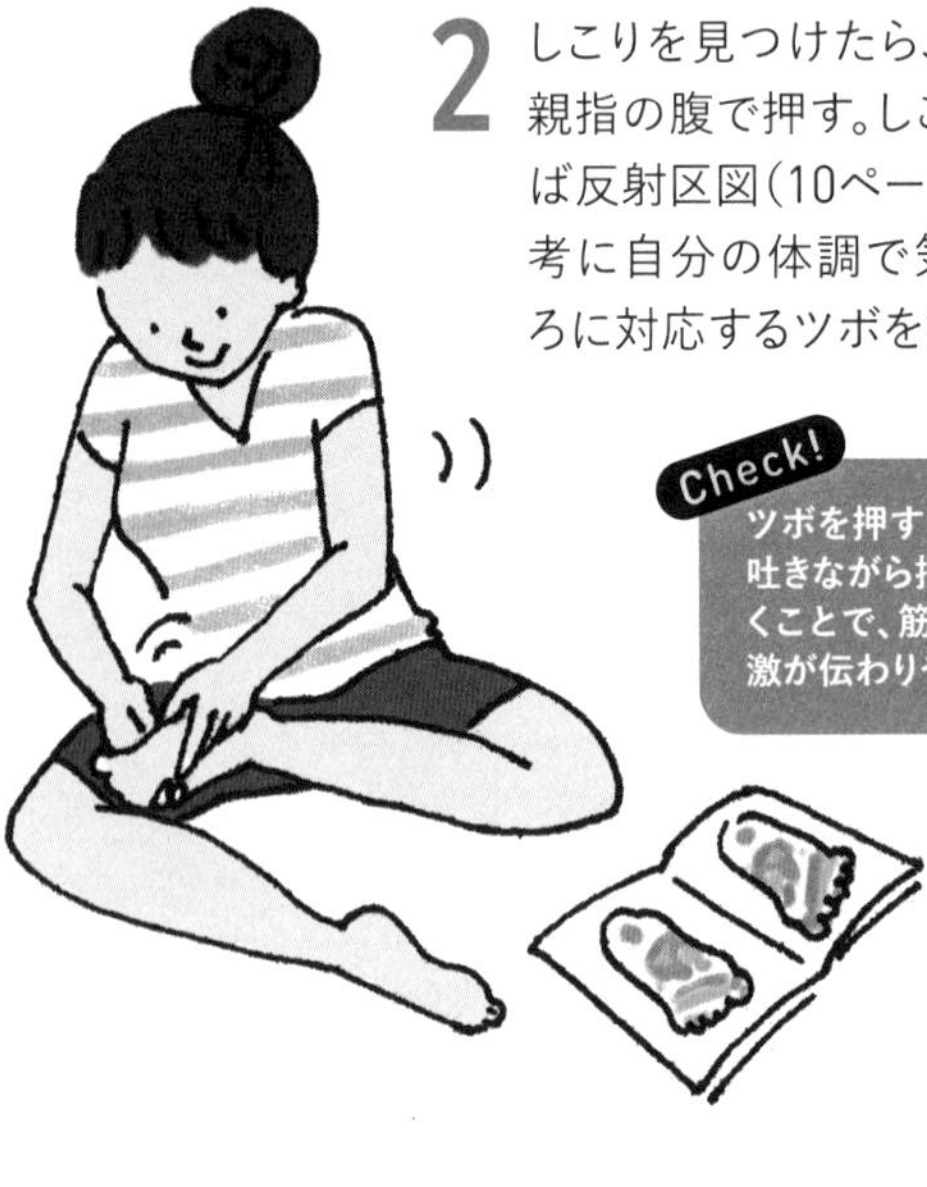

Check!
ツボを押すときは、息を口から吐きながら押しましょう。息を吐くことで、筋肉が緩み、より刺激が伝わりやすくなります。

硬いしこりのほぐし方

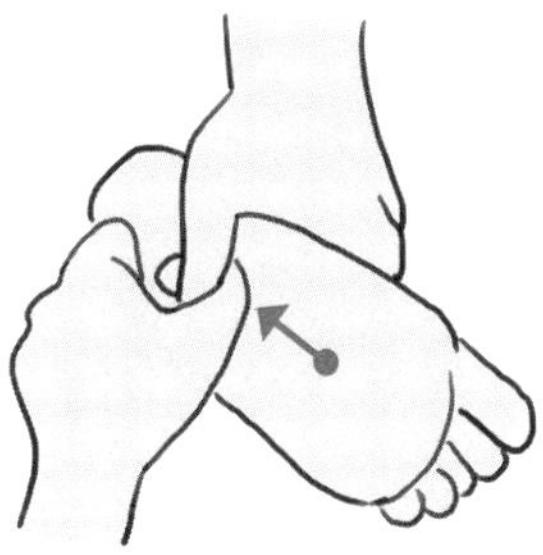

刺激法1

足裏は関節でしごく

左足の場合：反射区に左手親指に絡ませた右手人差し指の第2関節を当て、強く圧をかけながらスライドさせる。

右足の場合：手を左右入れ替える。

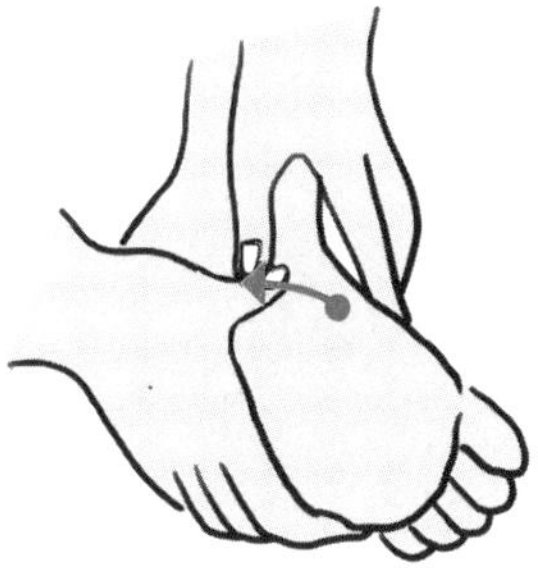

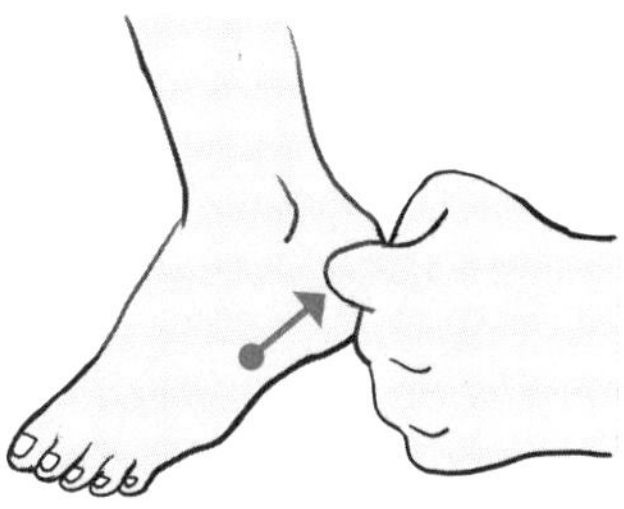

刺激法3

親指側側面は親指を重ねてしごく

左足の場合：反射区に左手親指を当て、その上に右手親指を重ねて強く圧をかけながらスライドさせる。

右足の場合：手を左右入れ替える。

刺激法2

小指側側面は関節で挟んでしごく

左足の場合：足外側の反射区を左手人差し指と中指で挟んで第2関節を当て、強く圧をかけながらスライドさせる。

右足の場合：手を左右入れ替える。

肩こり解消に絶大な効果がある

「隠《いん》白《ぱく》」のツボ

こんな人にオススメ

肩こり、臓器の疲労、高血糖、低血糖、急性胃腸炎、生理痛、
子宮からの不正出血、月経過多、ヒステリー

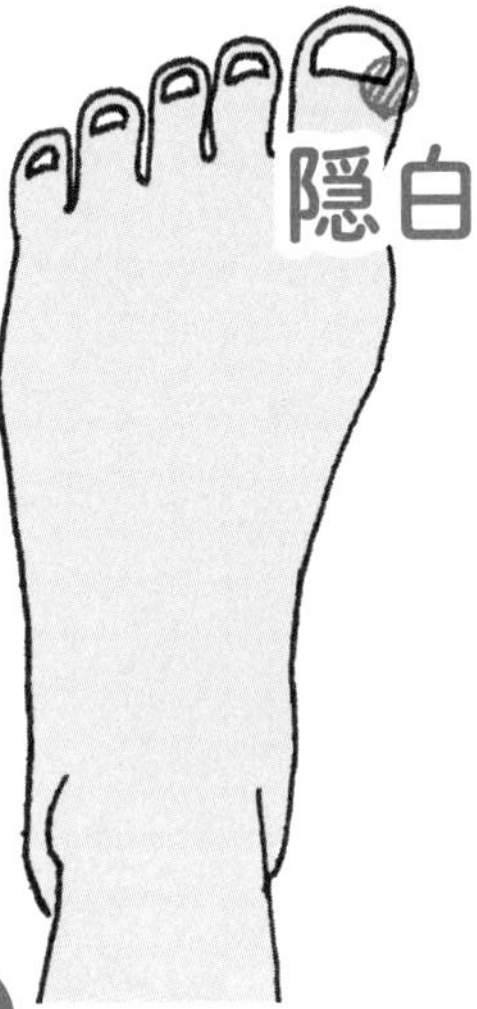

両足の親指の爪の際《きわ》にあるツボ。イライラや不安が解消でき、気分がすぐれないときに押すと効果的なツボです。

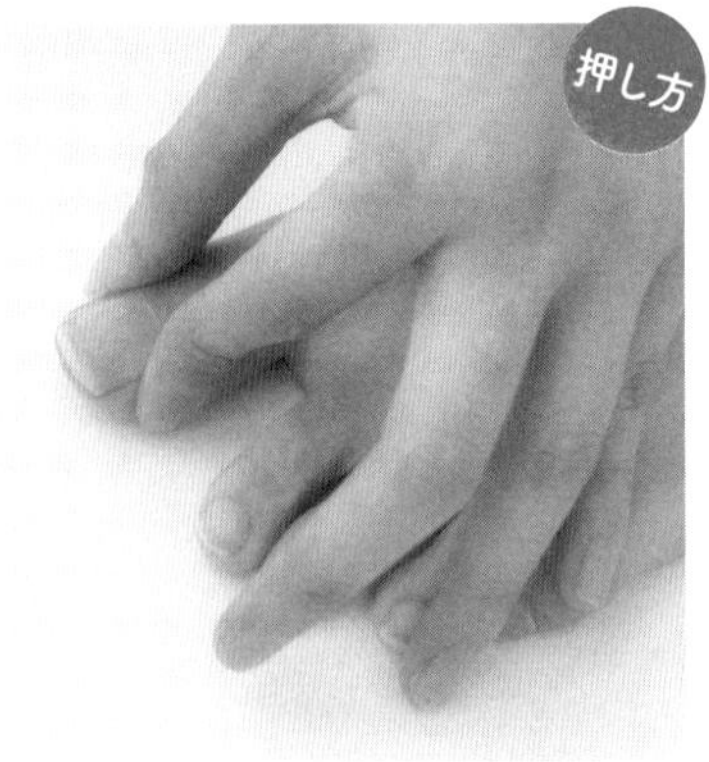

親指をツボに当て人差し指で足の親指を挟むようにつかむ。ゆっくり息を口から吐きながら5秒かけて少しずつ強めに押していく。そのあと息を鼻から吸いながら5秒かけて力を抜く。1日左右各10回ほどが目安。

胃腸やむくみなどあらゆる不調に効く
『足《あし》三《さん》里《り》』のツボ

こんな人にオススメ

胃痛、吐き気、お腹の張り、消化不良、下痢、全身疲労、倦怠感、
体力低下、冷え、むくみ、足の疲れ、歯痛、不眠、めまい

両ヒザの皿の外側の下端にある骨の突起から指4本分下がったところにあるツボ。胃腸の調子を整えるほか、全身の疲れなどにも効く万能のツボとして有名です。

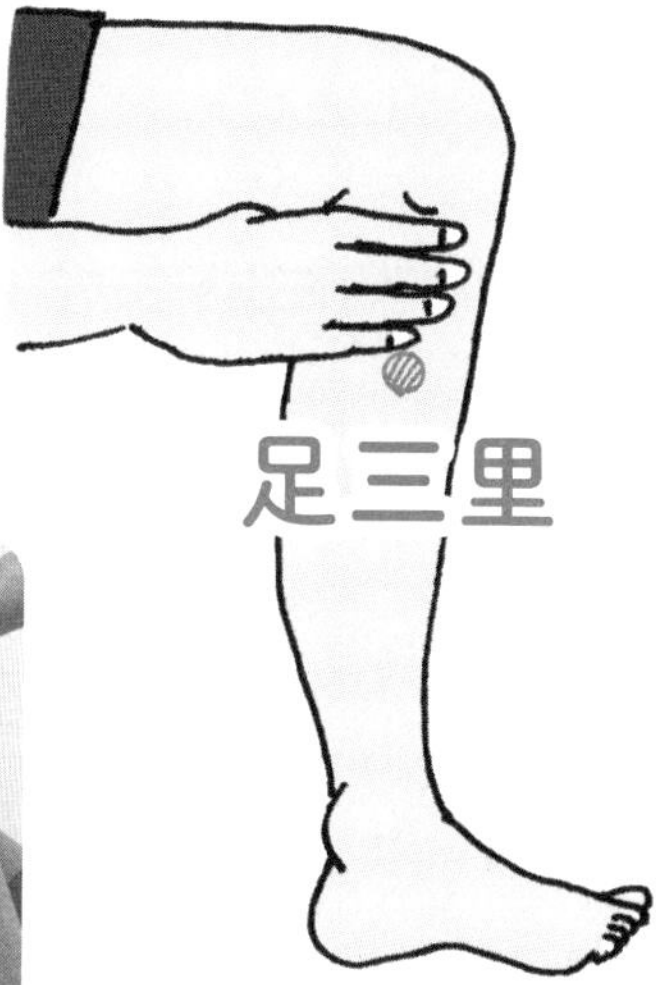

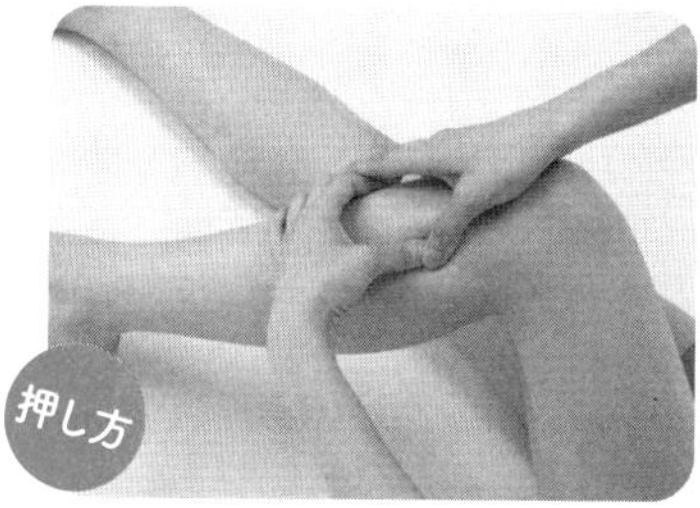

両手の親指をツボに当て、ゆっくり息を口から吐きながら、心地よい痛みを感じる程度の強さで、7秒かけて少しずつ押していく。そのあと息を鼻から吸いながら、3秒かけて力を抜く。1日左右各15回ほどが目安。

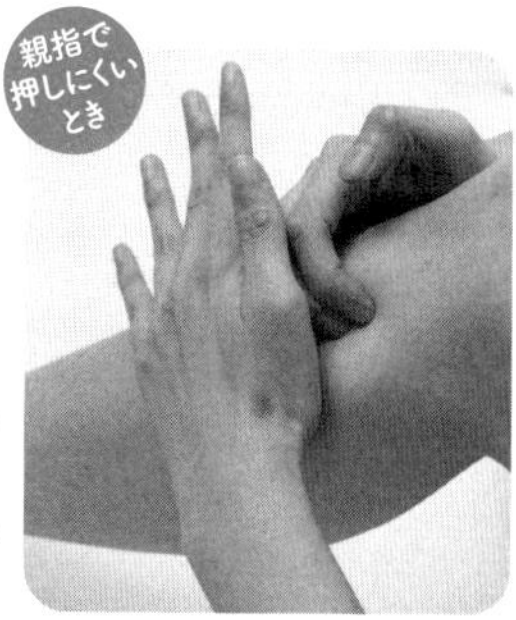

脚と反対側の手の人差し指をツボに当て、中指から小指までをツボの下のくぼみに当てる。もう片方の手のひらを添え、脚の内側に向かって押す。

ストレスや疲労、お腹や腰の冷えに効く

『湧《ゆう》泉《せん》』のツボ

こんな人にオススメ

足やお腹・腰まわりの冷え、背中・腰の痛みやコリ、生理痛、更年期障害、腎臓機能低下、むくみ、膀胱炎、頭痛、めまい

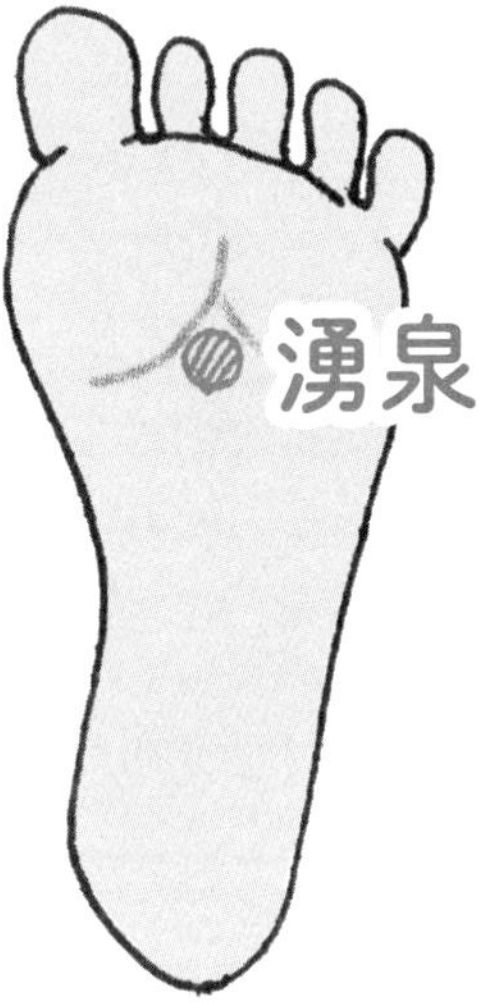

両足の土踏まずのやや上、指全部を曲げるとできる中央のくぼみ部分にあるツボ。体力・気力を高め、元気を取り戻し、体の疲れを取り除いてくれます。元気が泉のように湧いてくることから「湧泉」と呼ばれ、足の筋肉疲労を回復させるのにもよく効きます。

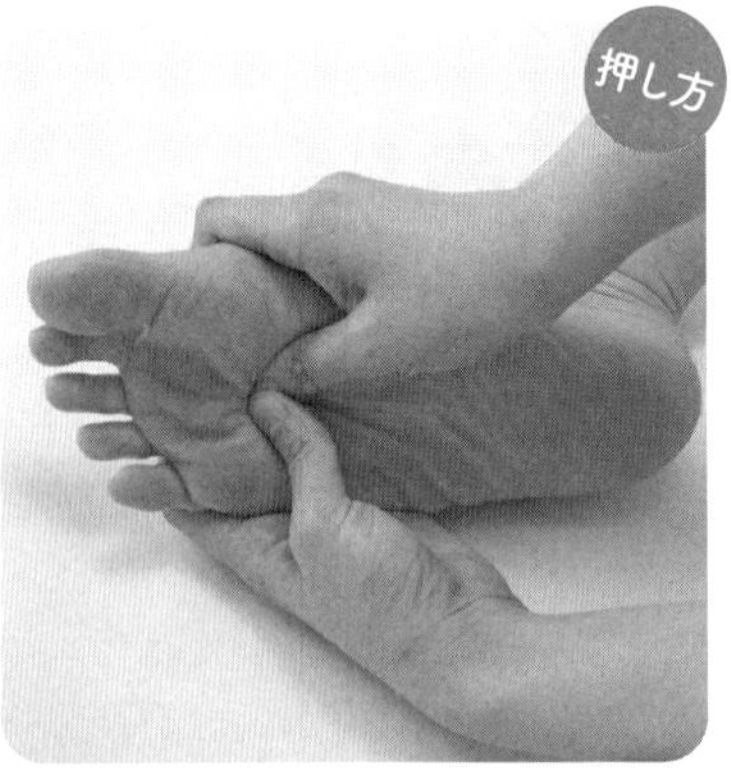

両手の親指を重ねてツボに当て、ゆっくり息を口から吐きながら7秒かけて少しずつ強めに押していく。そのあと息を鼻から吸いながら、3秒かけて力を抜く。1日左右各15回ほどが目安。

女性特有の症状には欠かせない

『三陰交《さんいんこう》』のツボ

こんな人にオススメ

生理痛、生理不順、更年期障害、冷え、むくみ、便秘、下痢

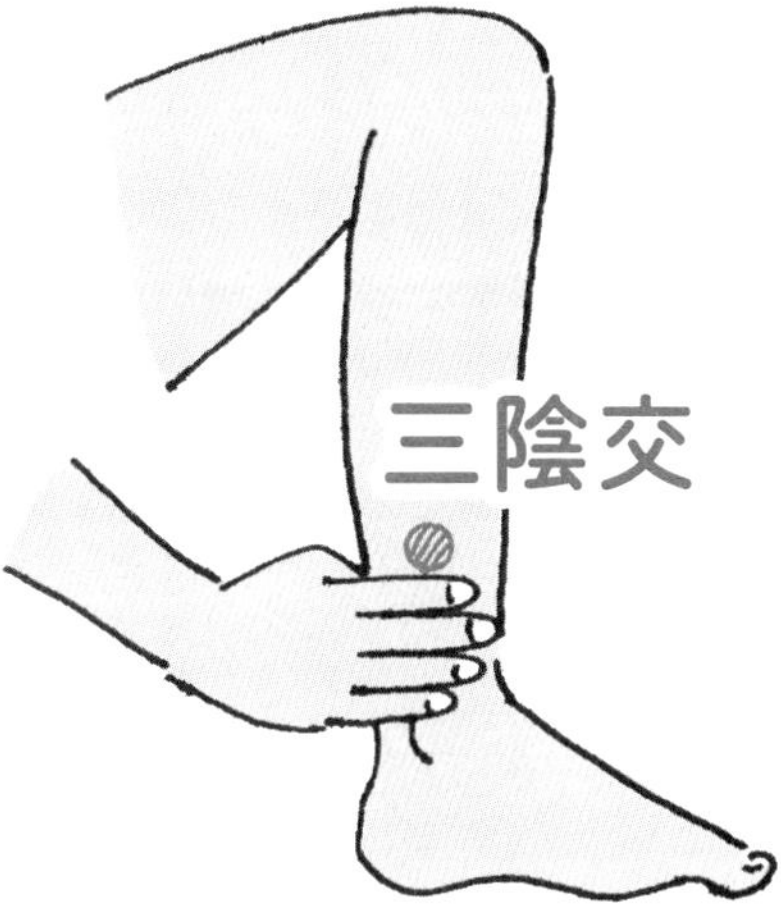

両脚の内くるぶしから指4本分上、脛骨（すねの骨）の内側ですぐ後ろにあるツボ。押すと軽い痛みを感じます。女性特有の体の症状（不調）に大きく関わるため、「女三里」とも呼ばれているほど。女性にとって、ありがたい存在です。

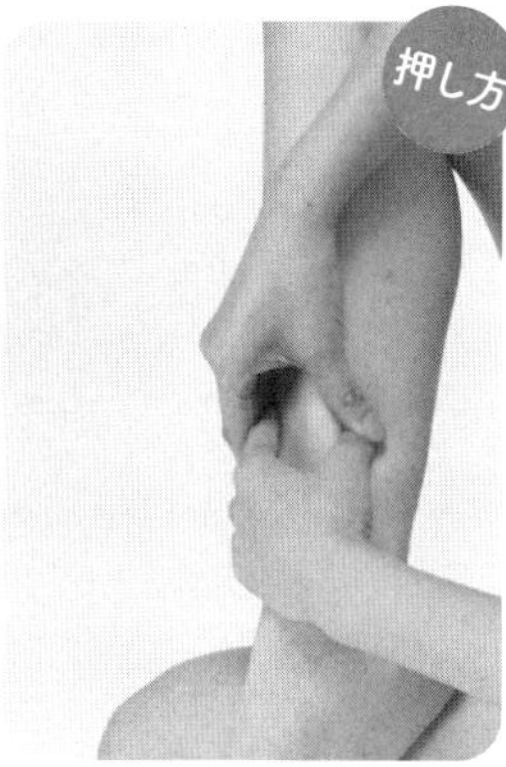

押し方

イスに腰掛け、足首を反対側の足の太ももの上にのせる。両手の親指を重ねてツボに当て、足首を挟むように持つ。ゆっくり息を口から吐きながら7秒かけて少しずつ強めに押していき、そのあと息を鼻から吸いながら、3秒かけて力を抜く。1日左右各10回ほどが目安。

頭痛、イライラや不眠、冷えのぼせの解消に効く

『太衝《たいしょう》』のツボ

こんな人にオススメ

イライラ、不眠症、冷えのぼせ、頭痛、寝不足、ストレス、めまい、耳鳴り、肝機能低下

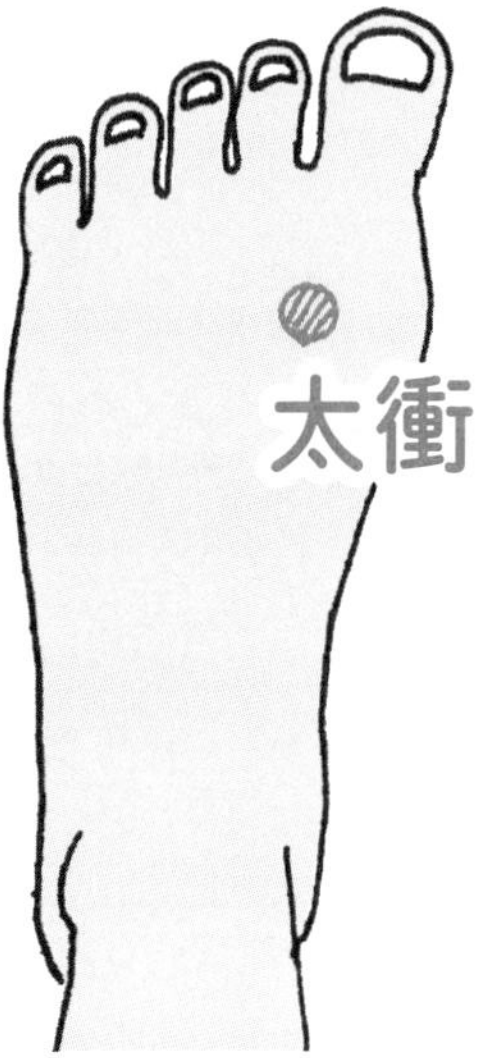

両足の親指と人差し指の骨の間から溝に沿ってなぞっていくと、骨が交わる手前のくぼみが太衝のツボです。東洋医学では、気と血をスムーズにするツボといわれています。寝不足が続いているときにこのツボを押すと痛みを感じます。

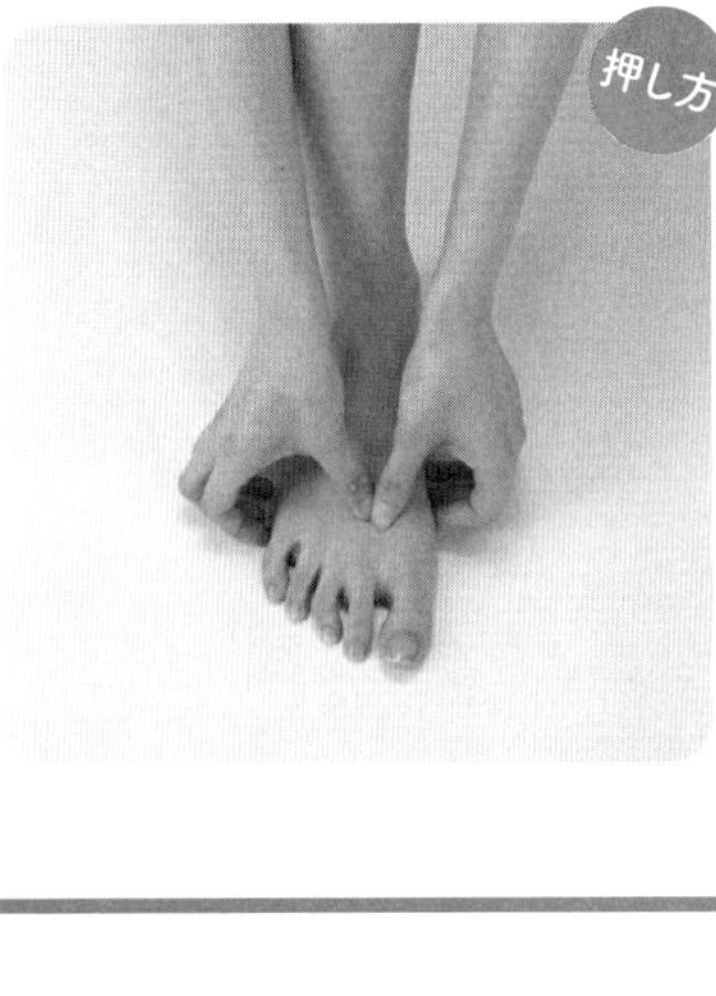

押し方

両手の親指を重ねてツボに当て、ゆっくりと息を口から吐きながら7秒かけて少しずつ強めに押していく。そのあと息を鼻から吸いながら3秒かけて力を抜く。1日左右各10回ほどが目安。

冷えに効果絶大な

『八風《はっぷう》』のツボ

こんな人にオススメ

冷え症、体調不良(だるい、疲れなど)、むくみ、リウマチ、のぼせ、頭痛

両足の指と指の間にある水かき部分のこと。ここをほぐすと体温が1℃上がるくらい冷えに絶大な効果があるツボです。また、肩まわりのリンパの流れもスムーズにしてくれます。冷え性がひどい人は毎日このツボを押し続けていると、冷えにくい体質へと変わりはじめます。

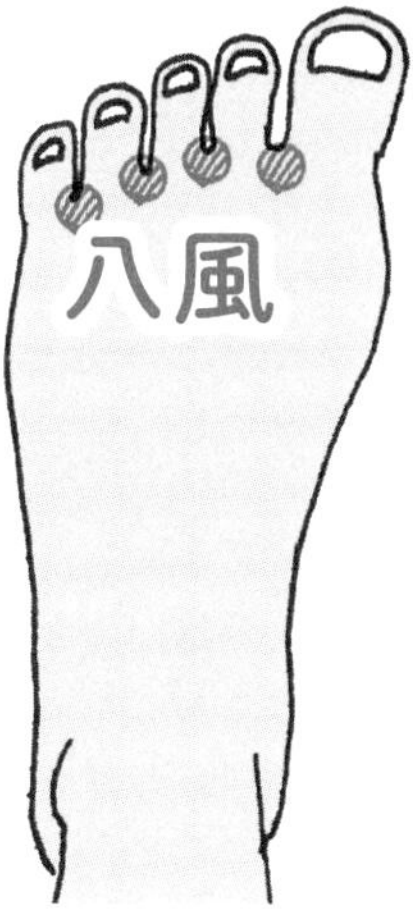

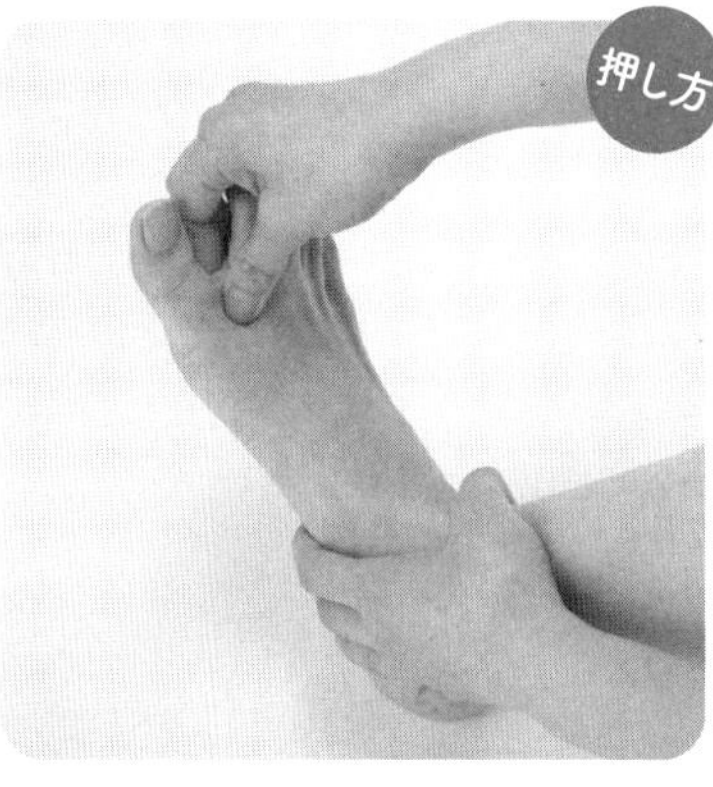

押し方

手の親指と人差し指で足の水かき部分を足の甲側と裏側から挟み、足指の付け根をしっかりとつまみながらほぐす。1日左右水かき部分1カ所につき10回ほどが目安。

Check!

手にも水かき(八邪・はちじゃ)があり、同じような効果があります。水かき部分も同様にほぐすと、体の疲れやだるさがグッと減ります。

足温め法

5 筋肉ほぐし

ふくらはぎ、太もものコリが解消

硬くなっている筋肉をやわらかく**ほぐすことで足温めの相乗効果が高まります。**

硬くなっているということは、老廃物が溜まってコリができ、血管を圧迫している状態であるということなので、温かい血液が隅々までいきわたらず冷たいままです。

筋肉をほぐすことで、血流をよくして血管やリンパ管に溜まった老廃物を排出し、冷えている部分に温かい新鮮な血液を送って温かくすることができます。

ふくらはぎ、太ももの筋肉は、適度に動かして血流を維持しないと硬くなって冷えを起こし、血液の温度を低下させてしまうので、せっかくの足温めの効果が半減してしまいます。ほぐしてやわらかい筋肉を維持することで足が温まりやすくなるだけでなく、筋肉内の血流がよくなると代謝が上がり、老廃物や余分な水分、脂肪も溜まりにくい、つまり、**ふくらはぎ、太ももがむくみや脂肪で太くならないようになります。**

筋肉ほぐしも足温めと同様に習慣化することで、冷え体質を根本から改善することができるのです。

筋肉ほぐしの仕方は簡単で、自分で行うことができます。

ほぐすタイミングは半身浴、足湯などで血液、体が温まっている状態で行うのがオススメです。冷えている状態より多少やわらかくなっているので、早く筋肉をほぐすことができます。

また、筋肉のコリは、ほぐさずそのまま放置すると、いずれ痛みとなって症状が出てきます。痛みは、交感神経を刺激して筋肉を緊張させてさらに硬くなり、ほぐしにくくなってしまいます。

そうならないためにも、日頃から筋肉をほぐしておきましょう。

太ももの筋肉ほぐしの仕方

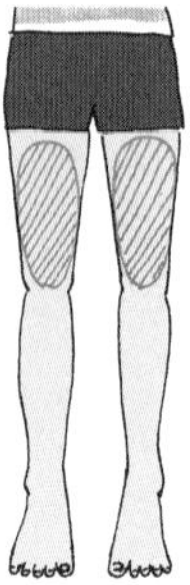

太ももにある大腿《だいたい》四《し》頭筋《とうきん》は体の中でいちばん大きな筋肉です。だからこそ体への影響も大きく、筋肉ほぐしの効果が最もあらわれやすい部位です。

手のひらで圧を加えてほぐす方法

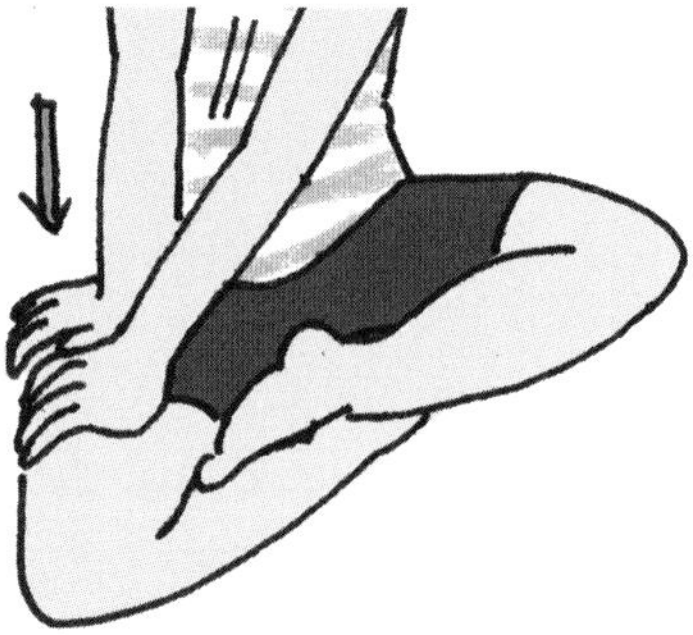

1 あぐらをかいた状態で、片方の内ももの付け根に両手のひらを並べて当てる。

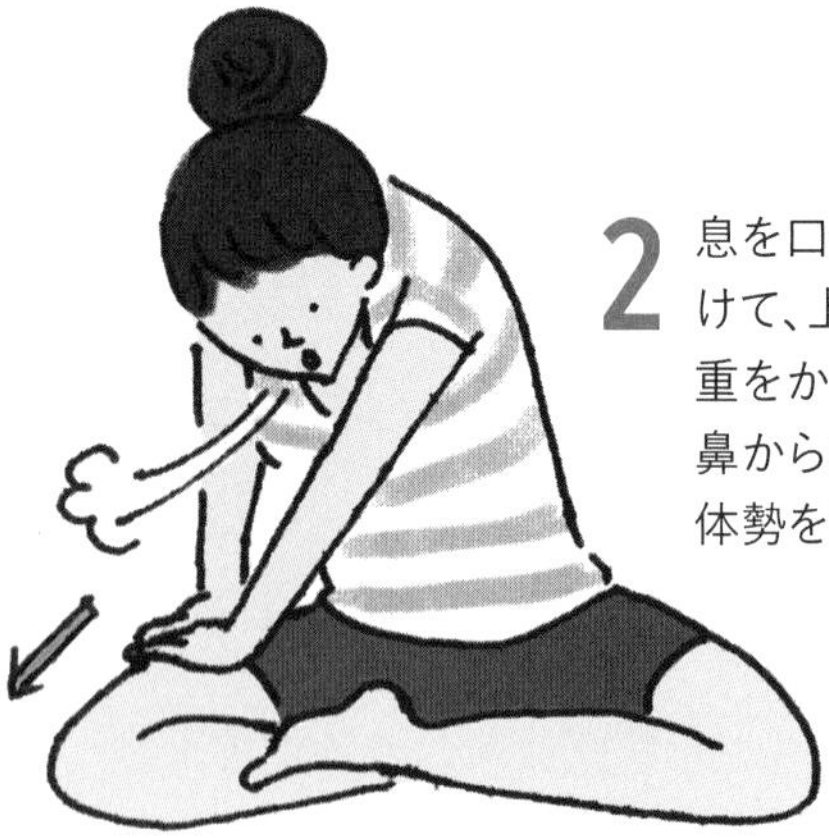

2 息を口からゆっくり吐きながら5秒かけて、上体を前に倒し、手のひらに体重をかけて押していく。そのあと息を鼻から吸いながら5秒かけてゆっくり体勢を戻す。これを5回繰り返す。

3 両手のひらを少しずつヒザの手前までずらしながら同様にほぐし、再度ももの付け根まで少しずつもどりながらほぐす。反対側の脚も同様に行う。

手のひらでつかんでひねってほぐす方法

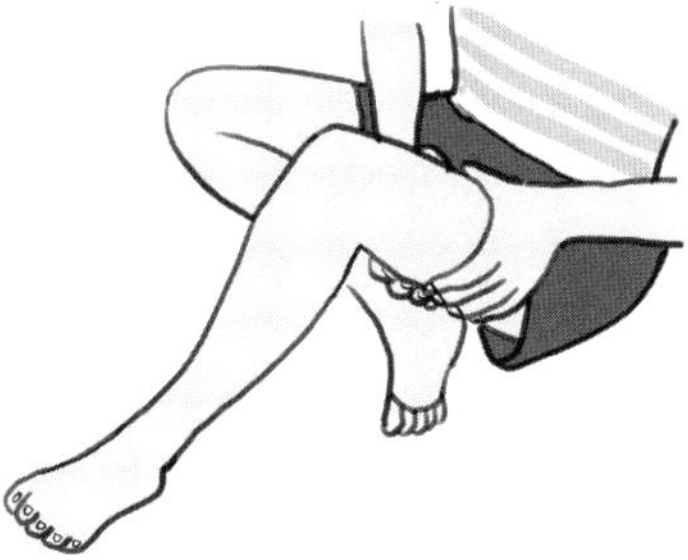

1 太ももを両側からつかむように手で挟む。

2 皮膚を内側へ動かし5秒キープし、手を緩めて戻す。 太ももの付け根から両手を少しずつヒザの手前までずらしながら同様にほぐし、再度ももの付け根まで少しずつもどりながら同様にほぐす。1カ所5回ずつ繰り返す。反対側の脚も同様に行う。

手のひらでつかんで揺らしてほぐす方法

1 太ももを両側からつかむように手で挟む。

2 「皮膚を素早く内側へ動かし、手を緩めて戻す」を10回繰り返し揺らすように動かす。1カ所あたり10回ずつ太ももの付け根から両手を少しずつヒザの手前までずらしながらほぐし、再度もも の付け根まで少しずつ戻りながら同様にほぐす。反対側の脚も同様に行う。

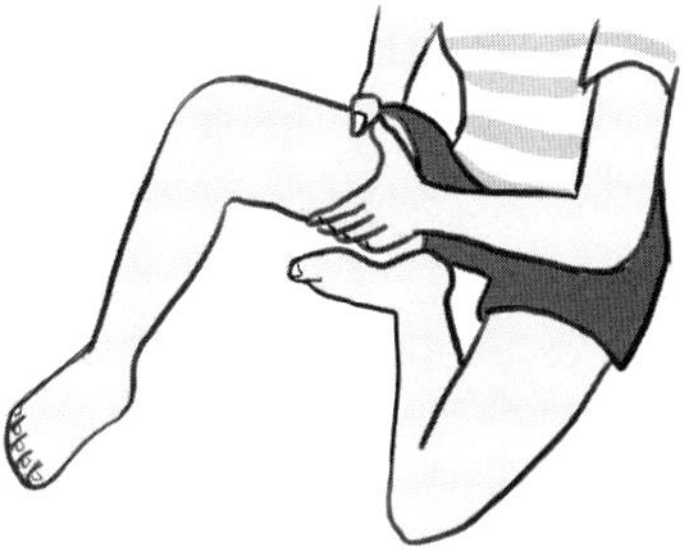

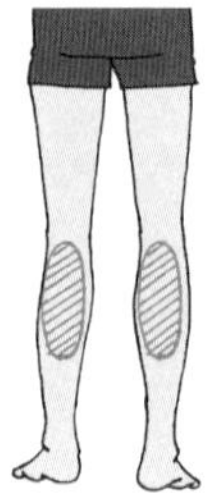

筋肉が硬くなると伸縮性が失われ、下半身の血液を心臓へ送り返すポンプ機能がうまく働かなくなり、むくみや冷えを引き起こします。筋肉ほぐしで伸縮性を取り戻しポンプ機能を正常にします。

ふくらはぎの筋肉ほぐしの仕方

ふくらはぎの内側をほぐす方法

1 あぐらをかいた状態で、上側の脚のふくらはぎの内側に同じ側の手のひらを当てる。

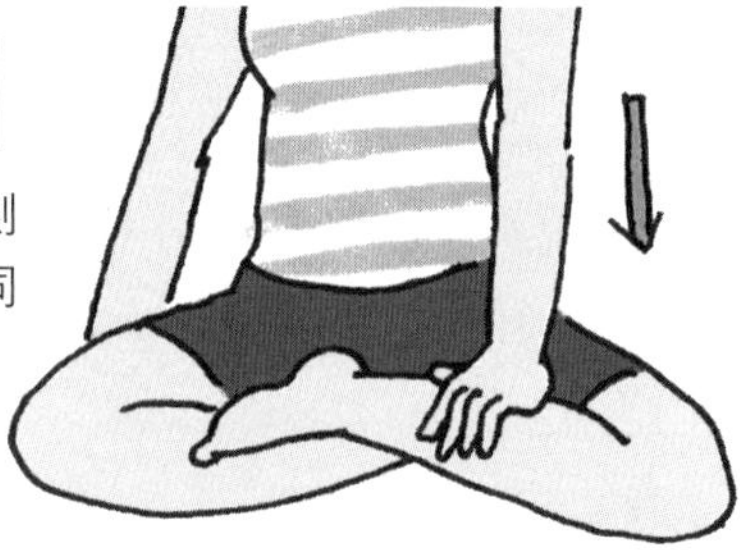

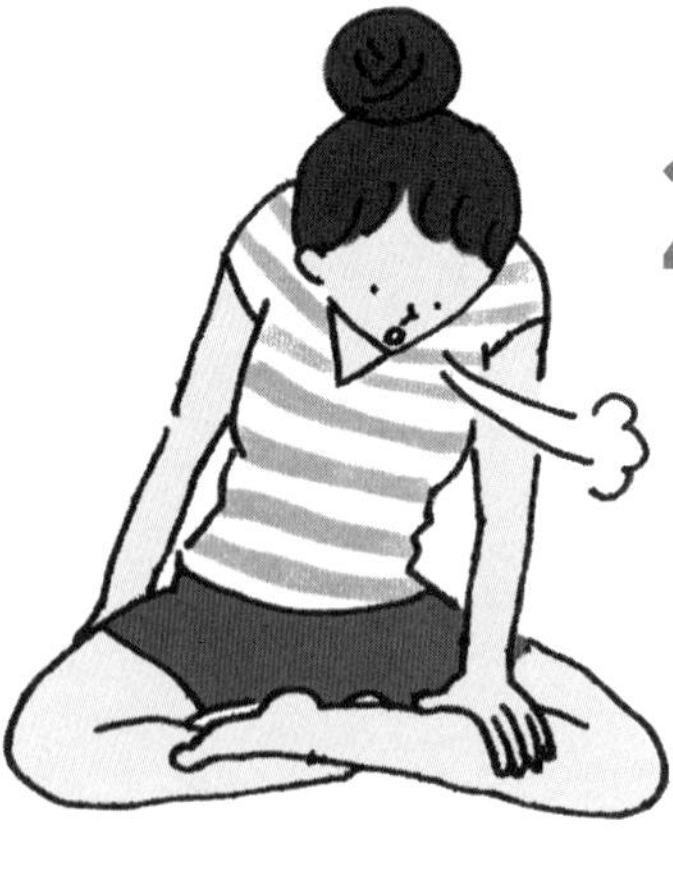

2 息を口からゆっくり吐きながら、5秒かけて上体をゆっくり前に倒し、手のひらに体重をかけてふくらはぎをゆっくり押していく。そのあと息を鼻から吸いながら、5秒かけてゆっくり体勢を戻す。これを5回繰り返す。

3 下側の脚も同様に行う。

ふくらはぎの外側をほぐす方法

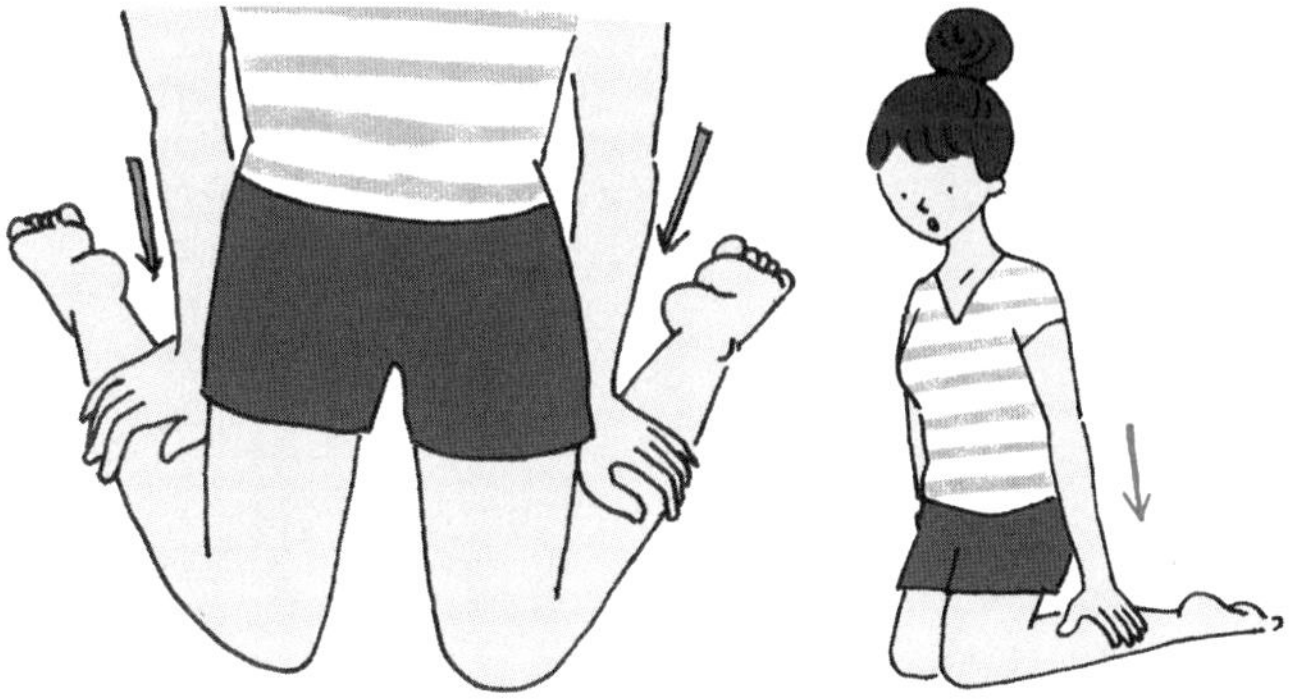

1 足の裏を上に向けてヒザ立ちし、両方のふくらはぎに脚と同じ側の手のひらをそれぞれ当てる。

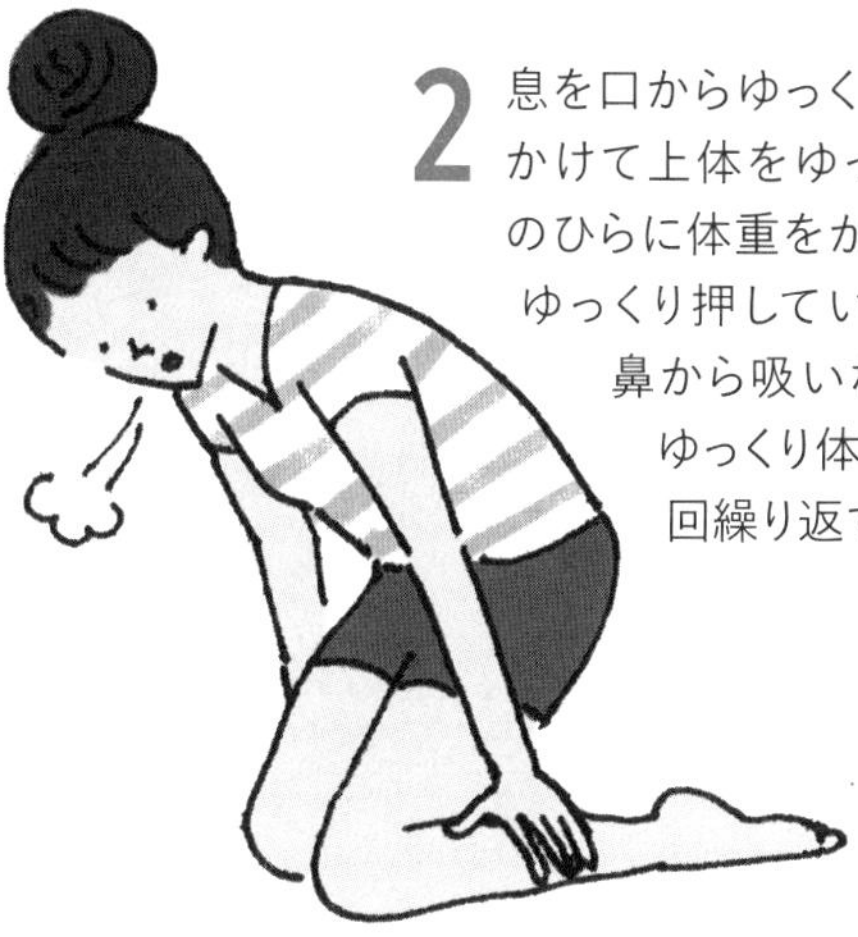

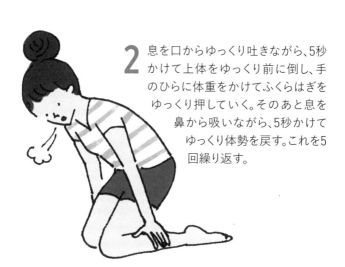

2 息を口からゆっくり吐きながら、5秒かけて上体をゆっくり前に倒し、手のひらに体重をかけてふくらはぎをゆっくり押していく。そのあと息を鼻から吸いながら、5秒かけてゆっくり体勢を戻す。これを5回繰り返す。

テニスボールを使ってほぐす方法

テニスボールを使うと、**より深い筋肉のコリをほぐすことができます。**

また、手のひらで押しにくい、太ももやふくらはぎの裏側を比較的楽に押すことができます。テニスボールの程よい弾力を利用することで硬くなった筋肉の深部を刺激できるのでオススメです。

用意するものは次の2つです。

- **テニスボール**
- **イス**

テニスボールを太ももとイスの間に挟み、脚の重さを利用して奥のほうのコリに刺激を与え、少しずつほぐしていきます。テニスボールを挟んだだけで痛い場合は、そこにコリがあるということです。**痛みがやわらぐまで（目安）ほぐしていきましょう。**

ふくらはぎ＆太ももほぐしの仕方

太ももをほぐす

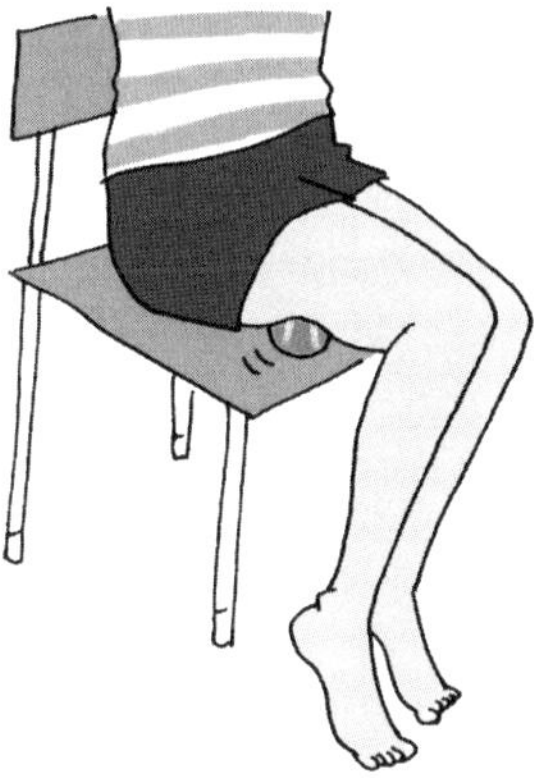

1 イスに座り、ヒザ裏の少し上あたりの筋肉の真ん中（太もも裏の中央部分）に当たるようにテニスボールを置き、挟む。

2 太ももを使って前後左右にボールを動かしてほぐす。

3 ほぐれてきたらボールの位置を少しずつお尻のほうにずらしながらほぐしていく。反対側の脚も同様に行う。

ふくらはぎ＆太ももをほぐす

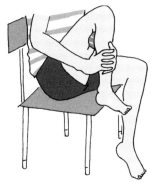

1 テニスボールをふくらはぎと太ももの間に挟む。

2 すねを両手で支え、手前に引くようにしてテニスボールを押し当て、ふくらはぎと太ももで圧迫して刺激を与えてほぐす。

3 ほぐれてきたらボールの位置を少しずつ下にずらしながらほぐしていく。反対側の脚も同様に行う。

足温め法

6 「足温め」の効果をグンと高める ストレッチ

ストレッチは、縮こまりがちで硬くなった筋肉を伸ばすなどしてほぐすため、血液の流れがよくなり、足温めの効果が高まります。加えて老廃物の排出もしてくれるので、ぜひ試してください。オススメのタイミングは足湯や半身浴のあと。筋肉がやわらかくなっているので、無理なく筋肉を伸ばすことができます。

足首をまわすストレッチ

113ページの足首まわしストレッチは**1**、**2**で足首を柔軟にした後に**3**を行うことで体の重心バランスが整い、足温め効果が高まります。足の指の間に手の指を入れて、握手をした状態で足首をゆっくりまわします。103ページで紹介した「八風」というツボが刺激され、血液が促進し、短い時間でポカポカ温まります。

足首まわし
ストレッチの仕方

片足を反対側の脚の太ももにのせ、上側の足と反対側の手の指を組み、くるぶしの上あたりにもう片方の手を添える。

1

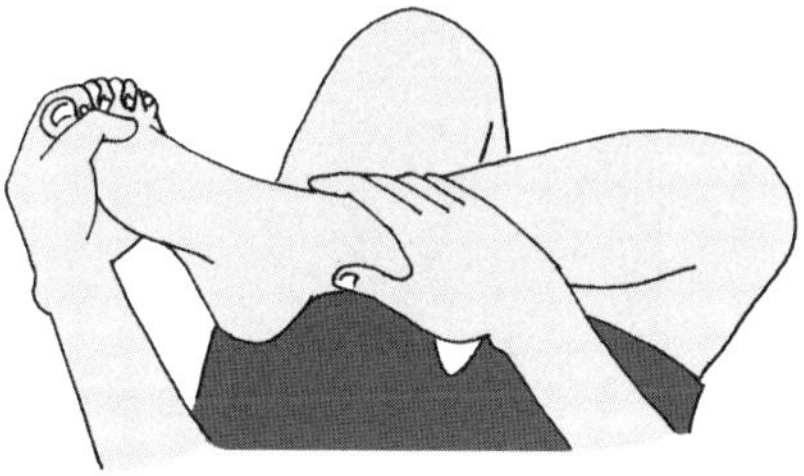

2

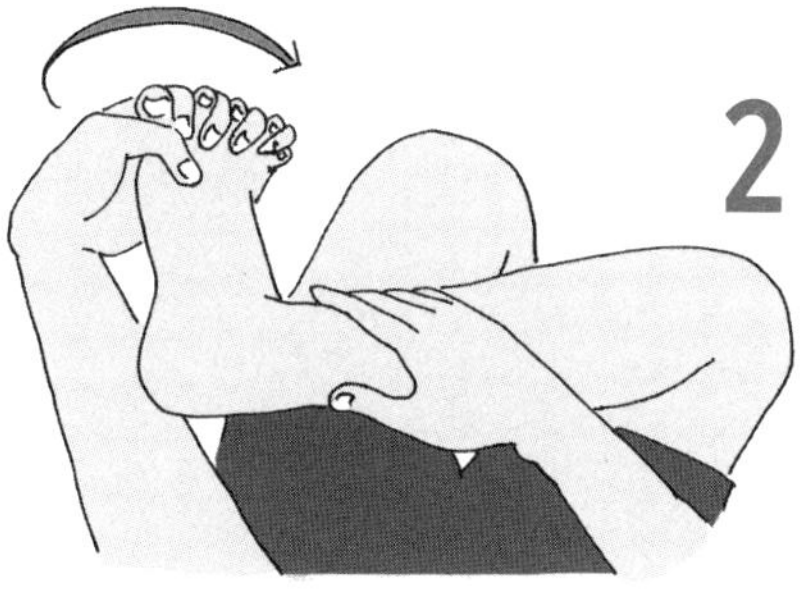

足首をゆっくりと時計まわりに20回、反時計まわりに20回、計40回まわす。反対側の足も同様に行う。

3 上側の脚と反対側の手を親指下の側面を握るように手を変え、手前に軽く引っ張り5秒キープし、ゆっくりと戻す。これを3回繰り返す。

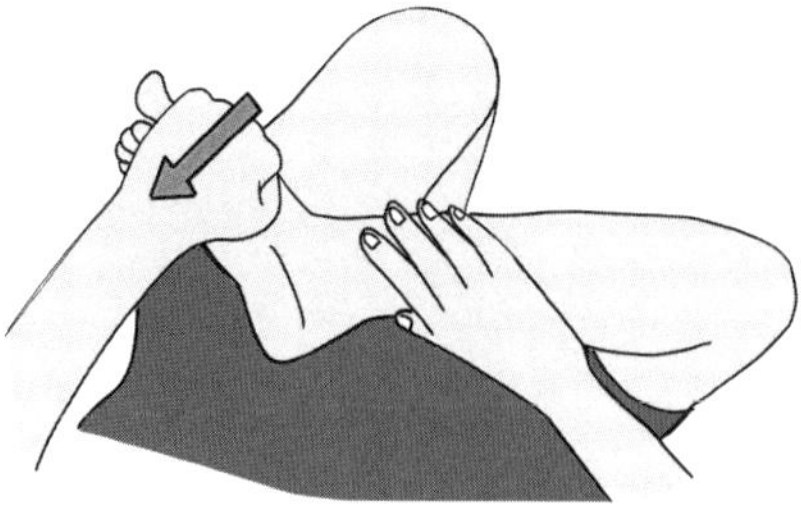

腰痛、ヒザの痛みがある人、高血圧の人にオススメです。免疫力もアップします。

骨盤のバランスを整えるストレッチ

骨盤がゆがんでいたり正しく機能していないと股関節が硬くなり、血流やリンパに不調がおよびます。そこで、骨盤のバランスをストレッチで整え、血管やリンパの流れを妨げない状態を維持することが、足温めの効果を促進します。

股関節や骨盤の位置が整い、連動する首など全身のゆがみが改善されて血液とリンパの流れがよくなり、体内が温かくなってきます。下半身のむくみや冷えがある方にも効果的です。

また、股関節や腰まわりの血液がよくなることで子宮のまわりも温まり、婦人科系のトラブルに効果があります。

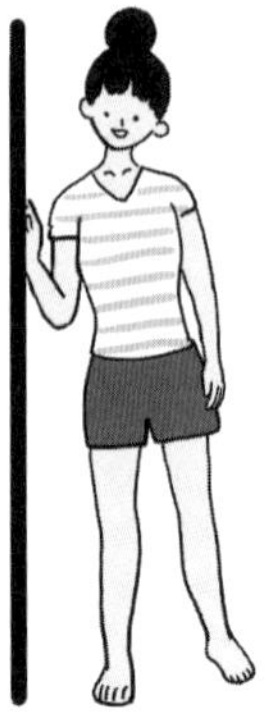

①壁の横に立ち、ヒジを曲げて手をつき、壁側の脚を軸にして、反対の脚のかかとを突き出すようにして浮かせます。

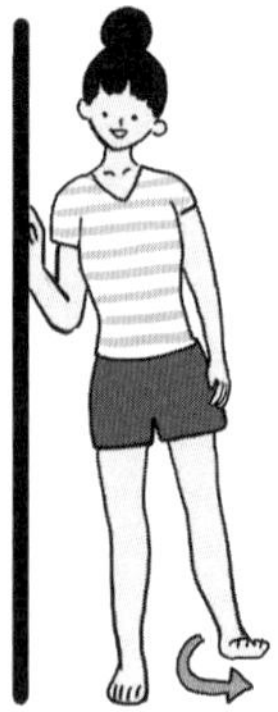

②浮かせた足を小さく円を描くように反時計回りに5回クルクルと回転させ、次に時計回りに5回回します。これを2セット繰り返し、反対も同様に行います。

骨盤のバランスを整える

ストレッチの仕方

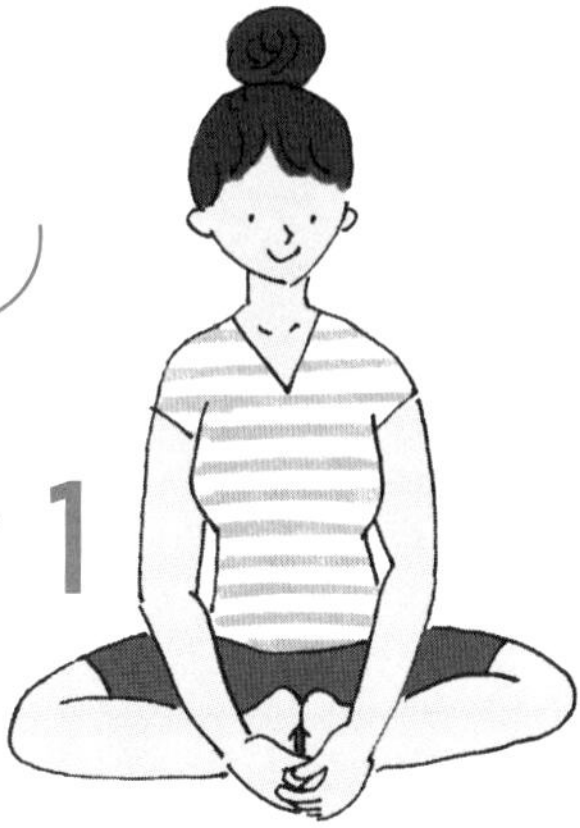

1 足裏同士をくっつけて座り、両手で足先を包む。

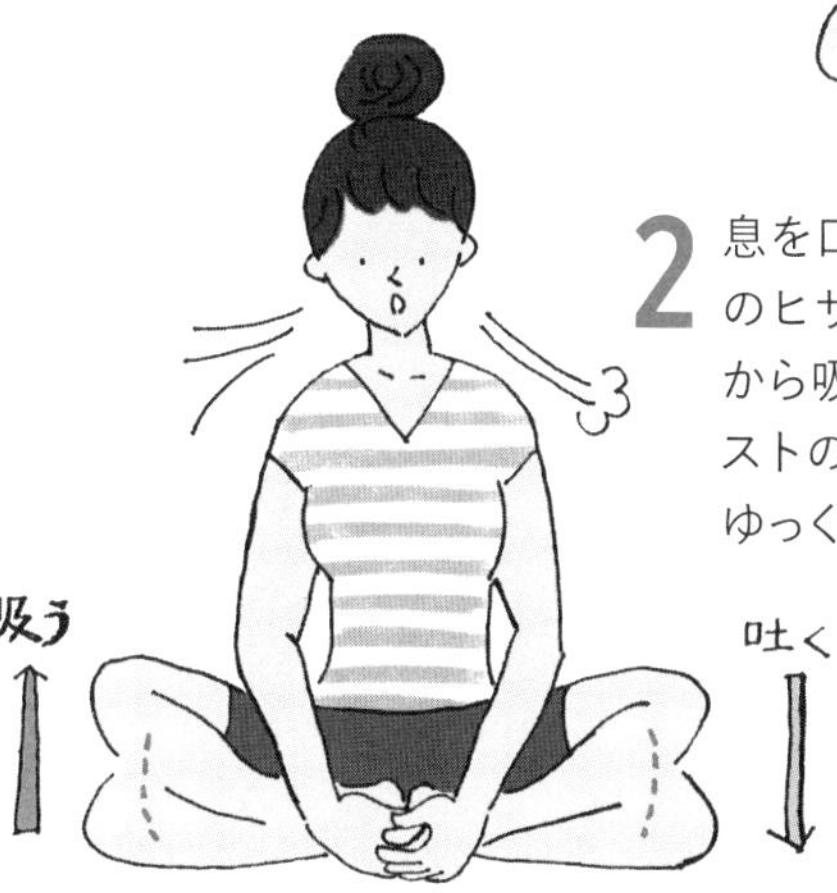

2 息を口から吐くと同時に左右のヒザを床に近づけ、息を鼻から吸うと同時に上げる（イラストの矢印のとおり）。これをゆっくり1分間続ける。

※猫背にならないように姿勢を正して行ってください。

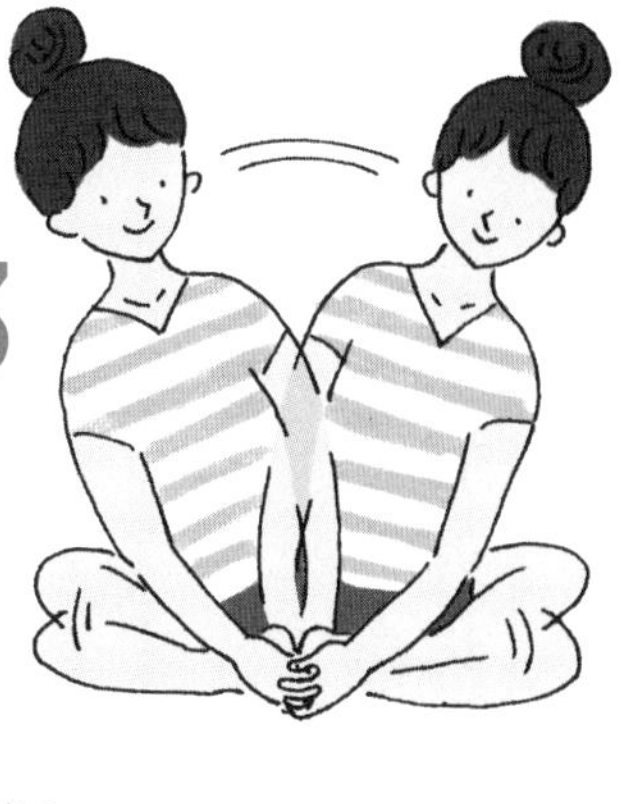

3 2を続けたまま、体を左右に1分間揺らす。これを1日1回行う。

より効果が高まるペアストレッチ

2人1組で行うペアストレッチもオススメです。

1人でストレッチをするよりも筋肉に力を多く入れることができるので、足温めの効果をより高めることができます。なによりコミュニケーションをとりながらストレッチできるので、飽きることなく続けられます。

●太ももに効くストレッチ

118ページでご紹介するペアストレッチをすると、筋力がつき、冷えの改善とむくみの解消に最適です。

冷えが原因で太ももに皮下脂肪がつき、足が太くなっている方は少なくありません。冷えのせいで、リンパや血流が滞り、余分な水分、老廃物、脂肪を寄せつけているのです。

太ももは筋肉の量が多く、血液も多く集まります。そのため、太ももが冷えると、その下のふくらはぎや足先へ流れていく血液が冷えてしまいます。

そして、下半身から上半身へ流れる血液は、足先、太ももでさらに冷やされ、内臓を冷やして内臓の働きを鈍くして不調を起こしやすくします。

太ももに筋力をつければ血流がよくなり、太ももで熱が奪われるということがなくなり、冷えも改善されます。

●股関節に効くストレッチ

股関節が硬いと鼠蹊部《そけいぶ》（太ももの付け根）にある太い血管とリンパの流れが滞り、血流が悪くなります。

ストレッチで股関節をやわらかくすることで熱、酸素、栄養を運び、老廃物を回収するサイクルの流れが改善されます。

ペアストレッチの仕方

太ももに効くストレッチ

Aさんは仰向けに寝た状態で片方のヒザを曲げ、曲げた脚の反対側に倒す。Bさんは片手をAさんのヒザに置き、ヒザを倒す補助をする。

※このとき、Bさんのもう片方の手はAさんの肩が上がらないように軽く押さえる。

1

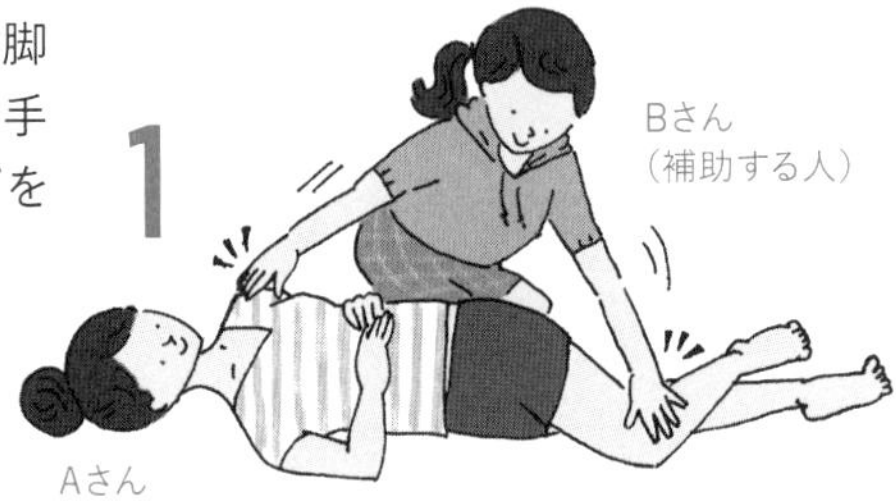

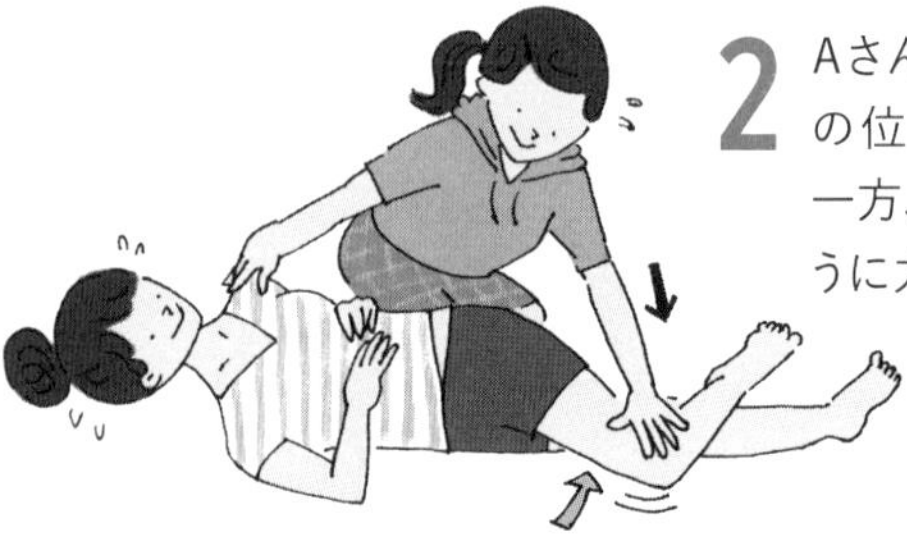

2 Aさんは脚に力を入れて元の位置まで戻そうとする。一方、Bさんは戻させないように力を加えて押さえる。

Bさんは Aさんがゆっくりと元の位置に脚を戻せるように、力加減を調節しながら誘導する。1〜3を繰り返し、左右それぞれ3回ずつ行う。

3

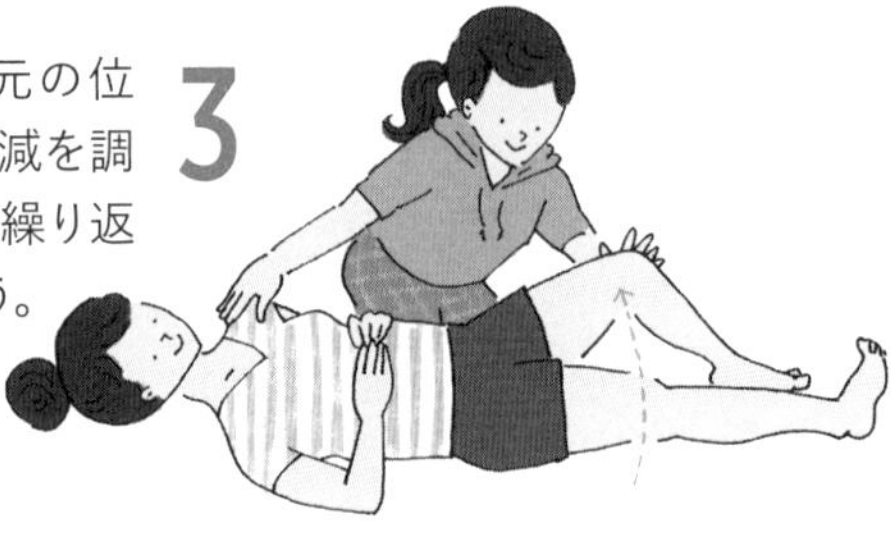

股関節に効くストレッチ

1

Aさんは仰向けに寝た状態で、片方の脚をまっすぐ上に伸ばす。Bさんは Aさんが上げた脚のかかとを手のひらで支え、補助をする。

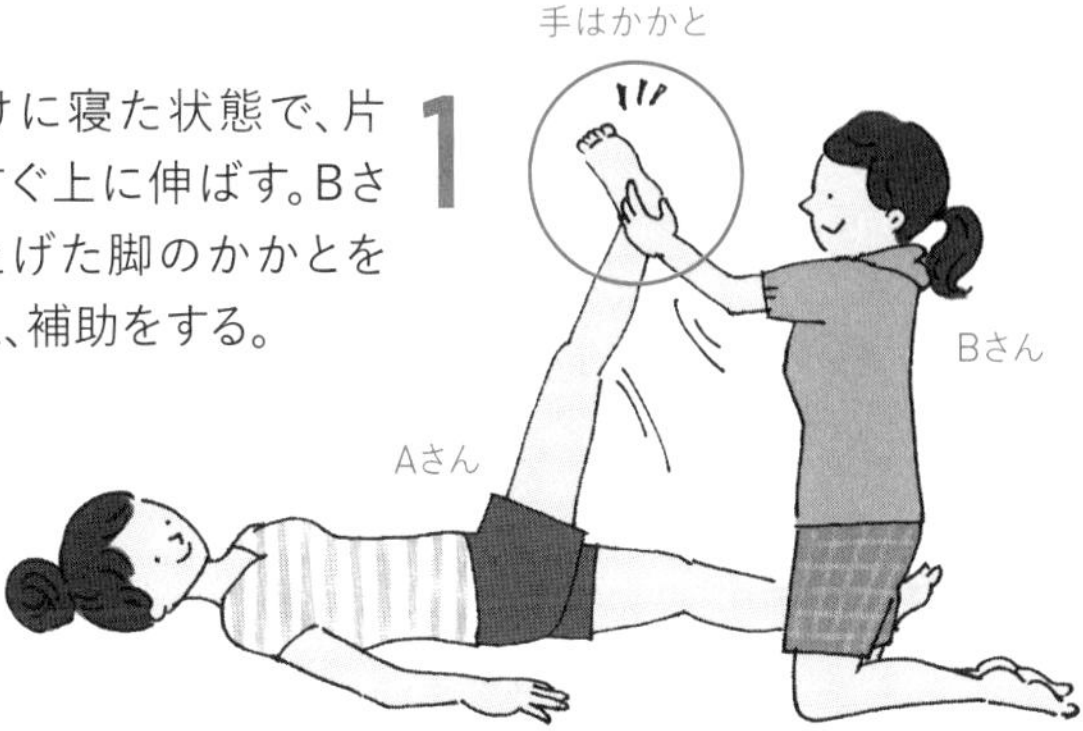

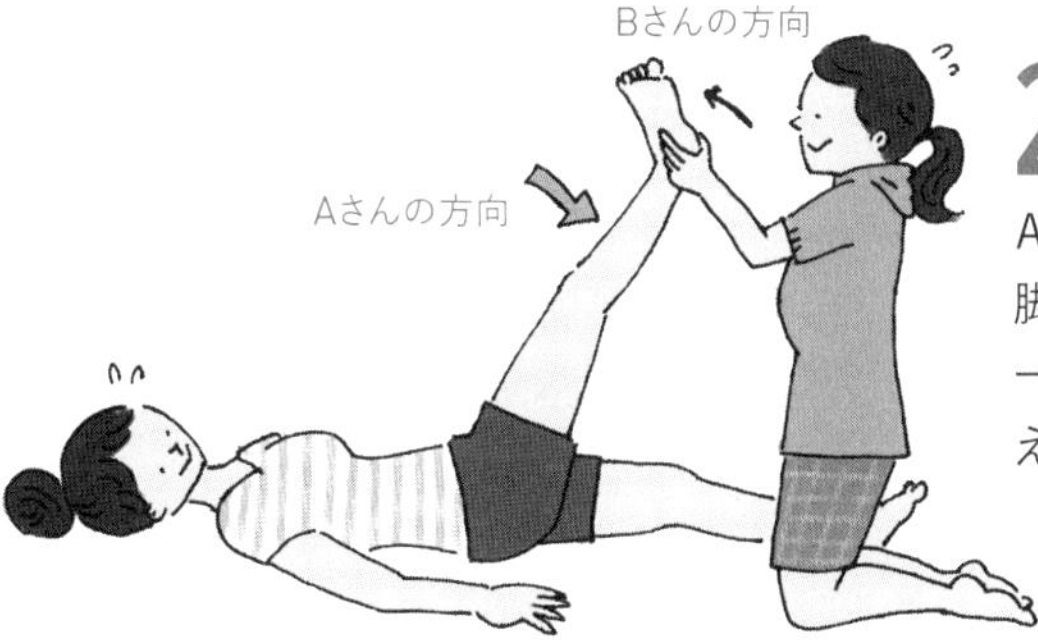

2

Aさんは力を入れて脚を下ろそうとする。一方、Bさんは力を加えてそれをさえぎる。

3

BさんはAさんがゆっくりと床に足を下ろせるように、力加減を調節しながら誘導する。
1〜3左右それぞれ2〜3回ずつ繰り返す。

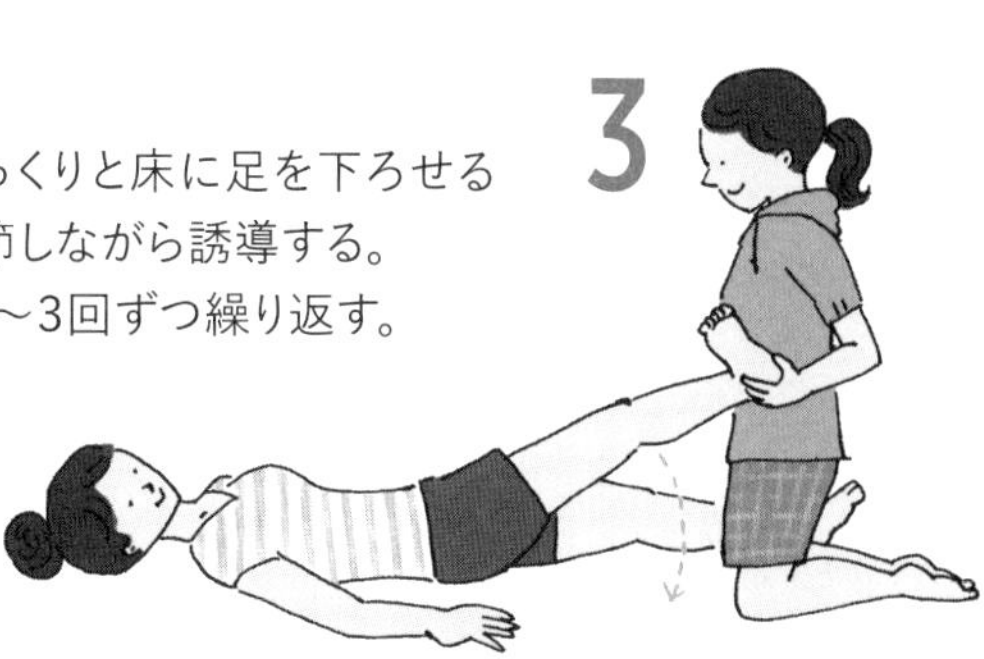

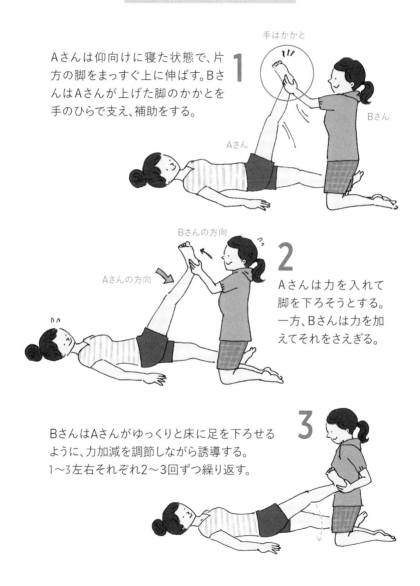

足温め法

7 湯たんぽ

ゆるやかな温度変化でリラックス効果大

湯たんぽは昔から足を温める道具として使われています。寝る前に布団の中に入れておけば、じんわりと足が温められ、寒い冬場でも心地よく眠ることができ、安眠に効果的です。

また、体の冷えを感じている部分に密着させることができるため、より効率よく温めることができます。

湯たんぽは市販のものだけではなく、手づくりすることもできます。

タオルとペットボトルで簡単につくる方法を紹介しましょう。

手づくり湯たんぽ❶ タオル湯たんぽ

用意するものは次の4つです。

・フェイスタオル　5枚
・厚手の保存袋（ジッパータイプ）　5枚
・洗面器
・熱湯

熱湯を入れた洗面器にタオルを浸し、絞って厚手の保存袋に入れます。熱湯を使うので、くれぐれもやけどに気をつけてつくりましょう。

ほかにも水で濡らして絞ったタオルを電子レンジ（500W）に入れて1分ほど温め、厚手の保存袋に入れる方法もあります。

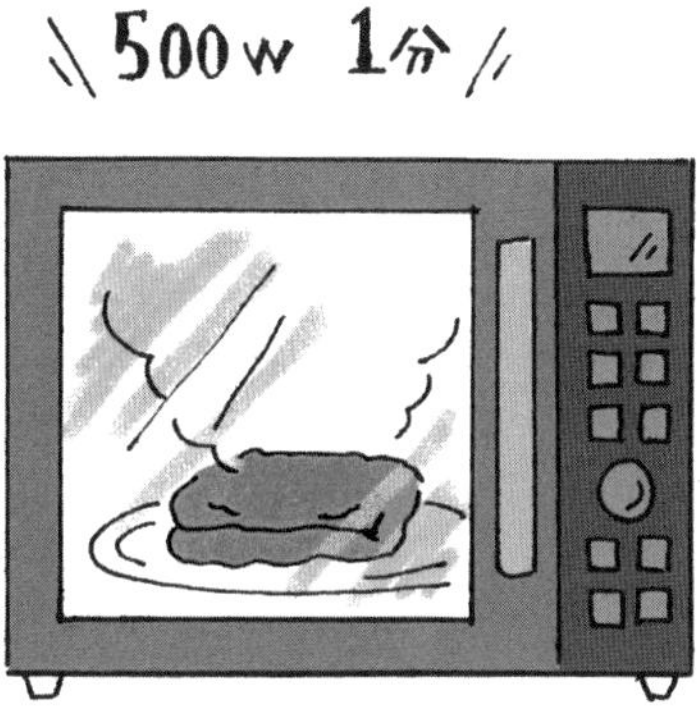

タオル湯たんぽは5個用意し、次ページのイラストを参考にして体に当てて温めます。タオル湯たんぽは、やけどを避けるため、バスタオルを1枚体の上にかけてから当てます。もし、それでも「熱い」と感じる場合は、タオル湯たんぽにタオルを巻いてから当てましょう。

タオル湯たんぽのつくり方

1

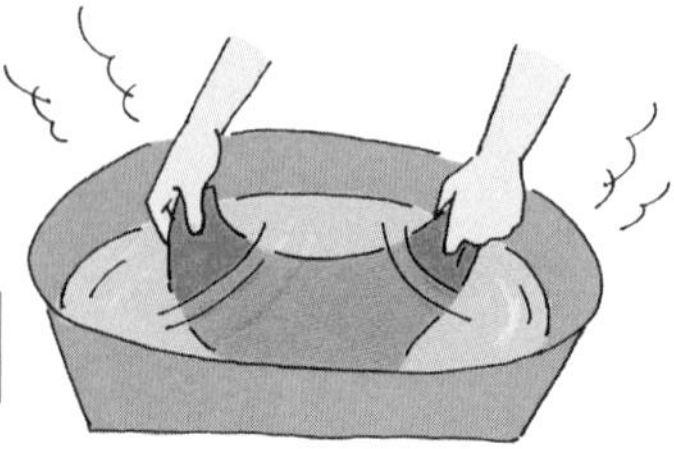

洗面器に60〜90℃くらいの熱湯を入れ、フェイスタオルの端を持ち、手で持っていない部分を熱湯に浸ける。

2

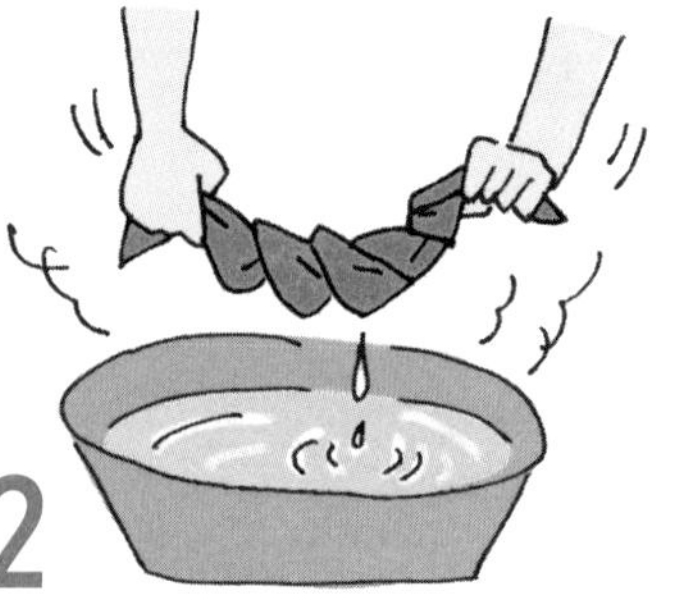

タオルの両端をねじって絞る。

3

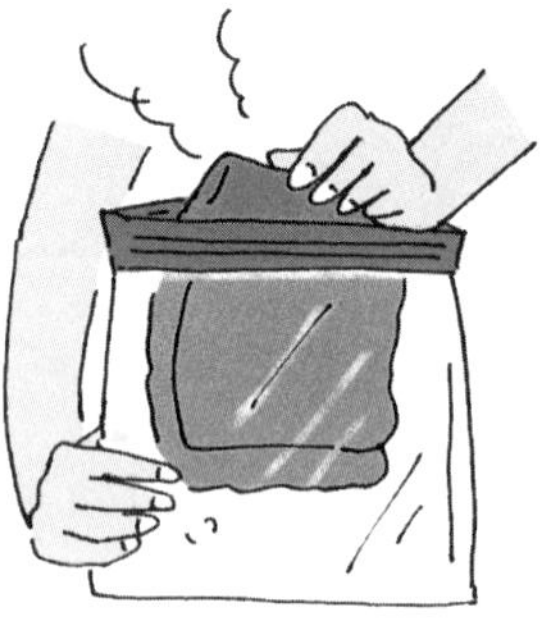

厚手の保存袋に入れれば、完成。

タオル湯たんぽの置き方

タオル湯たんぽを置いて温める場所

お腹・仙骨・前もも・ふくらはぎ・足首・足裏の6カ所を体の前、後ろで2回に分けて温めます。湯たんぽから温かさを感じなくなったら外してください。体が冷えてしまうので、冷たくなったまま放置するのはやめましょう。

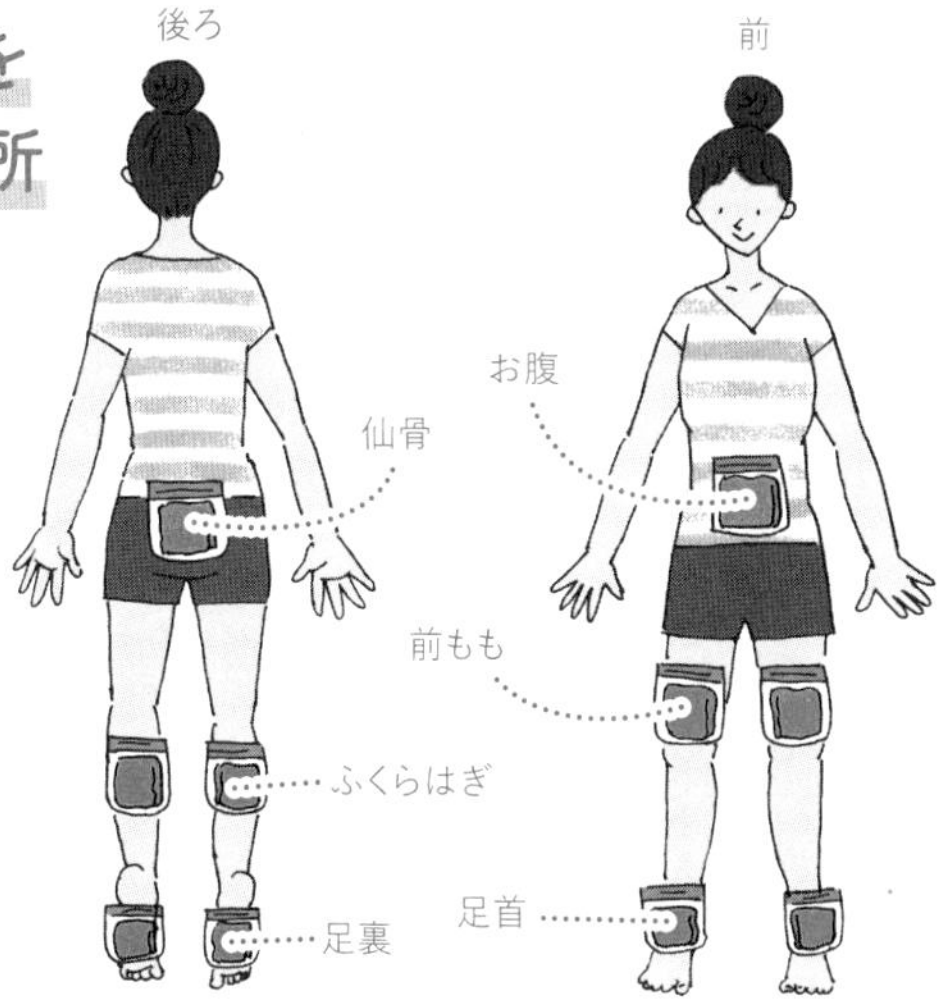

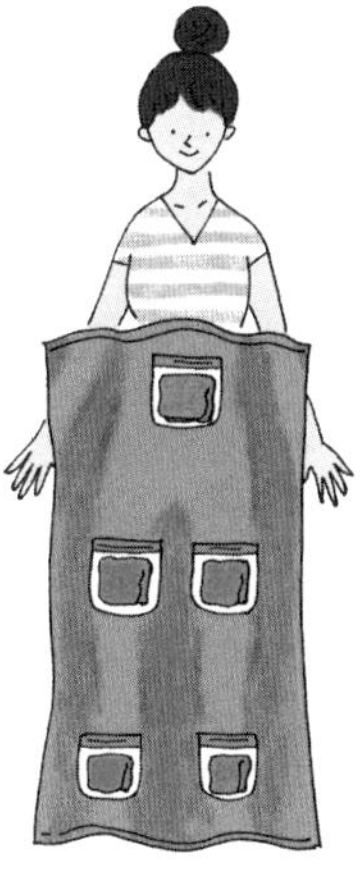

バスタオルをかけて使う

タオル湯たんぽは、体に直に当てるとやけどしてしまいます。そうならないように、バスタオルをかけて、その上にのせましょう。それでも、熱すぎると感じたときはタオルを湯たんぽに巻いてから温めてください。

手づくり湯たんぽ② ペットボトル湯たんぽ

耐熱用のペットボトルでつくるお手軽な湯たんぽです。
用意するものは次の4つです。

- 500mlペットボトル（耐熱用）
- お湯
- フェイスタオル
- 輪ゴム　2本

ペットボトルにお湯（42～45℃）を入れてタオルで包み、輪ゴムでとめます。寝る少し前から**布団の中に入れて温めておきましょう。足を早く温めたいときはペットボトル湯たんぽを使ったエクササイズがオススメです。**

ペットボトル湯たんぽのつくり方

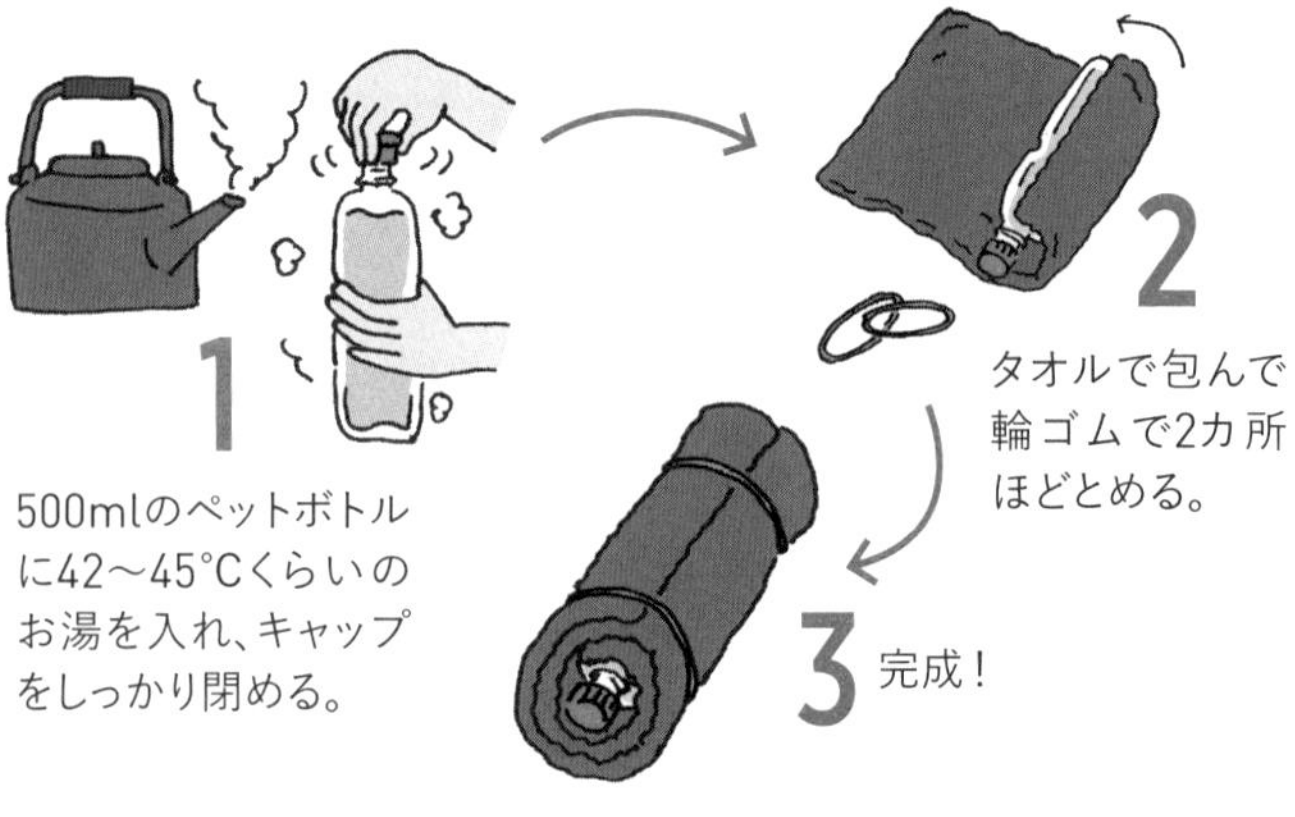
1
500mlのペットボトルに42～45℃くらいのお湯を入れ、キャップをしっかり閉める。
2
タオルで包んで輪ゴムで2カ所ほどとめる。
3
完成！

ペットボトル湯たんぽ
エクササイズの仕方

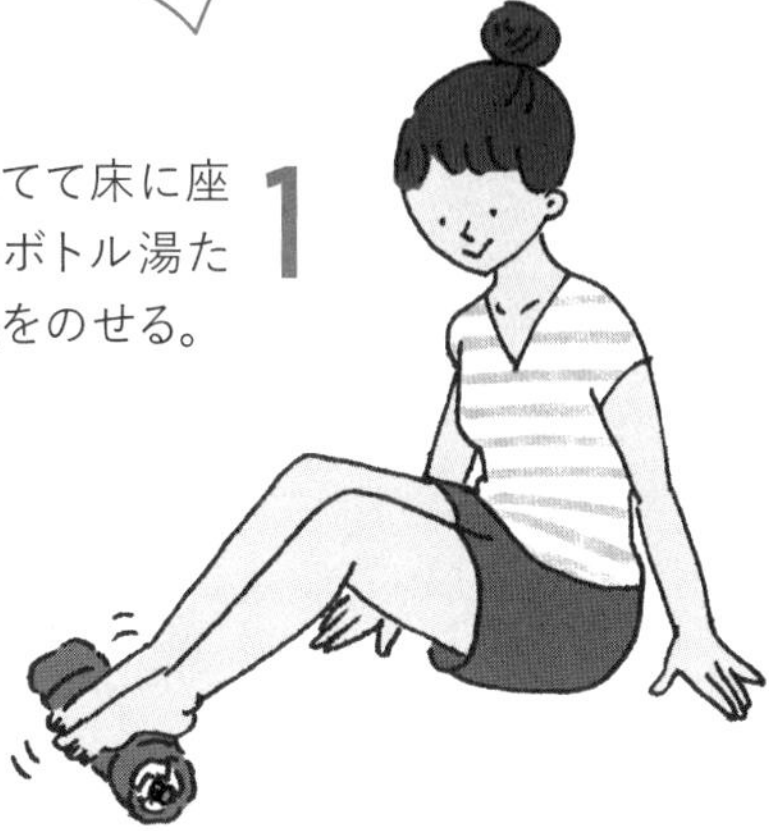

1 ヒザを立てて床に座り、ペットボトル湯たんぽに足をのせる。

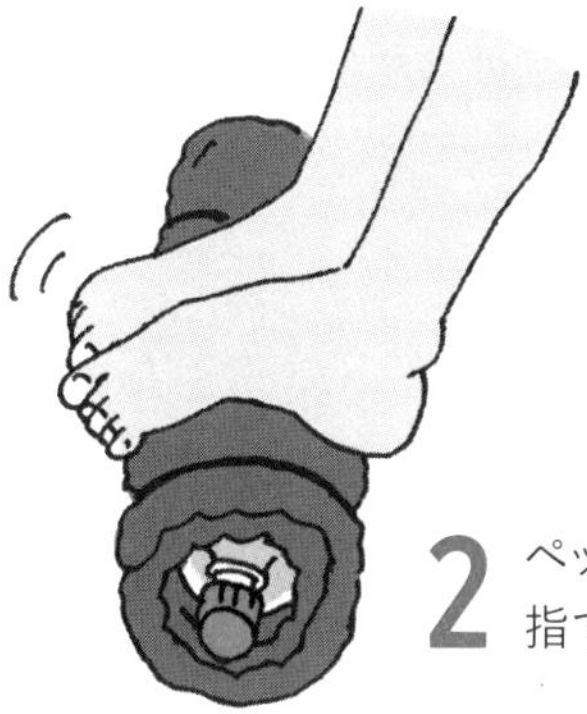

2 ペットボトル湯たんぽを足の指でつかむように握る。

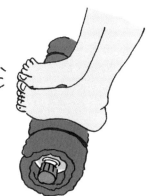

3 2で握った湯たんぽを離す。2〜3を何度も繰り返して行う。

Check!

足指を動かすことでヒザと腰の痛みにも効きます。外反母趾の改善にも効果的です。

足温め法

8 乾布摩擦で血流促進 タオルを使う

乾布摩擦《かんぷまさつ》は、古くからある皮膚を鍛える方法ですが、皮膚を刺激することで血流がよくなり、結果として足が温まります。

タオルで土踏まずと足指をこするだけなのですが、皮膚の体温調節機能（皮膚表面の血管を収縮）が高められ、毎日続ければ冷え性は解消されるといい切れるほど、効果は抜群です。**時間の目安は5分程度。**

用意するものはひとつだけです。

・やわらかいフェイスタオル

もし、仰向けの状態がつらいようなら、イスに座ってやってみましょう。

乾布摩擦の仕方

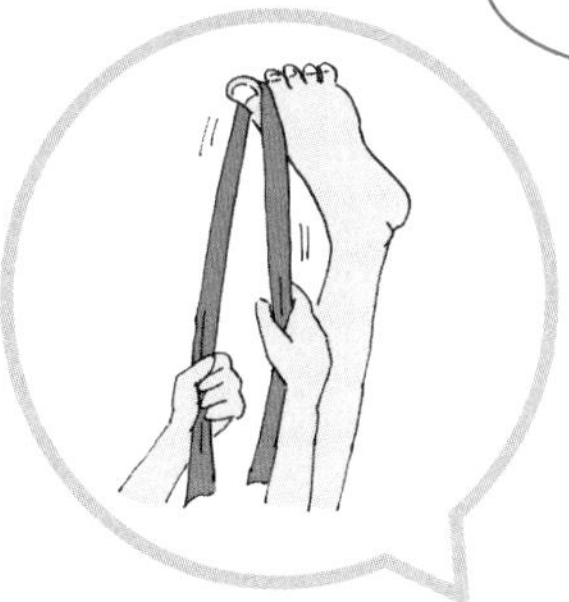

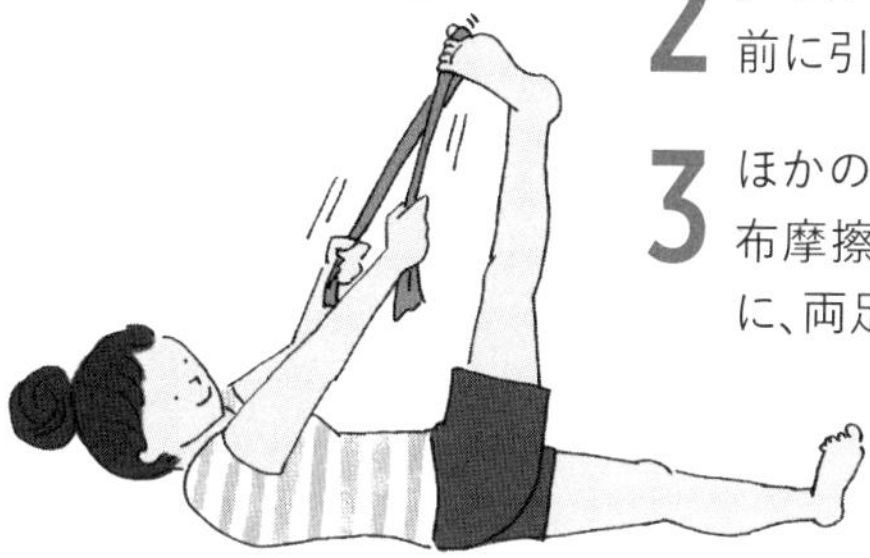

足指

1 仰向けに寝て片脚を上げ、タオルを親指にひっかける。

2 タオルの両端を持ち、交互に手前に引いてこする。

3 ほかの指もひとつずつ同様に乾布摩擦する。反対側の足も同様に、両足合わせて5分ほど行う。

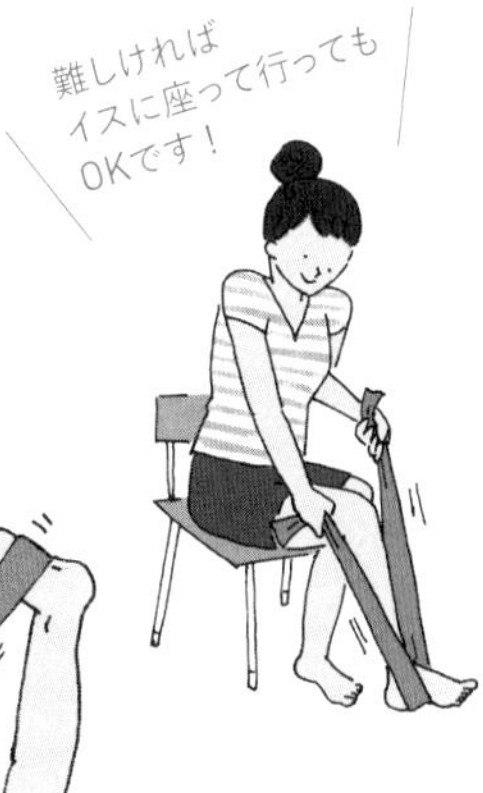

足裏

1 仰向けに寝て片脚を上げ、足裏（ちょうど土踏まずのところ）にタオルが当たるようにひっかける。

2 タオルの両端を持ち、交互に手前に引いてこする。反対側の足も同様に、両足合わせて5分ほど行う。

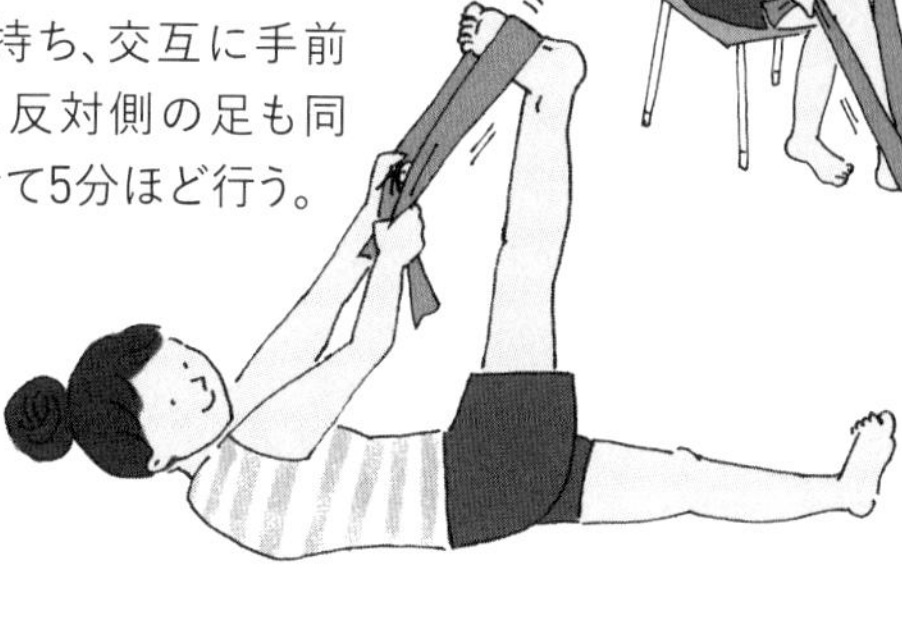

足温め法

9 簡単にお灸効果が得られる ドライヤーを使う

ドライヤーを使うと、お灸と同じ効果が得られ、より早く効率的に冷えを解消することができます。

用意するものはひとつだけです。

・ドライヤー

まずは、太ももとお尻を温めます。次に、ヒザ裏、足首の順に1～3分ほどずつ温めていきましょう。三陰交のツボ（101ページ参照）を中心に温風を当てると、より早く体が温まるのを実感できます。

熱いのが苦手な方や乾燥肌の方は、薄手の服の上からドライヤーを当てましょう。

風邪のひきはじめに、お灸の代わりに首の後ろにドライヤーの温風を当てると、そのまま症状が治まってしまうことも。

やけどをしないように注意して行いましょう。

ヒザ裏がポイント

ヒザ裏にはリンパ節があります。リンパの流れが滞ってくると、足がむくんで冷えやすくなります。

足がだるいときはまず、ドライヤーをヒザ裏に当てましょう。

ヒザ裏を温めると、血液とリンパの流れがよくなり、足全体が温まりやすくなります。また、特にヒザから下は、冷えからくるだるさがとれ、むくみが改善されます。

時間があるときは、ドライヤーを当てたあとにヒザ裏を親指でほぐすようにしましょう。

常温でほぐすよりもコリがほぐれやすいのでオススメです。

ふくらんでいる部分に**コリコリと痛みを感じる場合は、リンパが詰まっている可能性があります**。

特に腰痛持ちの方は、ヒザ裏の中央を親指で押すと痛みを感じる場合が多く、このコリコリを押してほぐれてくると腰が楽になり、前屈もしやすくなるほど柔軟になります。そのため、温めずに行うよりもコリがほぐれやすいのでオススメです。

なお、足のツボ押しや筋トレ、運動などを行う前に、ヒザ裏のリンパ節をドライヤーで温め、指でほぐしておくと、溜まっていた老廃物が流れやすくなり、効果が倍増します。

ヒザ裏のほぐし方

ヒザ立ちの姿勢でヒザ裏に親指を置き、リンパ節をゆっくりと押すようにほぐしましょう。

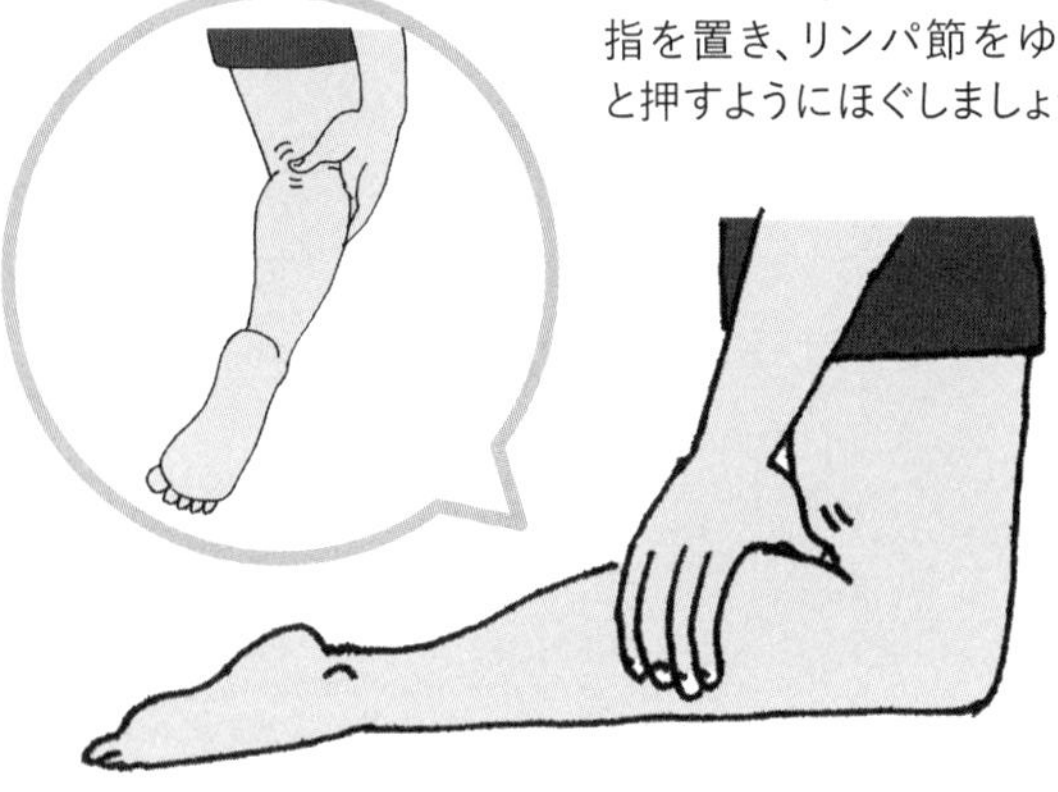

ドライヤーを使った足温めの仕方

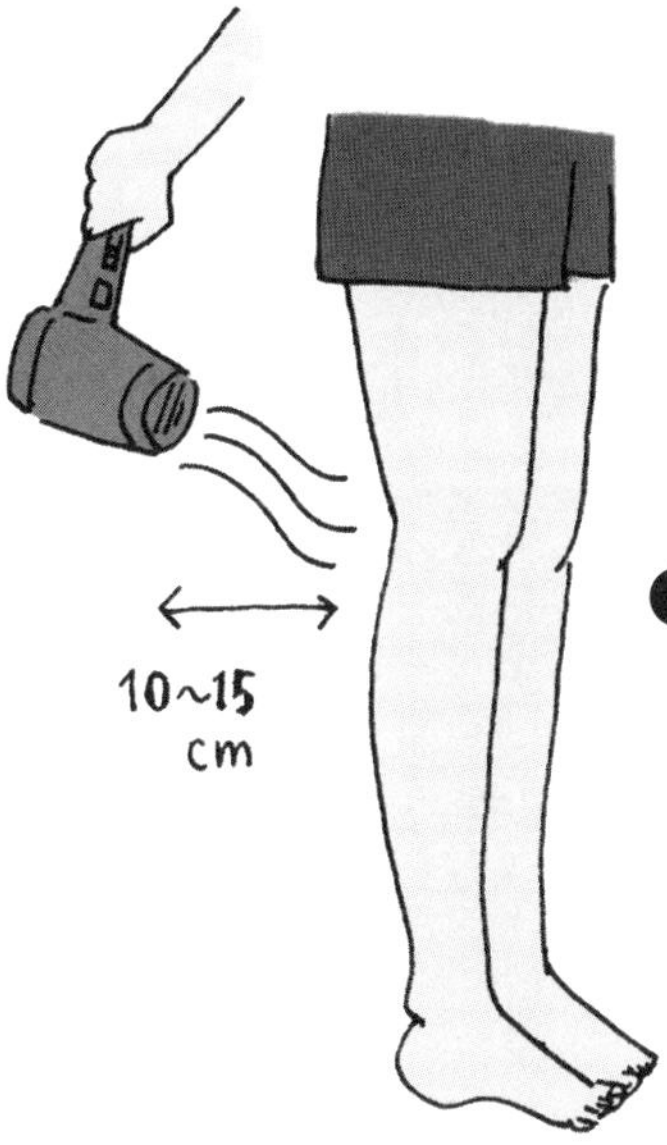

太もも、お尻、ヒザ裏、足首の順に各場所1〜3分ほど、距離を保ってドライヤーを当てる。

Check!

熱さは「気持ちいい」と感じるくらいで。ツボから10〜15cmほど離してドライヤーを当てましょう。やけどしないように注意してください。

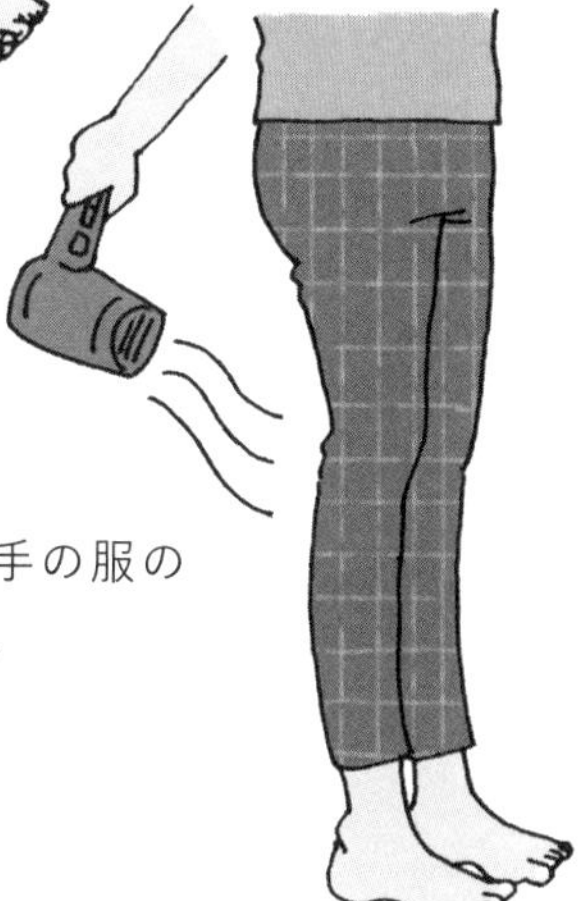

乾燥肌の人は、薄手の服の上から当てましょう。

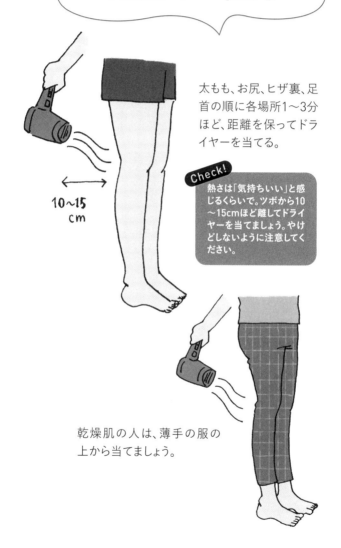

コラム 2

足が冷えているかどうかがひと目でわかる！

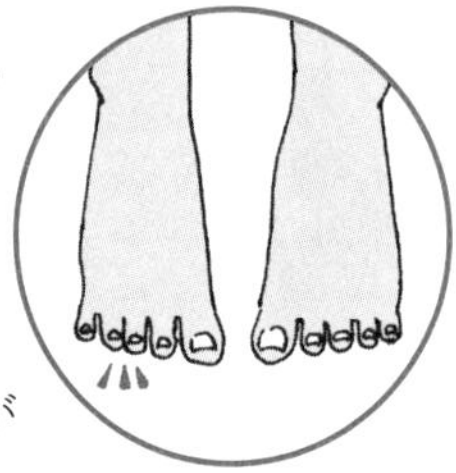
足の中指と薬指の骨の間が狭くなっていないかチェック！

人は冷えると体にねじれが生じます。それに連動して足先にも症状があらわれます。わかりやすいのが足の中指と薬指の間です。

もし、このふたつの足指の間の間隔が狭いようなら、体全体が冷えていると思っていいでしょう。甲側から触ってみると骨と骨の間が狭くなり硬くなっているのがわかるはずです。

中指と薬指の間だけでなく、人差し指と中指の間が狭くなる場合もあります。

指の間が狭くなっているのに気づいたら、下の「指の間を広げるマッサージ」でほぐしていきましょう。

指の間を広げるマッサージ

足の指と指の間に手の人差し指と中指を重ねて置き、力を加えて足首と指先の間をこすります。段々と足首側にポイントを変えていきます。ほかの指の間も同様にしてほぐしてください。

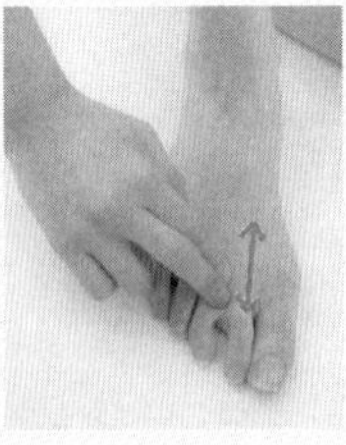

第3章

体の熱バランスが長生きにつながる

血液を温かくして病気を予防する

あらゆる病気において、体温低下は原因のひとつであるとされています。

体が冷え切って体温が低下してくると全身の新陳代謝が滞り、老廃物などが血液の中に残り、血液が汚れてドロドロになるため、血流が悪くなります。

こうした状態が続くと、体を守ろうとして湿疹《しっしん》ができたり、炎症が出たり、血圧が上昇したりといった反応が起きることがあります。

血栓《けっせん》、動脈硬化、ガン、白血病、心臓病、腎臓病、糖尿病、腫瘍《しゅよう》、感染症なども、そういった反応から引き起こされる場合があります。

ある研究では、体温が1℃下がると免疫力が30％ほど低下し、逆に体温が1℃上がるだけで免疫力が5～6倍にアップするといわれています。

また、ある機関で、足を温めることで体に備わっているガン細胞を殺す細胞（NK

細胞）が増えるという研究がされています。

　これは、足を温めることによって体温が上がり免疫力がアップするという、素晴らしい効果を応用した研究であるといえます。

　実際、頻繁に足湯をしている方からは、風邪をあまりひかない、病気にならないとよくうかがいます。足を温めているために免疫力が高くなっているからだと考えられます。

　免疫力が下がると、普段は体のまわりについていてもなんでもない細菌が免疫のバリアを破って襲いかかり、ひいては重い病気を引き起こす例もあります。

　足温めは病気予防（命を守る行為）になるということなのです。

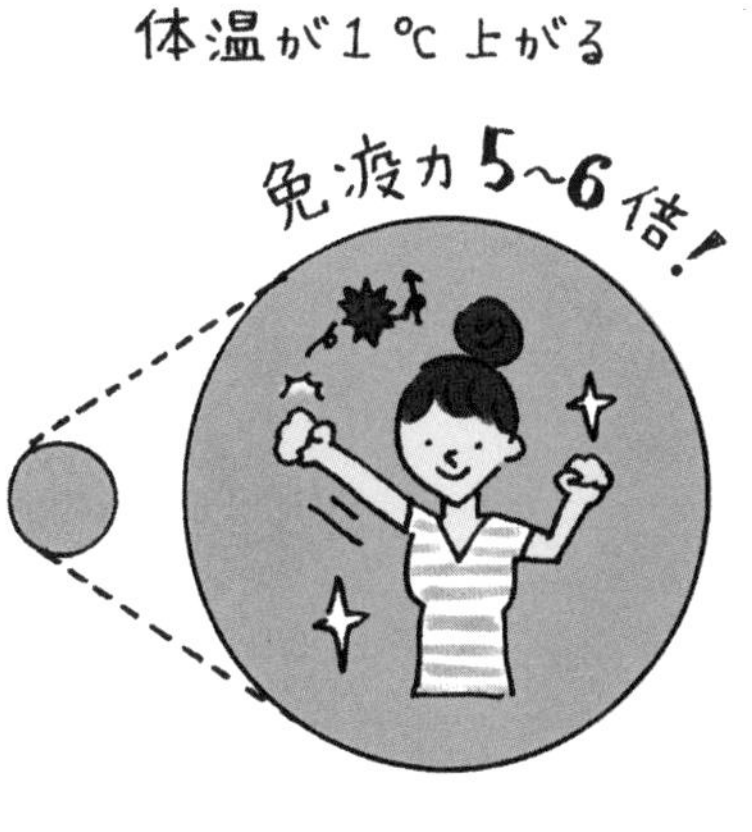
体温が1℃上がる
免疫力5〜6倍！

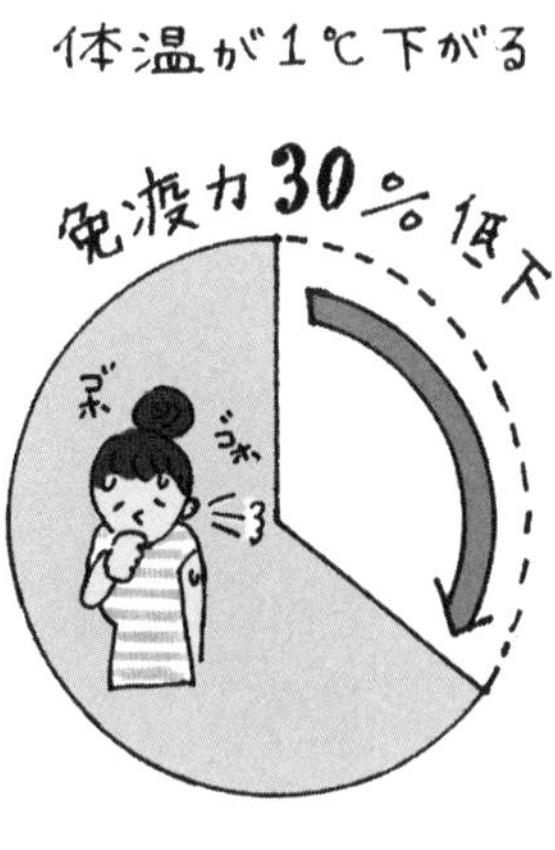
体温が1℃下がる
免疫力30％低下
ゴホ
ゴホ

「頭熱足寒《ずねつそっかん》」の放置はあらゆる病気の源になる

頭を冷やして足を温める**「頭寒足熱《ずかんそくねつ》」**という古くから語り継がれている健康法があります。人の体は上半身の温度が高く、下半身が低くなっているため、その温度の差をなくしていくと病を引き起こしにくく、健康にいいという考え方です。

その逆の状態が**「頭熱足寒《ずねつそっかん》」**という東洋医学でいう「冷えのぼせ」の状態です。頭に熱がこもって足が冷えている状態のことを指します。この状態が長く続くと血液の循環が悪くなり、あらゆる病気を引き起こしやすくなります。

病気予防のために血液の循環をよくし、下半身が冷えている状態を解消するためには下半身を温めることが必要です。

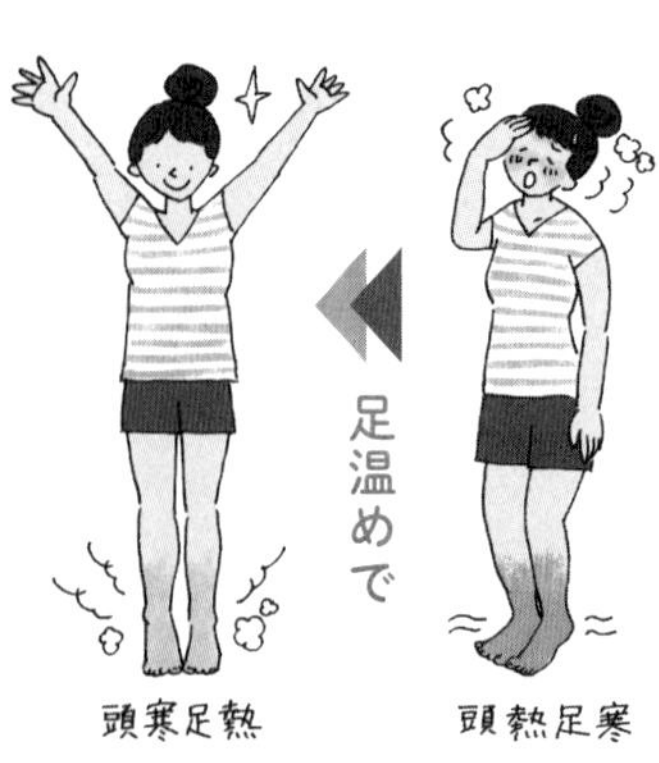

老廃物の排出で風邪をひきにくくする

体の左右バランスが悪くなってきたときに、バランスを整えようとして風邪をひくことがあります。

バランスの崩れをいち早くキャッチする方法のひとつとして寝相の変化があります。たとえば寝返りは、左右バランスを整えるために体が自然とやっている動作です。**いつもと寝相が違うときは何かしらのバランスが悪くなっているということ。風邪をひく前触れかもしれません。**気をつけましょう。

左右のバランスを整えるには、「足湯」がオススメです。温度が低いほうの足を長く温めてあげるだけでOKです。左右の温度をほぼ同じに合わせると体の重心が整い、左右のバランスがよくなるため、風邪が軽く済んだり、経過がすごく楽になります。

また、熱が出たときにも「足湯」で、左右の足を同じ温度に整えるといいでしょう。足を温めるといったん熱が上がりますが、汗をかくことで熱が下がり、治りが早くなります。

微熱が続いてなかなか風邪が治らないときは、ぜひ試してみてください。


病気での発熱はその病気を治そうとする自然治癒力によって起きます。

それは体の中に毒素が溜まり、免疫力が落ちてきた証拠でもあります。

機能を正常に戻そうと体が発熱し、体を温め、汗をかき、体に入ってきた有害なものをどんどん出そうとしているのです。風邪は体の大掃除といってもいいでしょう。

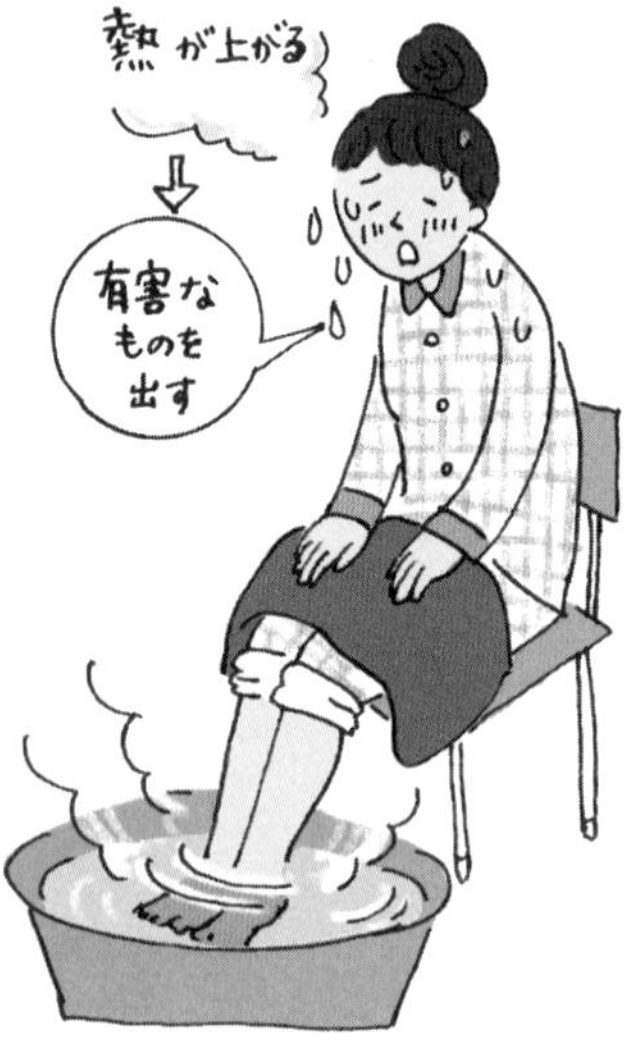

下半身を鍛えると体温が上がる

第1章でもお話ししましたが、体温は体の中の筋肉や内臓などでつくられます。健康な人の理想の平熱が36・5〜37・1℃くらいです。**35℃台になると免疫力が低くなるため、病気になりやすくなります。**

人の体温の約60%は筋肉でつくられ、その筋肉の60〜70%は下半身にあります。つまり、下半身を鍛えることで体温が上がり、それにより「免疫力が上がり健康になる」「代謝が上がり理想の体型になる」「肌の新陳代謝が上がり若返る」ことができます。特に太ももの筋肉には太い血管が通っているので、太ももを動かして熱をつくり出すと細い血管を外部からの熱（湯たんぽなど）で温めるよりも体温が温まり、効果的です。

下半身を鍛えると「健康・理想の体型・若返り」が手に入るというわけです。

体のバランスを整えて血流をよくする

体の重心が正しい位置にないと骨格がゆがみ、足の筋肉がつっ張り、血液やリンパの流れが悪く、冷え性やコリ、だるさを感じる状態になります。

体の土台である足裏のバランスを安定させると体の重心が正しい位置になり、骨格にゆがみがない状態になります。

骨格にゆがみがない状態になると、まず足首から余計な力が抜け、体のバランスが正しい状態になるので、足首から上の体のどこにも無理な負担がかからなくなります。

血管が圧迫されることもなくなるので血流もよくなりますし、それぞれの筋肉が必要な役割（たとえば、ふくらはぎの心臓に血液を押し戻す働きも何の妨げもなく行われる）をできるようになるので、足のむくみもなくなり、冷えなどが改善され、健康になれます。

気をつけなければならない背骨と足裏の関係

人の背骨は横から見るとS字にカーブしています。このカーブがあるから、外からの力を吸収できているのです。背骨のカーブが少ないと、首の骨などにゆがみが出るだけでなく、その影響は足におよび、体の重心が片寄り、歩くたびに、かかとからドシンドシンという突き上げが首まで伝わり、さらにゆがみがひどくなります。

足裏の内側のアーチ（土踏まず）は、この背骨のカーブと相似しているといわれています。

たとえば扁平足《へんぺいそく》（土踏まずがない足）の方。

足裏の内側のアーチ（土踏まず）がない状態なので、背骨もカーブが少なく、上半身の重さが腰にかかりやすく、腰痛に悩まされている方も多いようです。

冷えの原因のひとつである自律神経の乱れも、背骨と足のバランスが大きく関係しています。

自律神経は背骨に沿っており、そこから全身をめぐっています。

背骨がゆがめばその周辺の筋肉もこり固まってしまい、自律神経の伝達が鈍ります。

これが血液循環に影響し、冷えなどの体調不良が起きてしまうのです。
つまり、
足のバランスが悪いと背骨がゆがむ
←
背骨がゆがむと筋肉がこり固まる
←
コリが出ると自律神経が乱れ、
血液循環が悪くなる
←
冷えが発生する
←
体調が悪くなる
となります。

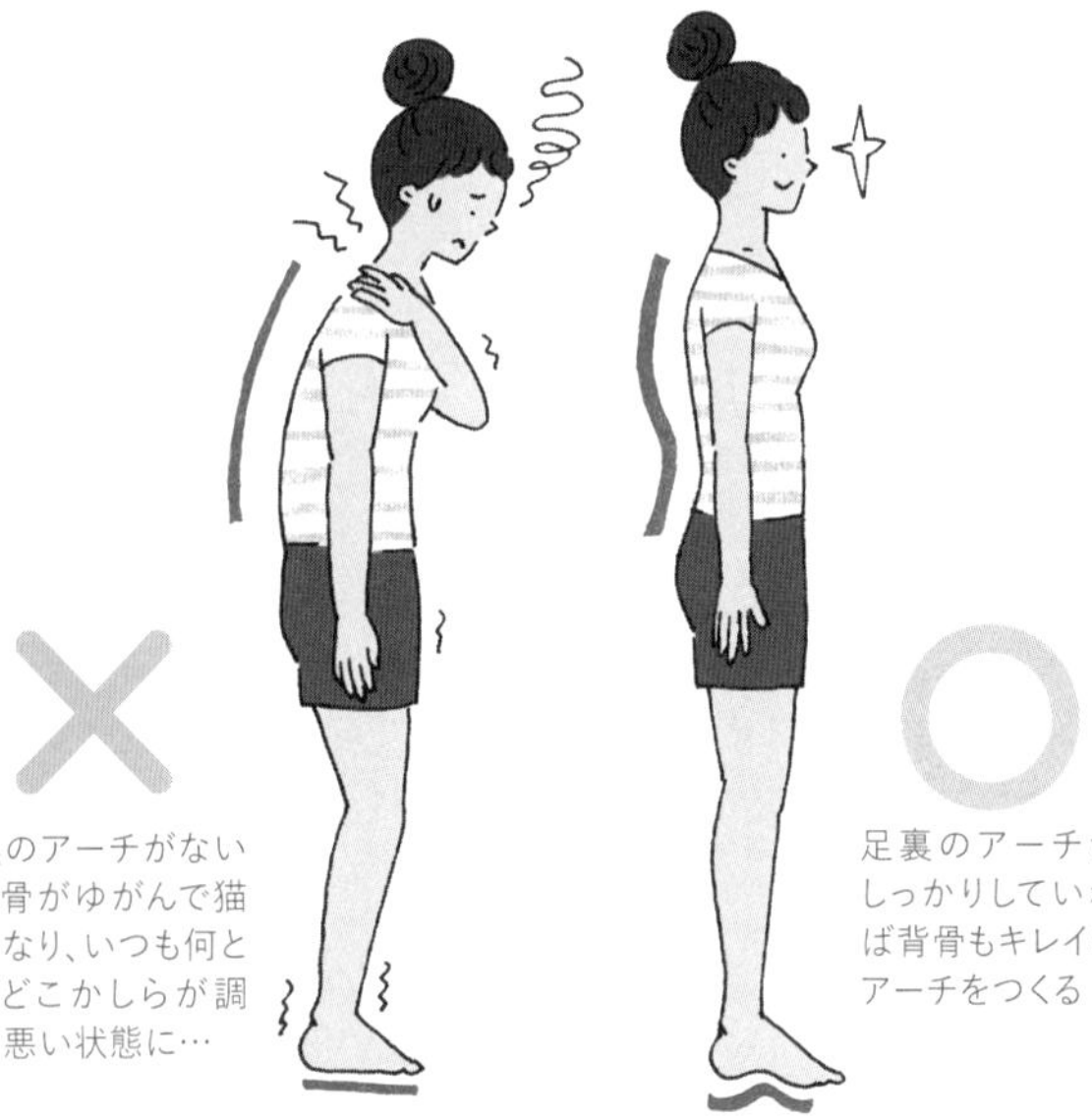

○
足裏のアーチがしっかりしていれば背骨もキレイなアーチをつくる

×
足裏のアーチがないと背骨がゆがんで猫背になり、いつも何となくどこかしらが調子の悪い状態に…

体のバランスチェック

普段はいている靴の靴底を見てみましょう。

どこか片側だけがすり減っているようであれば、体の重心がズレているということです。

これは足裏だけの問題ではありません。

体全体が連動してバランスをとるようにできているため、重心のズレが足にあらわれているということは、骨盤の位置がゆがんでいたり、背骨や首が曲がったりして、いろいろな箇所に影響が出ていると考えられます。

●靴底の外側が減っている場合

足裏の外側に重心がかかっているということです。

日本人女性の約8割がO脚といわれており、外側のすり減りはO脚の人に多く見られます。

外側に重心がかかるとヒザが開いてくっつかなくなり、脚の内側の筋肉をあまり使えず外側の筋肉が張って硬くなります。

●靴底の内側が減っている場合

足裏の内側に重心がかかっているということです。内側のすり減りは×脚の人に多く見られます。

内側に重心がかかると親指側に重心がかかりすぎて、土踏まずなどの足裏のアーチ（148ページ参照）が崩れ、外反母趾や扁平足になりやすくなります。

●靴底が均等に減っている場合

重心が真ん中にきているということなので、ゆがみがない状態です。

体のゆがみと靴底の減り方（例）

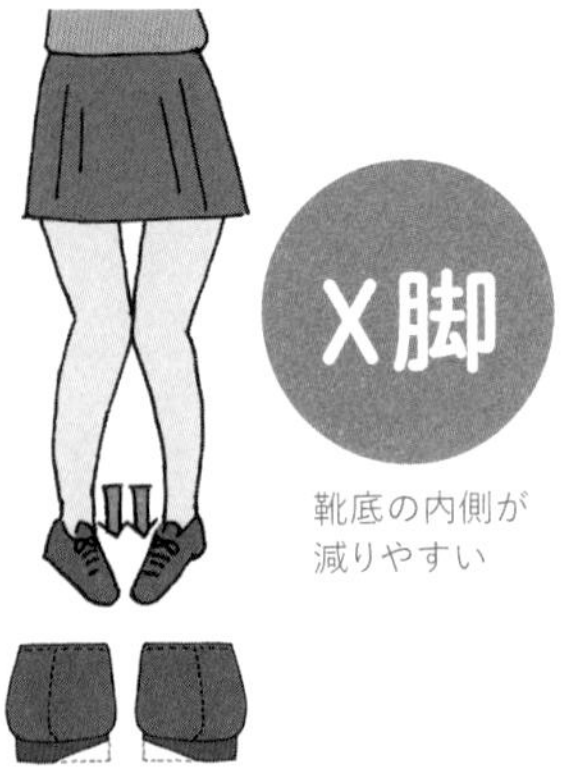

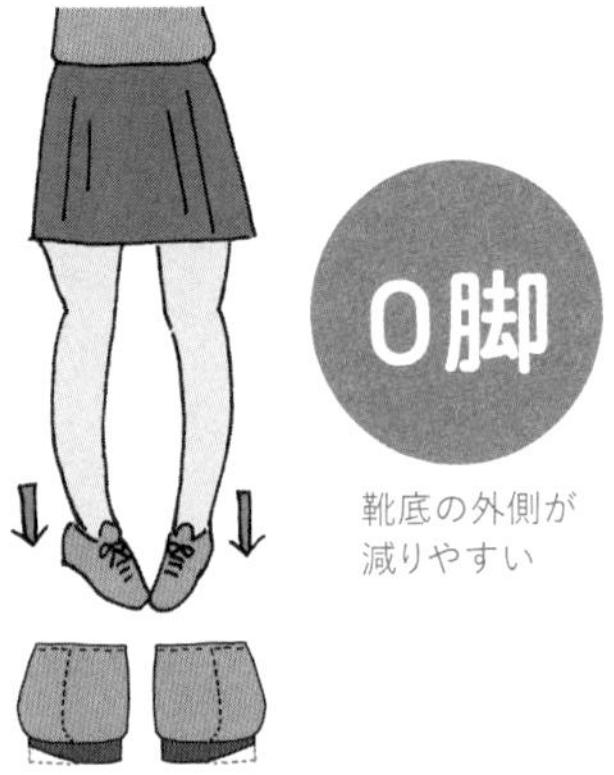

外側と内側がどちらが減っていても重心バランスが悪い状態です。体の重心がズレていると「ふくらはぎの外側や太ももの横に肉がついて、お尻が大きくなったり……」など、下半身が痩せにくい体質になっていきます。このときは足温めをいくら続けても、重心が整っている状態とくらべると、効果が半減してしまいます。

改善するには、歩くときや立っているときに、**足の親指と人差し指の間くらいに体の重心を置くように意識することです。**

すりへった靴はバランスが悪いので、**新しい靴を用意するほうがいいでしょう。**

重心を意識して歩いているつもりでも、はきなれた靴だとつい無意識にいつもの癖が出てしまいます。こ

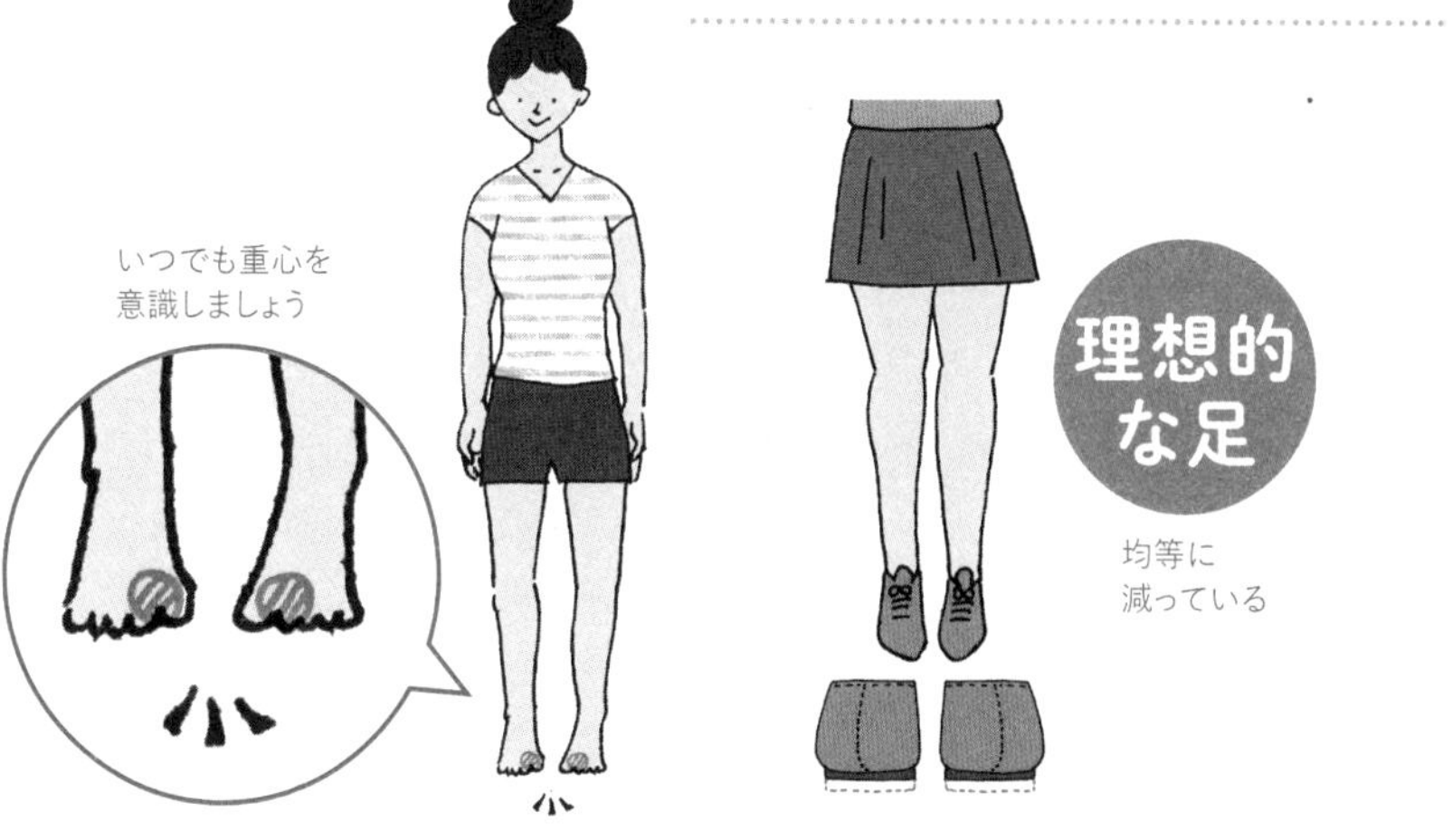

れも新しい靴をオススメする理由のひとつです。

最初はなかなかうまくいかず、ぎこちなくなってしまうかもしれませんが、体の重心がズレているなと気づいたときは、重心を正しい位置にもっていくように心がけましょう。

O脚の方は、次ページのオススメの矯正方法を試してください。

かかとをつけて足の角度を45度にして立ち、ヒザを広げて曲げた状態で左右のヒザをくっつけます。そのままヒザが離れないようにして足をまっすぐ伸ばしていきます（このときお尻は締まった状態になります）。

筋肉ほぐし（104ページ参照）を先に行うと、より効果的です（体がゆがんだまま筋肉を使っているため、太ももなどの筋肉が硬くなっており、筋肉をよくほぐしてから行うことで、骨が筋肉に引っ張られていつもの状態に戻ろうとするのを防ぐことができます）。

最初のうちはヒザが離れないよう、誰かに補助をしてもらうとよいでしょう。

O脚の状態にもよりますが、1日1～2回、毎日続けることをオススメします。

少しずつ癖をつけていけば、必ず重心バランスは整ってきます。

O脚矯正方法

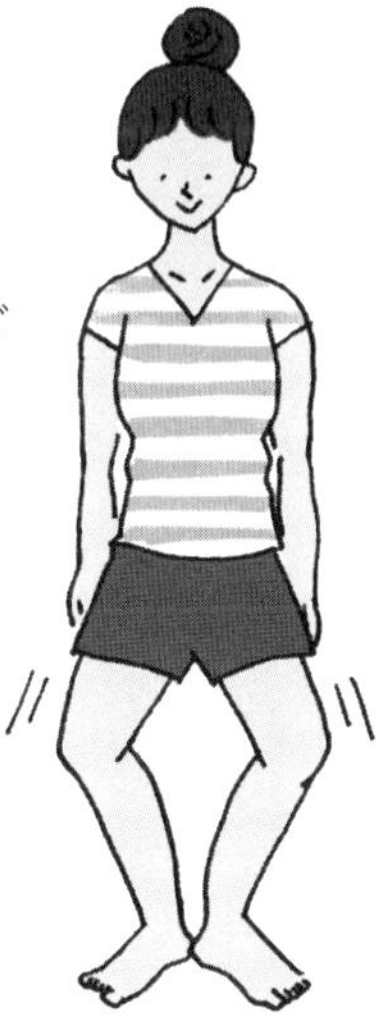

1

ヒザをまっすぐ
にして立ち、
ヒザを外側に
広げて45度に
曲げる。

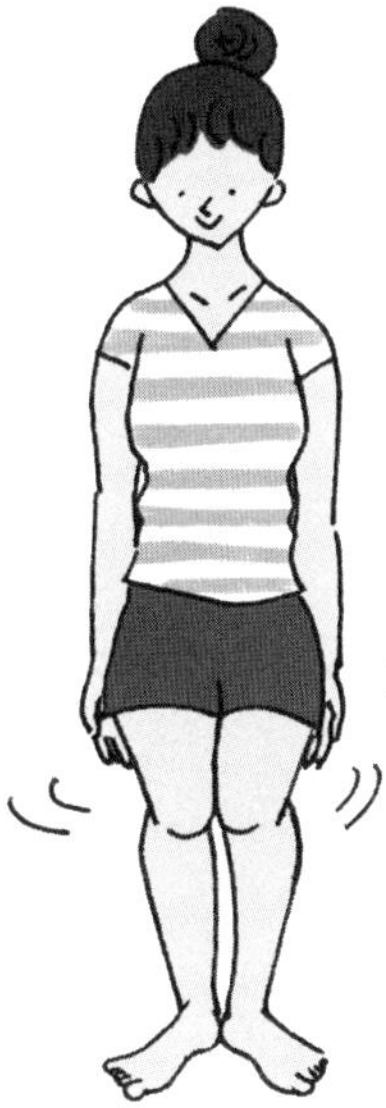

2

ヒザを曲げたまま
左右のヒザを
くっつける。

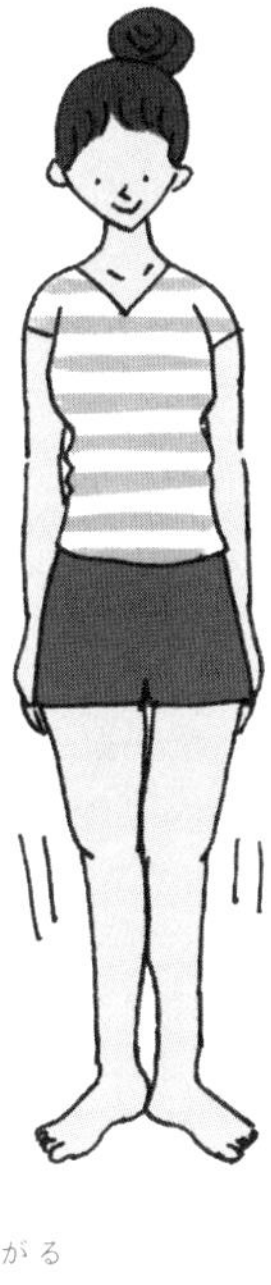

3

そのまま左右の
ヒザが離れないように
気をつけながら、
曲げたヒザを伸ばして
体をまっすぐにして立つ。
これを1日1〜2回行う。

足が温まりやすい足裏をつくる

足裏には内側のアーチ（土踏まず）のほか、外と横にアーチがあります。３本すべてがアーチ状にキレイなカーブを描いていたら、重心がぶれず、血流も滞ることがなく足が温まりやすい体質だといえます。

しかし、このアーチがしっかりしていない方は少なくありません。しっかり体重を支えることができないので、その多くの方が血行不良のほかに浮指《うきゆび》や扁平足、外反母趾などといった足のトラブルを抱えています。

浮指とは、かかとに重心がかかりすぎていて歩くときに足の指が浮いてしまう状態のことです。浮指の人は首まわりの骨がゆがんでいる可能性もあります（首や肩のコリにも発展することも）。

足の筋肉は、すべての足指とつながっているので、しっかりしたアーチをつくることで足温めの効果をさらに促進することができます。

これから紹介する足裏のバランスが安定する3つの体操を無理なく続けると、**足裏のアーチがしっかりつくれ、バランスがとれるようになり、血流がよくなって足が温まりやすい体質をつくることができます。**

また、扁平足や浮指なども解消されます。

足裏のアーチ

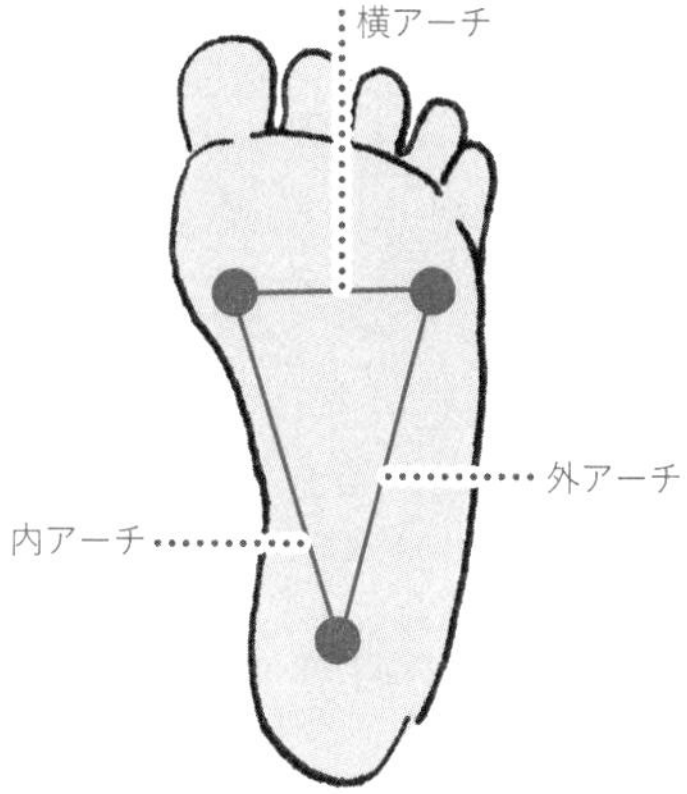

浮指の見分け方

手のひらを平らにして足裏に当てます。足指を手のひらに近づけようと曲げたときに足指が手のひらにくっついていない。もしくは、ほとんど手のひらに当たった感触がないようであれば、浮指です。

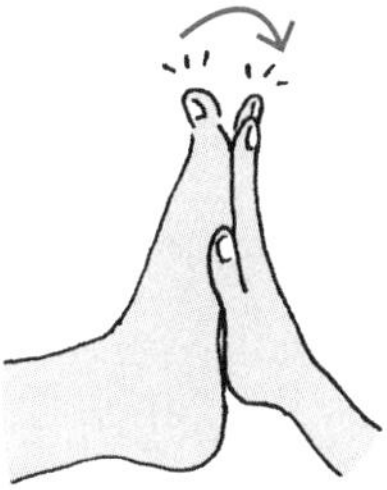

足首矯正

足首のツボを押しながら足先を5回上下する

イスに座って脚を軽く組み、
右足首を左脚にのせる。
足関節の正面にあるツボ
「解谿(かいけい)」を右手の
人差し指で押し、
ほかの指は足に添える。
左手を右足先に添えて、
足先をしっかりと
上下に5回動かす。

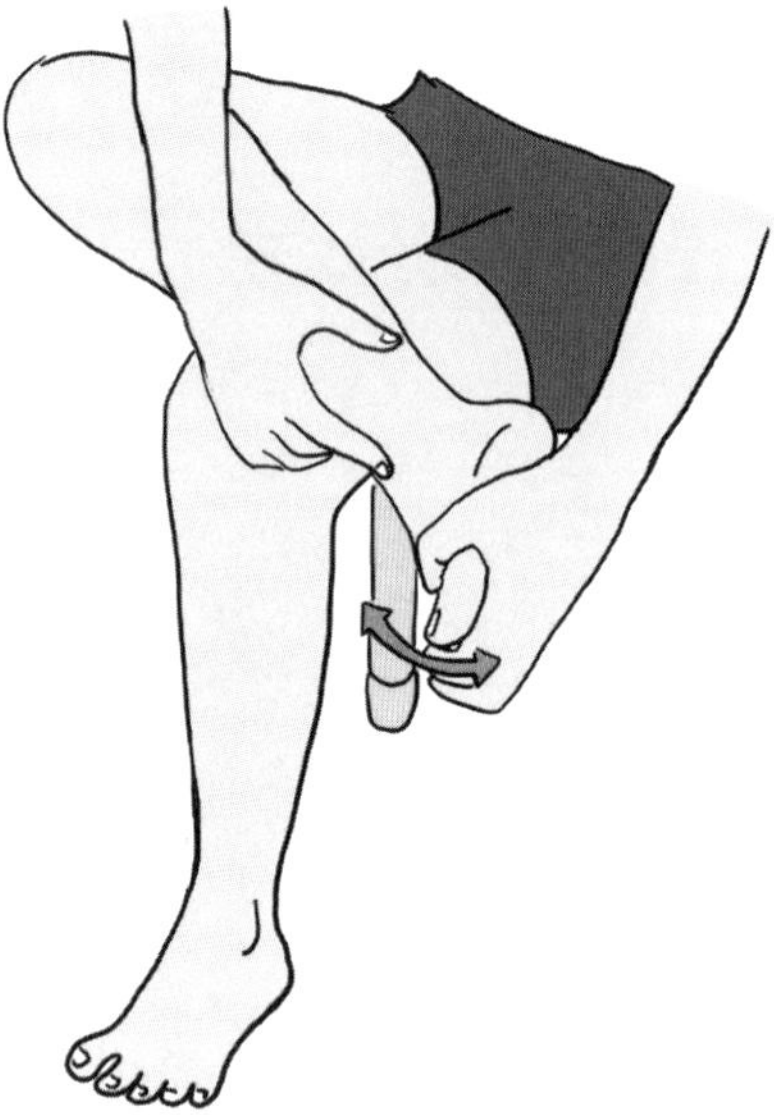

解谿《かいけい》

足首正面の関節の
くぼみにあるツボ。
便秘やお腹の張り
に効果あり。

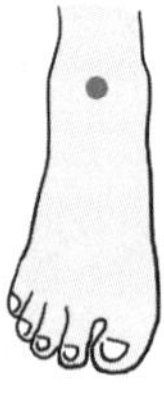

足裏のバランスが安定する足矯正②

足首ゆらし

くるぶしの前後2カ所をつまんで10秒ずつ揺らす

右くるぶしのアキレス腱側にあるツボ「太谿(たいけい)」と「崑崙(こんろん)」を左手の指でつまむように押さえ、10秒揺らす。

次に、右くるぶしの足の甲側にあるツボ「中封(ちゅうほう)」と「丘墟(きゅうきょ)」も右手の指で同様に押さえ、10秒揺らす。

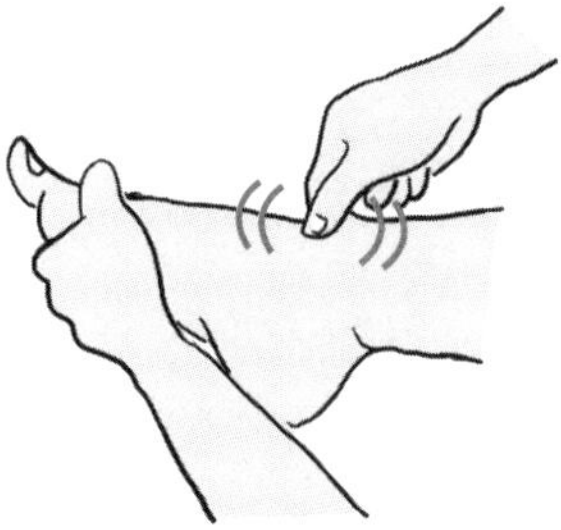

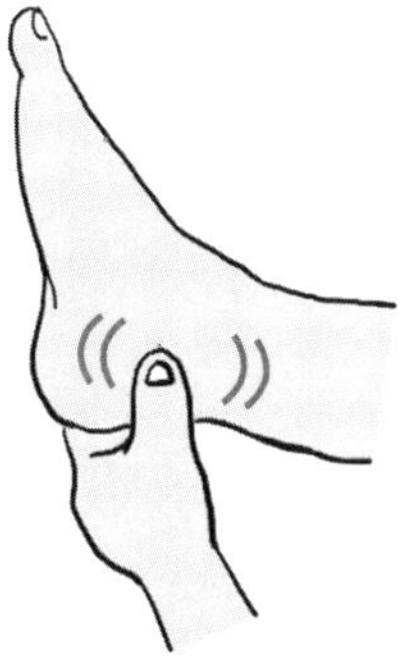

中封《ちゅうほう》

内くるぶしの前側のくぼみにあるツボ。婦人科系疾患や頻尿に効果的。

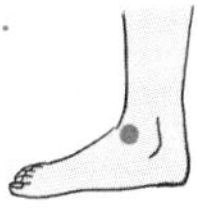

太谿《たいけい》

内くるぶしとアキレス腱の間のくぼみにある、冷え解消のツボ。

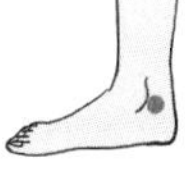

丘墟《きゅうきょ》

外くるぶし斜め下前方のくぼみにあるツボ。疲労や不眠対策に◎。

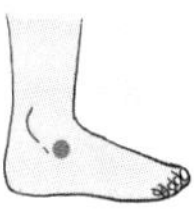

崑崙《こんろん》

外くるぶしとアキレス腱の間のくぼみのツボ。頭痛・腰痛解消に。

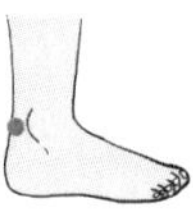

足裏のバランスが安定する足矯正③

舟状骨ほぐし

① 舟状骨(しゅうじょうこつ)は土踏まずの頂点にある骨で、体重を支えたり、足を蹴り出すときに重要となる骨。

② 舟状骨には、内側の縦アーチを形成するのに重要な筋肉がついている。両手の親指で甲に圧を加えながら親指を左右にグニグニと動かしてほぐしていく。反対側の足も同様に行う。

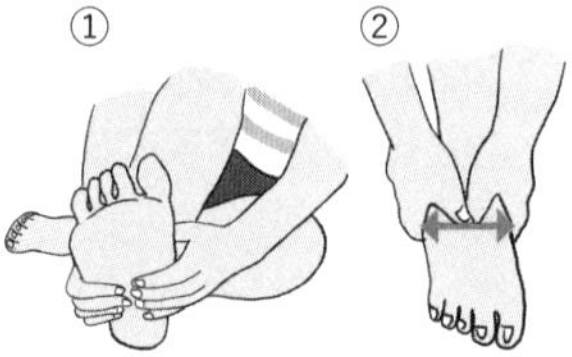

足裏のバランスが安定する足矯正④

足アーチ

1

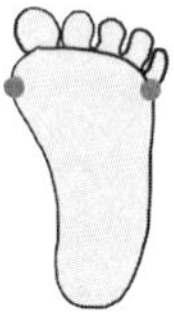

親指と小指の付け根のそれぞれ2cmほど下にある骨が出っ張ったところを探す。

2

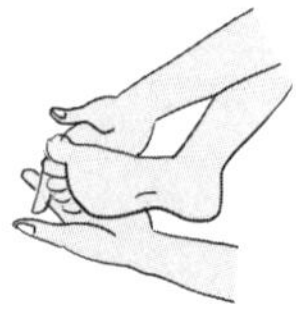

両手の指を組んで足の甲に当てる。

3

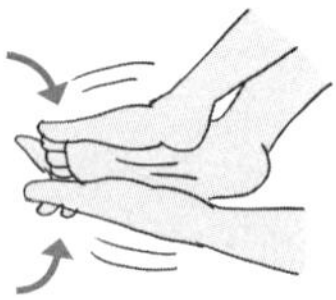

1の部分をくっつけるように両側から手のひらを近づけてアーチをつくり、そのまま10秒キープ。

4

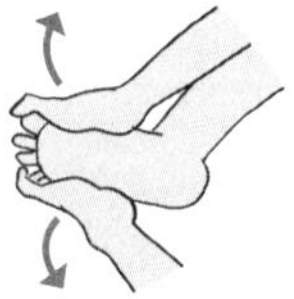

一度外側に開き、またすぐに3のアーチをつくり、10秒キープする。3〜4を2回繰り返す。

骨のゆがみをケアして不調知らずに

骨がゆがんでいると、体全体がそのズレた状態でバランスをとらなくてはならないため、体のどこかしらに負担がきます。その結果、血管や神経を圧迫したり、血流が悪くなったりして、神経痛などの体の不調が出てきたりします。

また、足の重心が片寄っていると、骨盤のズレも生じます。

だからといって、**骨盤だけを整えても、足の重心が正しい状態に変わらなければ（普段のクセのままなら）、すぐにゆがんだ状態に戻ってしまいます。**

足湯だけでも左右バランスは整いますが、もっとしっかりと普段の生活の中で根本から体を変えていく必要があります。それには、自分の体はどうなっているのか、どこを変えていけばいいのかを知る必要があります。

さっそくチェックしていきましょう。

あなたの骨のゆがみはどうなっている？

check 1 骨盤が前後にゆがんでいないかをチェック！

骨盤の位置から体のゆがみがわかります。

チェックの仕方

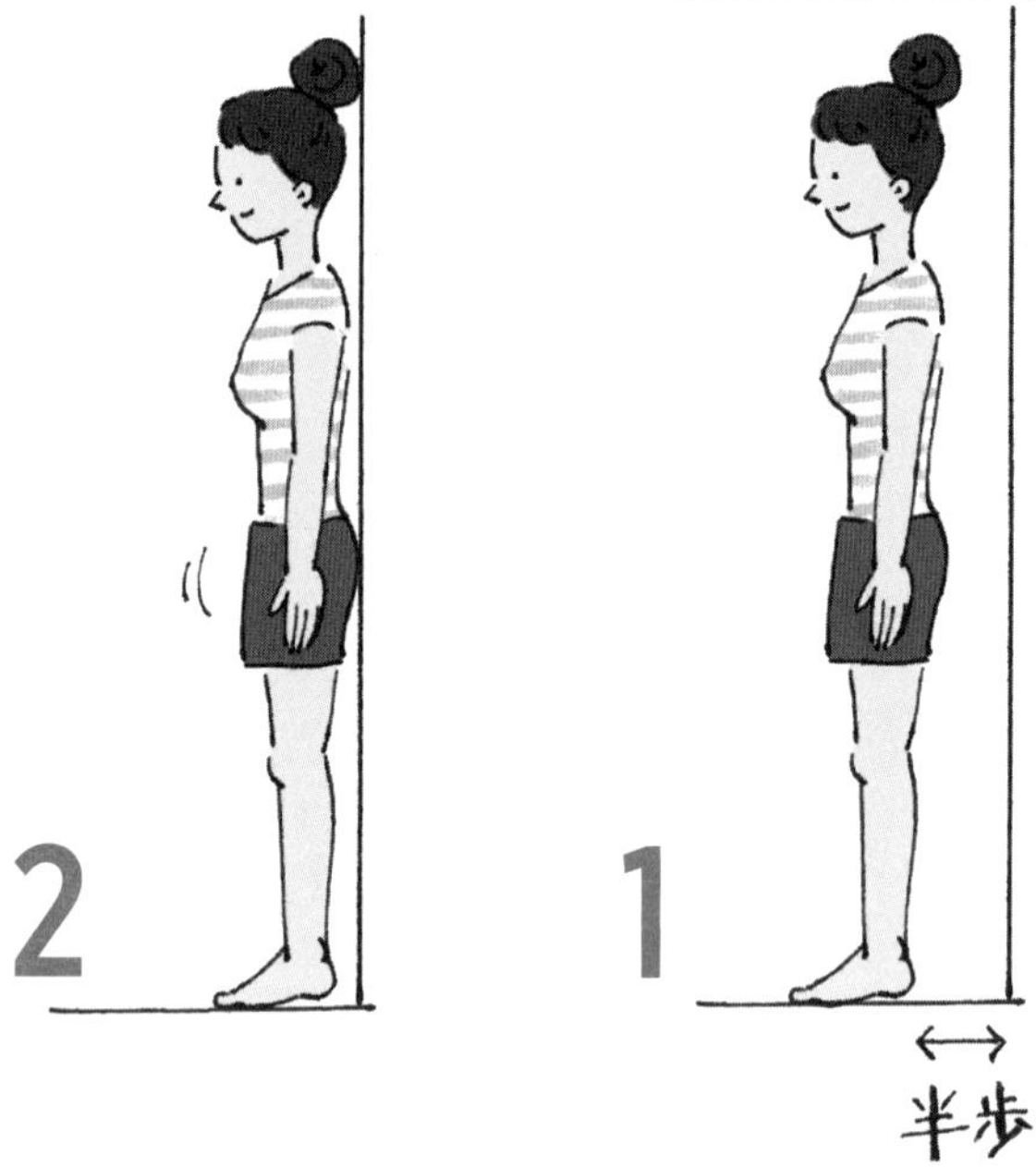

1 壁から半歩離れたところに普段の姿勢のまま、壁に背を向けて立ちます。

2 姿勢はそのままで、壁に背中がくっつくよう、後ろに下がります。

check point 1

背中とお尻で先に壁についたのはどこ？

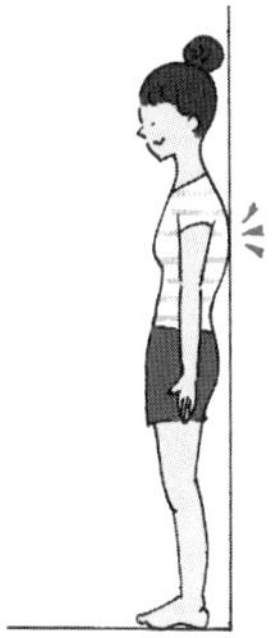

背中が先についたとき

骨盤が後傾（後ろに傾いている状態）し、腰が丸まっている猫背の状態です。下半身太り、お尻が垂れている可能性があります。

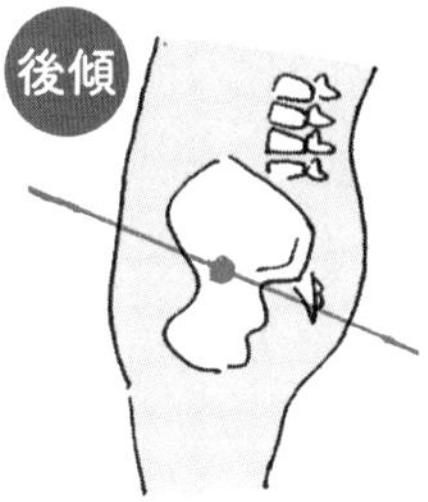

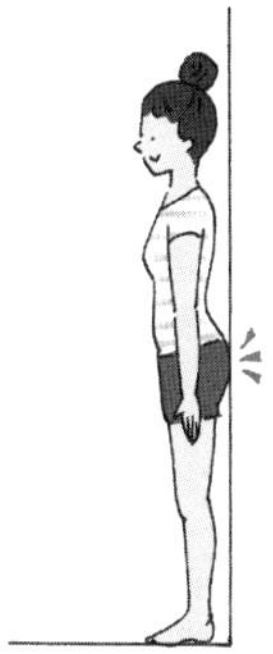

お尻が先についたとき

骨盤が前傾（前に傾いている状態）しています。反り腰といい、腰が反りすぎている状態です。お腹がぽっこり出ている可能性があります。

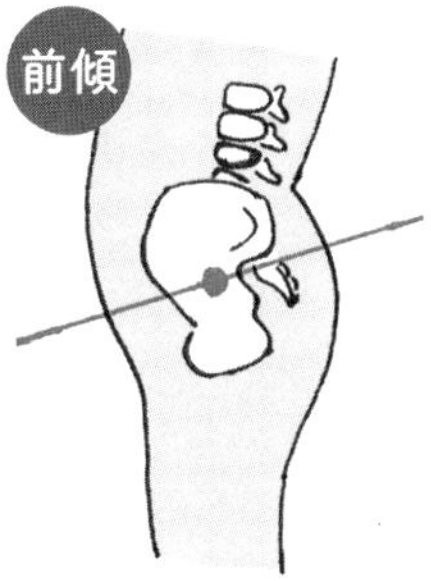

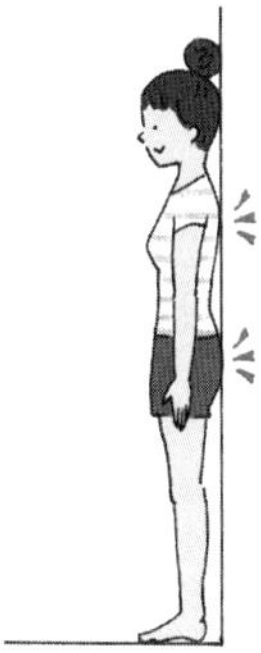

ほぼ同時についたとき

骨盤が正常な位置にある状態です。

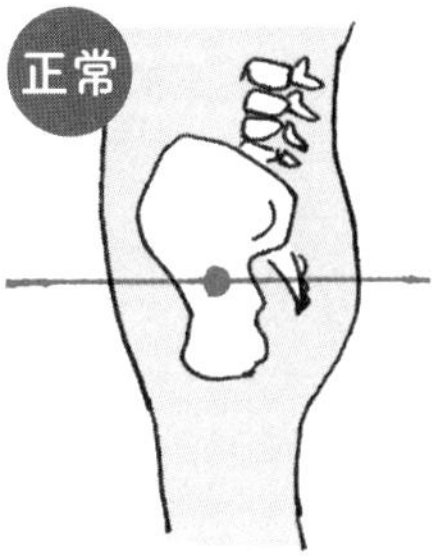

check point 2

壁と腰とのすき間はどのくらい?

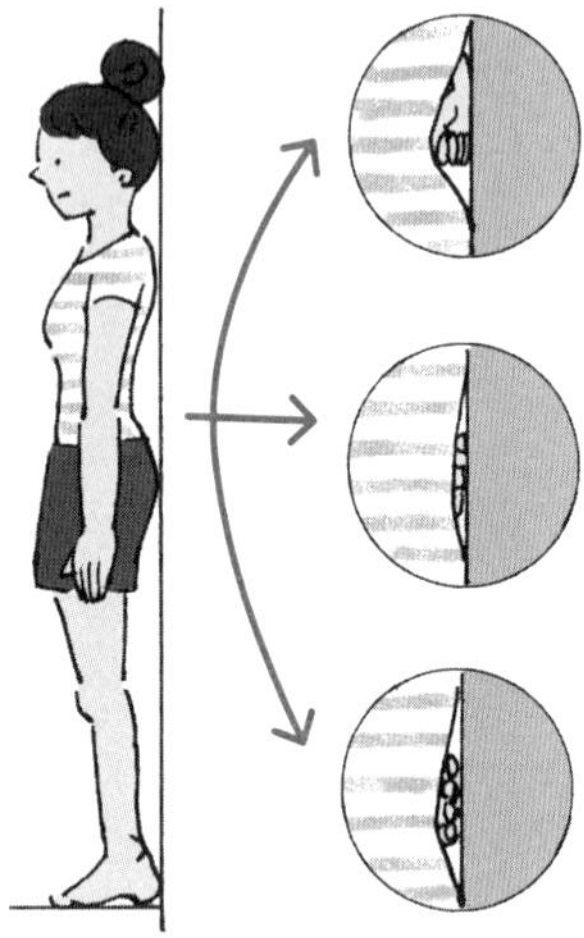

手のひら1枚分よりも広い(余裕がある)
骨盤が前傾していて反り腰です。

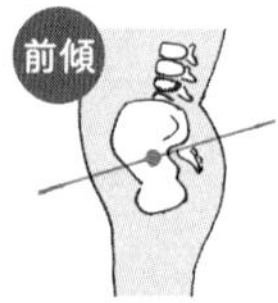

手のひら1枚分よりも狭い
骨盤が後傾していて猫背です。

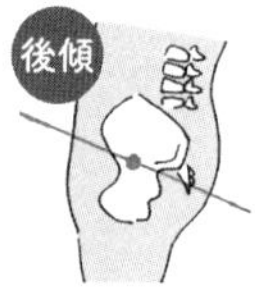

手のひら1枚分が入るくらい
骨盤が正常な人とゆがみのある人に分かれます。

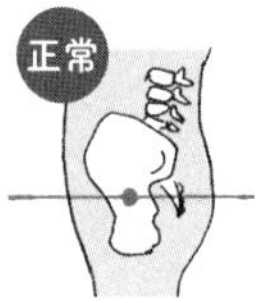

結果が「手のひら1枚分が入るくらい」の場合、次の2点もチェック! 当てはまるようなら、ゆがみがあります。

- 両肩が壁につかない
肩が前に出ている巻き肩です。縮こまり型猫背ともいいます。

- 正面から見ると左右の肩の高さが違う
僧帽筋(肩・首・肩甲骨のまわりにある筋肉)と広背筋(肩甲骨の下から骨盤の上部にわたる筋肉)の筋肉バランスが悪い状態。左右アンバランス型です。

×だった場合の解決方法

前傾だった場合

うつ伏せに寝てウエストに手を当てます。小指と接触する骨(腸骨)から床までの距離が左右同じかどうかを調べます。

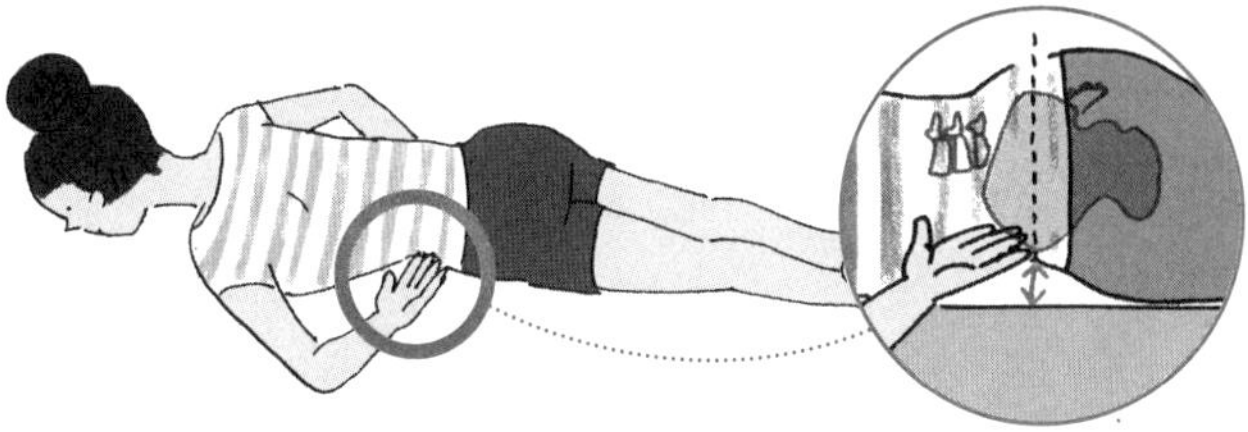

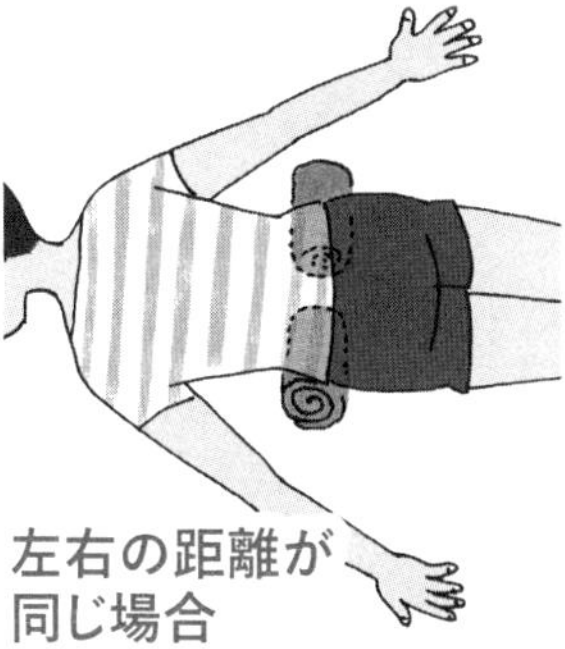

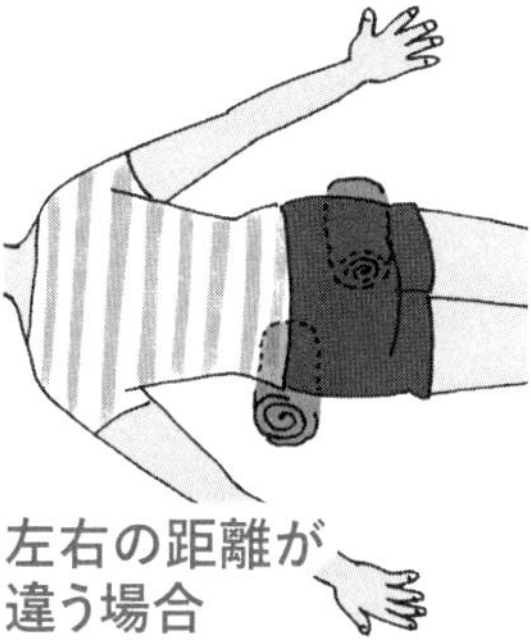

左右の距離が同じ場合

左右の腸骨の真下に巻いたバスタオルをひとつずつ入れ、1〜2分ほどキープする。

左右の距離が違う場合

床までの間隔が狭いほうは腸骨の真下に、広いほうは腸骨から少し下にずらして(股関節のあたり)巻いたバスタオルを入れ、1〜2分ほどキープする。

バスタオルの巻き方

バスタオルを二つ折りにし、さらに二つ折りにして、くるくる巻く。これを同じ大きさのバスタオルで2個つくる。

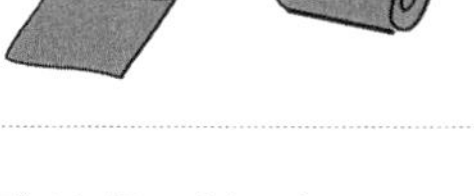

後傾だった場合

「体軸バランス体操(164ページ参照)」を行いましょう。

check 2 骨盤の左右の高さが揃っているかどうかチェック！

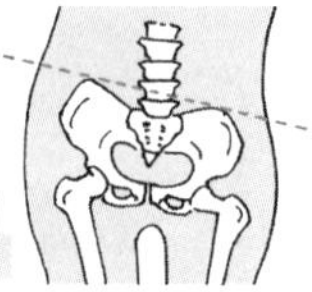

このチェックで肩のコリ、首、体のゆがみがわかります。

check point 1 座って足を伸ばした状態で両足のつま先を揃えたとき

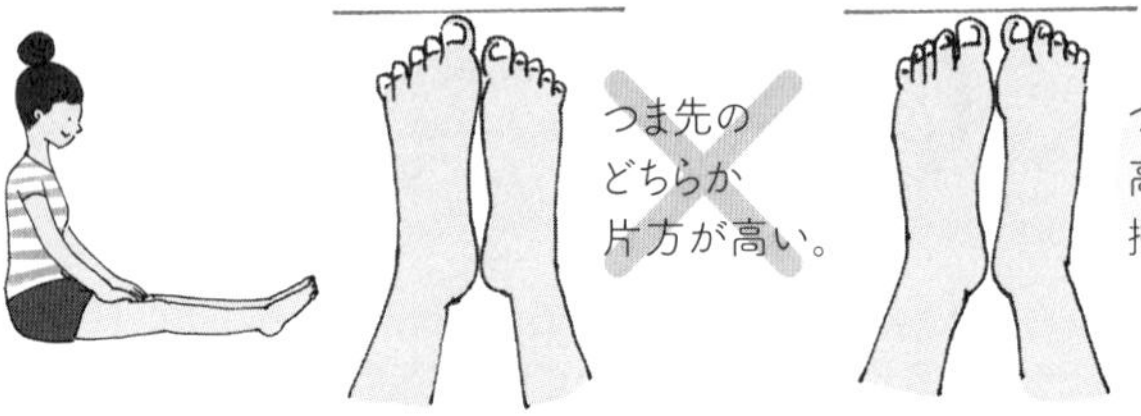
つま先の高さが揃っている。

check point 2 正座したとき

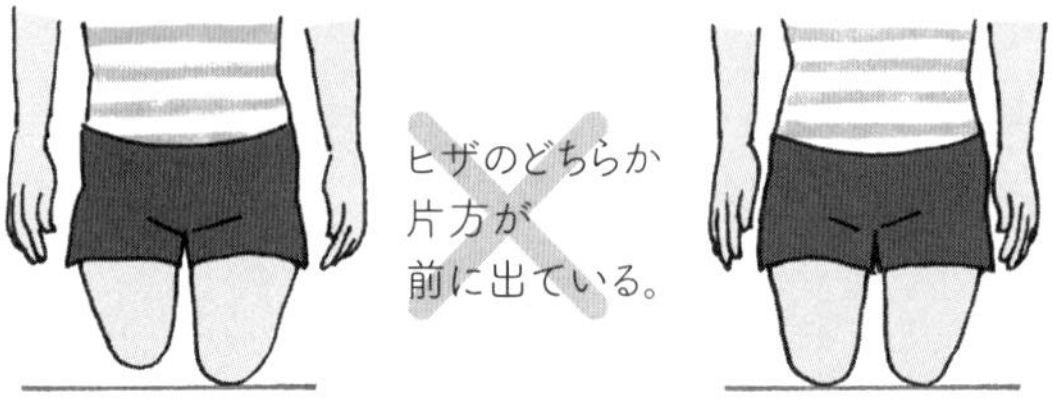
ヒザが揃っている。

×だった場合の解決方法

「かかとトントン体操（165ページ参照）」をしたあとに、つま先が低かった、または、ヒザが後ろだったほうの足を、右図のようにつま先が高かったりヒザが前に出ていたほうの足の甲の上にのせ、床方向に5～10秒ほどぐーっと押して足の甲を伸ばすようにしましょう。これを1日3回行います。

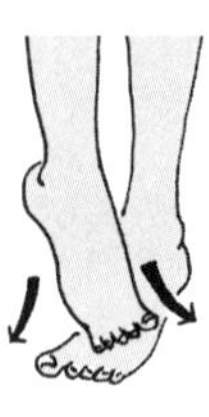

check 3

骨盤が開いているか締まっているかのチェック！

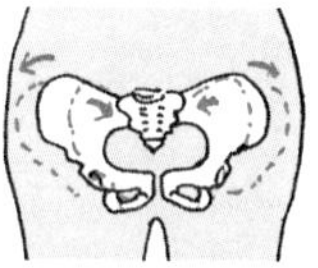

骨盤が開きすぎていても閉じすぎていても胃腸の調子に影響します。

check point

仰向けに寝て足を自然に伸ばしたとき

左右に傾いた骨盤

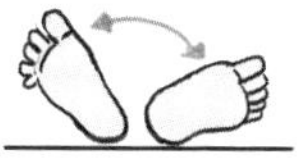

つま先の角度が左右で違う場合、骨盤が左右に傾き、足の長さも違っている。

閉じすぎの骨盤

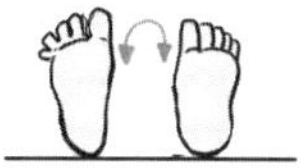

つま先の角度が小さい、またはつま先が内側を向く場合、骨盤が閉じている疑い大。

開きすぎの骨盤

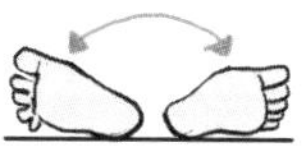

つま先の角度が大きい場合、骨盤が開きすぎている可能性大。

正常な骨盤

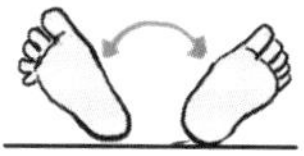

つま先の角度が左右同程度で、80～90度の場合、骨盤のゆがみがなく正常。

×だった場合の解決方法

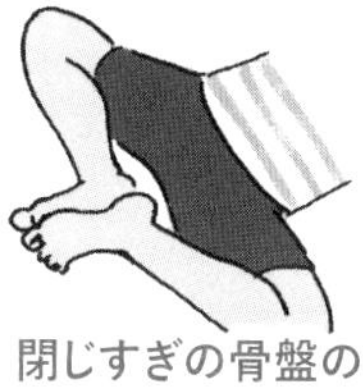

閉じすぎの骨盤の場合

骨盤が締まりすぎているため、図のように内側に足を10～15秒ほど曲げて股関節を柔軟にしましょう。

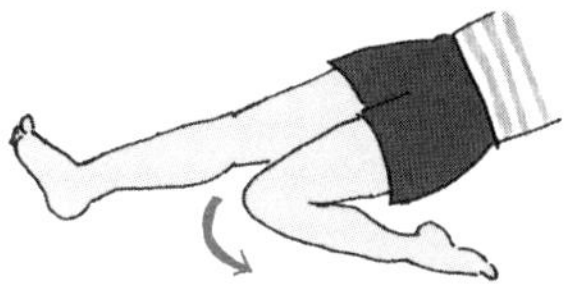

開きすぎの骨盤の場合

骨盤が開きすぎているため、外側に足を10～15秒ほど曲げて骨盤を締めましょう。

※左右に傾いた骨盤の場合
150ページから152ページの足矯正①～④を行いましょう。

これを1日1回行ったあとに「筋膜伸ばし体操（167ページ参照）」を行います。

check 4

背骨のゆがみをチェック！

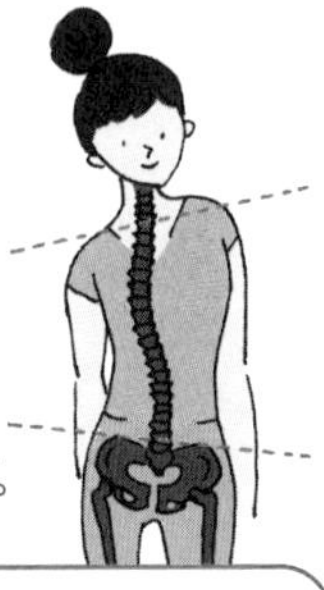

体がゆがんでいると、背中、肩のコリが出やすいです。

check point

手をまっすぐおろしたとき

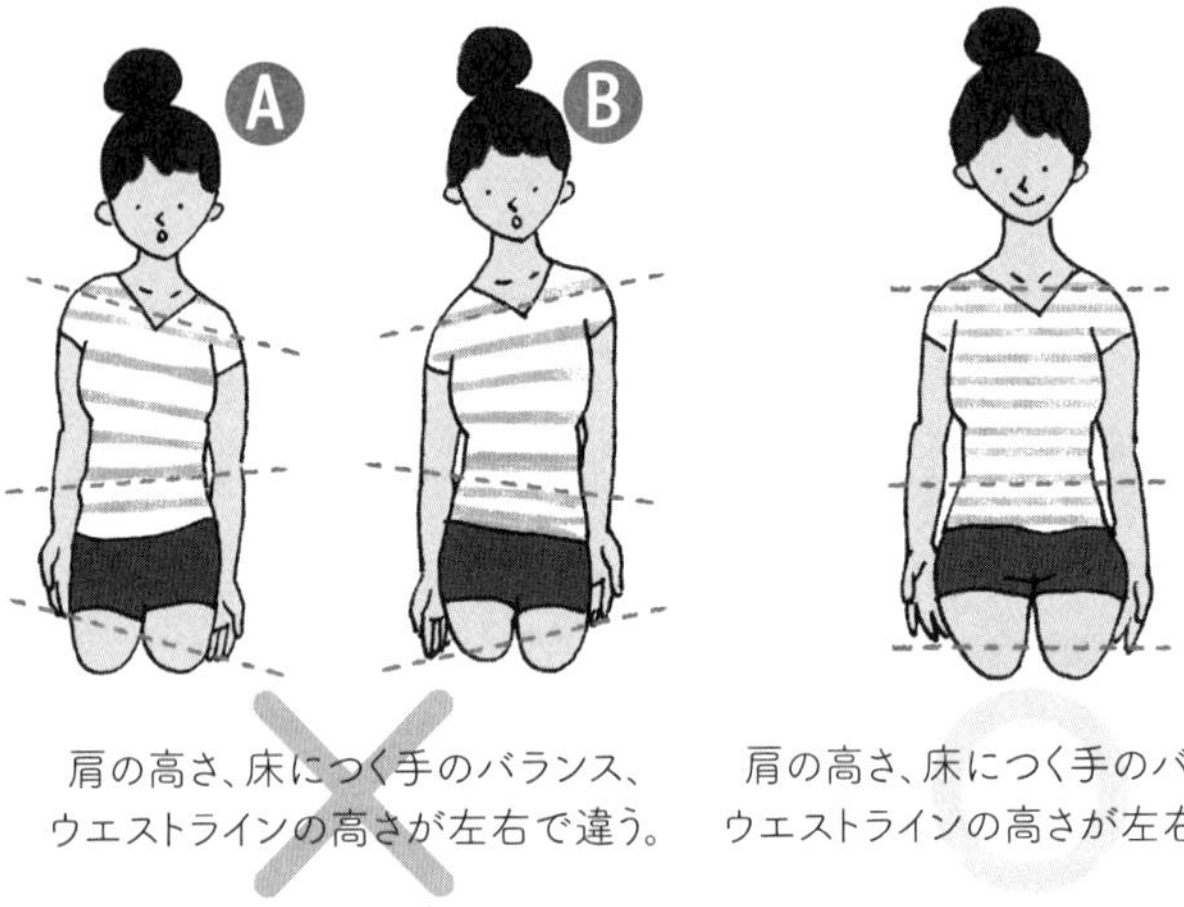

肩の高さ、床につく手のバランス、ウエストラインの高さが左右で違う。

肩の高さ、床につく手のバランス、ウエストラインの高さが左右で同じ。

×だった場合の解決方法

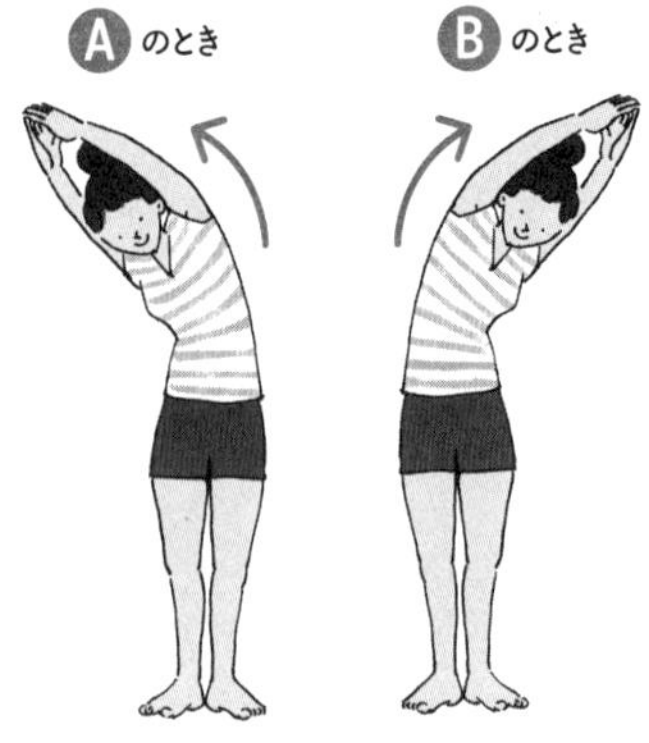

左右くらべたときに床に手がついてしまった側の脇腹を図のように反対側に5秒ほど倒して伸ばします。これを1日2回行ったあとに「くねくね体操（166ページ参照）」をしましょう。

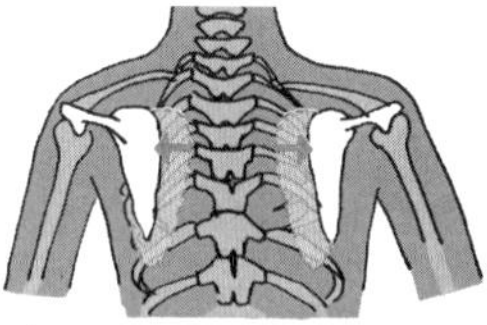

check 5 肩・肩甲骨まわりのゆがみをチェック！

ゆがんで硬くなると呼吸の浅さや四十肩、五十肩につながります。

check point
正座してバンザイをしたとき

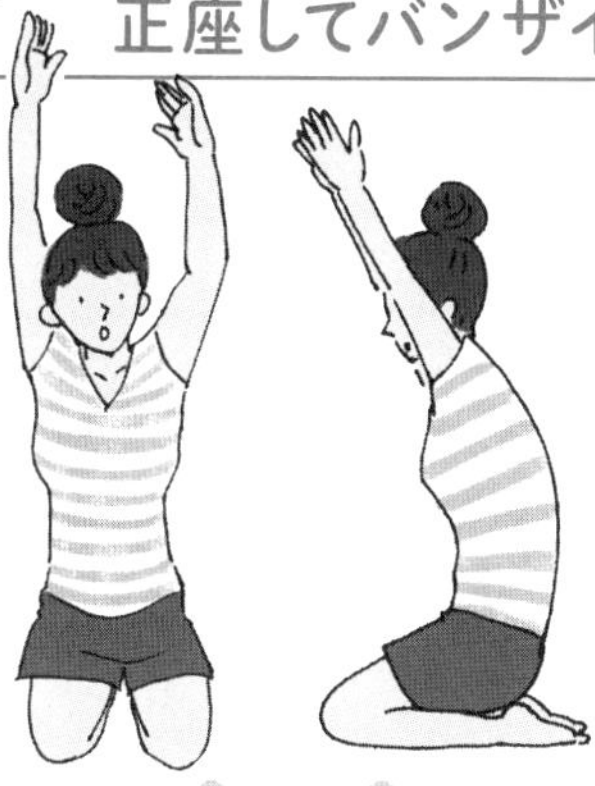

片方の手が上がりにくい。
または手先が耳より前に出ている。

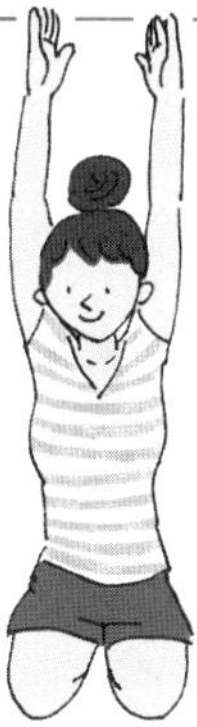

耳の後ろ側に手が
まっすぐ伸びている。

×だった場合の解決方法

図のように、脇の前後を揉んで肩甲骨まわりを1日1回刺激します。そのあとに「猫背矯正体操（163ページ参照）」をしましょう。

1

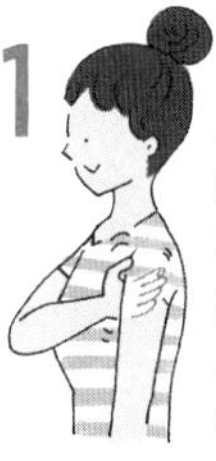

人差し指から小指までを脇の下に入れ、図の場所を親指でつまみ、コリを5～10秒ほどほぐす。

2

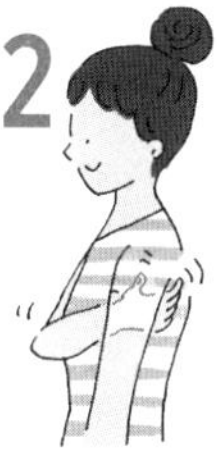

親指を脇の下に入れ、人差し指から小指までを背中側に出して揉み、コリを5～10秒ほどほぐす。

5つのチェックをされていかがでしたでしょうか？

先ほどもお話ししましたが、ゆがみがあると血流が悪くなります。ゆがみは健康的な体づくりの大敵。なるべく早くなくしていきましょう。

ゆがみのない体をつくるためのゆがみに効く体操を紹介します。

体操するタイミングとしては、**筋肉が緩む半身浴や足湯をして足を温めたあとがオススメです**。

すぐに結果が出るわけではありませんが、ふとしたときに「最近、疲れにくくなったなぁ」などの体調の変化に気づくはずです。

どんどん試してみてくださいね。

猫背矯正体操

猫背・四十肩・五十肩の改善に！バスタオルで胸椎（きょうつい）ストレッチ

効果 背骨のゆがみ、リラックス、精神安定、肩・肩甲骨・腰のコリ、胃腸の動き、猫背、巻き肩、動悸、息切れ

目標回数
1日3分を1回

準備

バスタオルを縦に二つ折りにして、くるくると巻いておく。

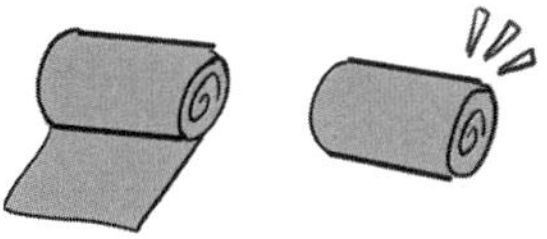

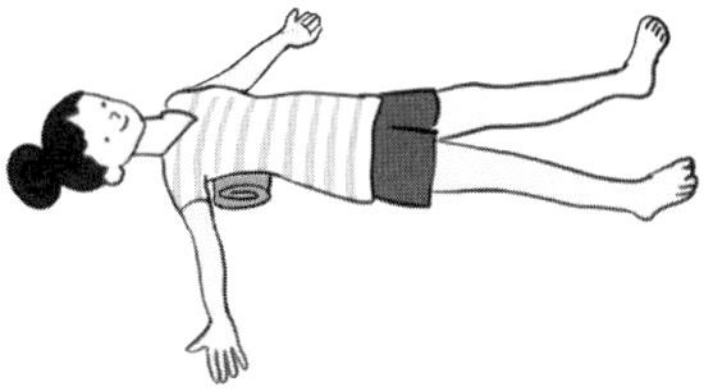

1 巻いたバスタオルを、左右の脇の下に当たるようにして仰向けになる。ゆったりと1分間ほど深呼吸をする。

2 手のひらを上に向けて腕を広げる。

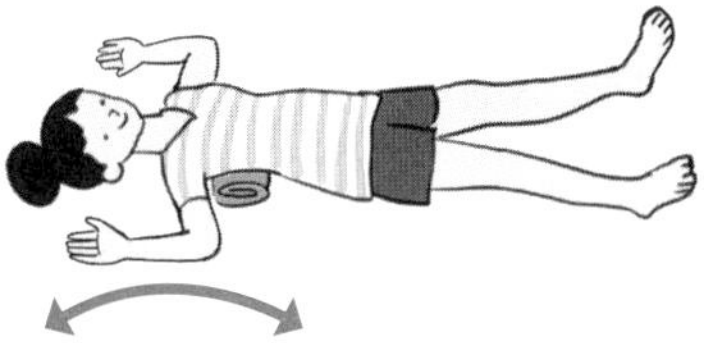

3 ヒジを90度曲げ、両手同時に上から下へゆっくりと動かす。これを5往復する。

体の軸が安定する

体軸バランス体操

効果　背骨・骨盤のゆがみ、腰痛予防、冷え、猫背、お尻の引き締め、ウエストシェイプ

目標回数
1日10秒～20秒を2回

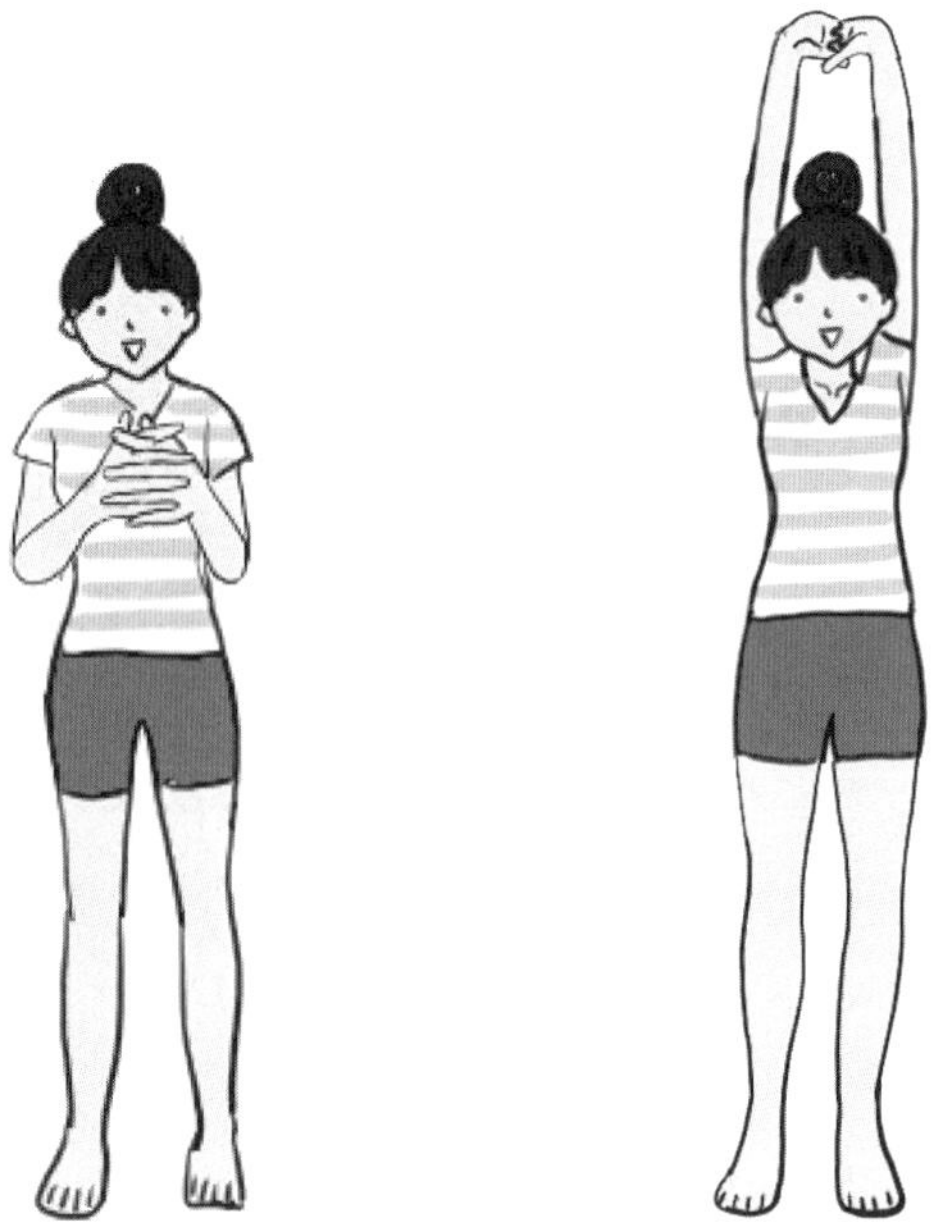

1　足を肩幅に広げ、両手を組む。

2　手のひらを上に向けて、手を上にぐーっと伸ばし、お尻をキュッと締める。そのまま10～20秒キープする。

自律神経が整う

かかとトントン体操

効果 体の左右前後バランスが整う、自律神経が整う、免疫力アップ、脳の活性化、背骨・骨盤のゆがみ

目標回数
1日10回
～20回

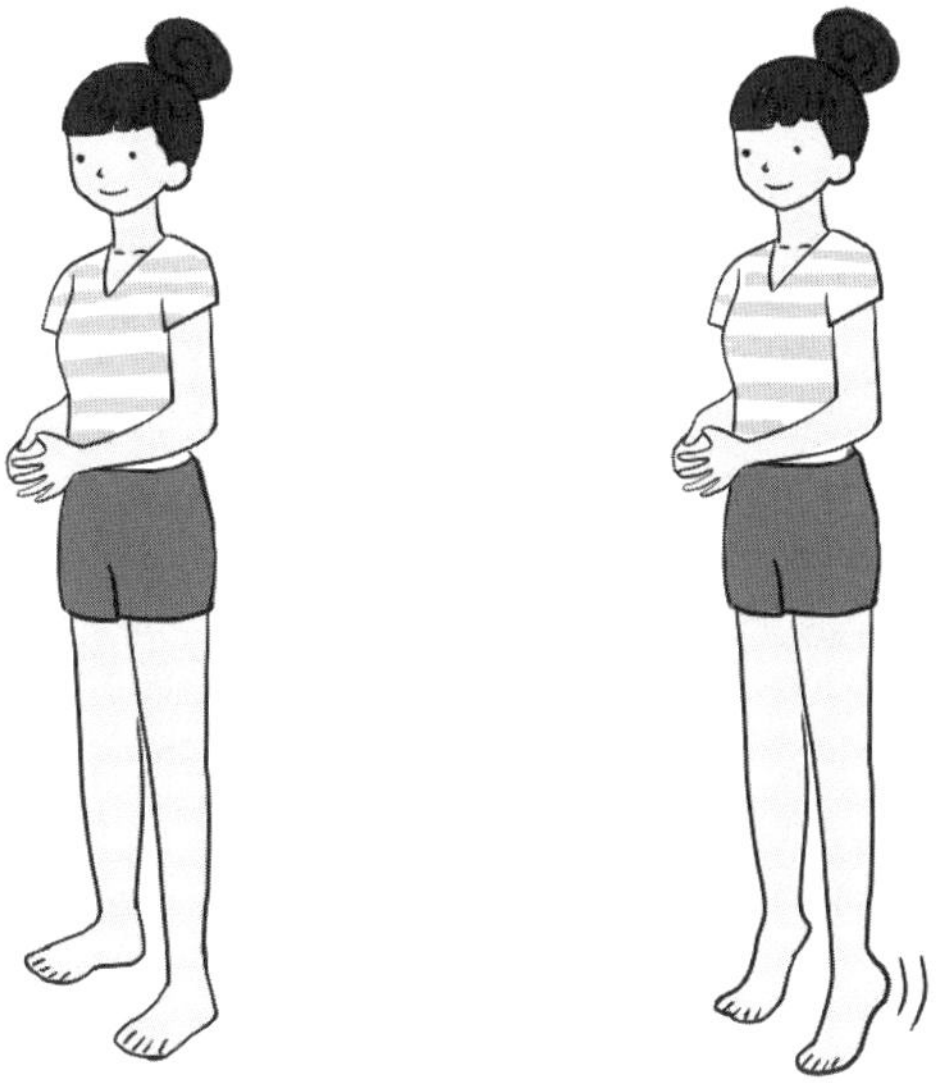

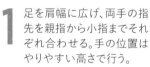

1 足を肩幅に広げ、両手の指先を親指から小指までそれぞれ合わせる。手の位置はやりやすい高さで行う。

2 かかとを1～2cmほど上げた後、ストンと地面に落とし、トントンとリズミカルにかかとを上げ下げする。かかとで床をトントンとノックするイメージ。

Check!

リラックスしてできる簡単なストレッチです。手の指先は力を入れずに軽くあわせる程度で、体の力を抜いて行いましょう。

骨盤体操

くねくね体操

効果 体のゆがみ、骨盤のズレ、
腰・お尻・背中・肩甲骨・肩のコリ、冷え

目標回数
最初の1週間は1日15回を毎日、2週目以降は週1回15回を目標にする。

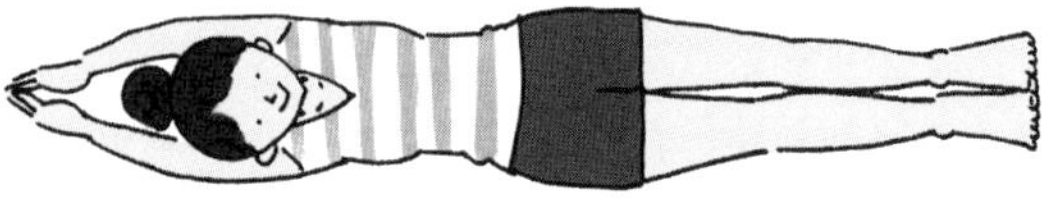

1
仰向けに寝て、手を上げて両手のひらをくっつける。

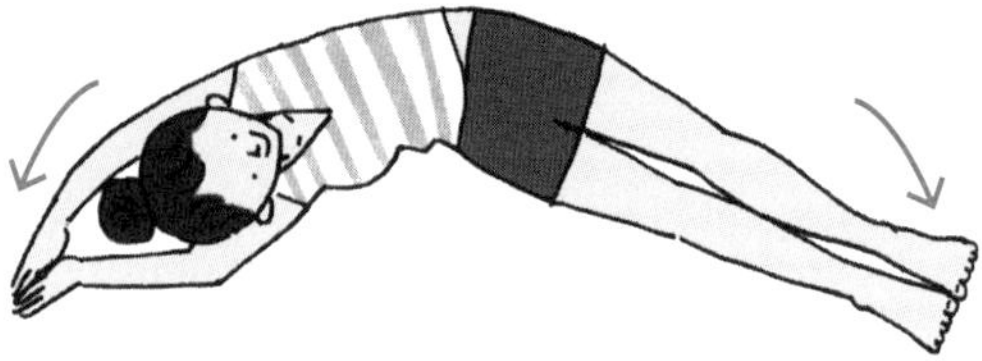

2
手足を同じ方向に曲げる。

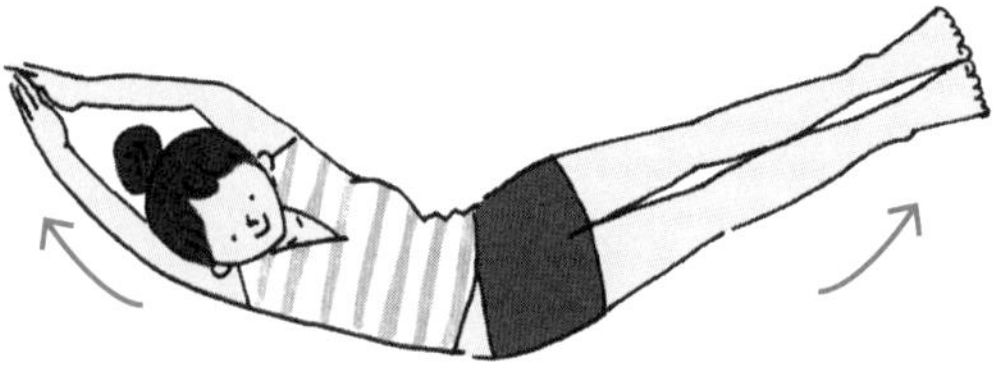

3
手足を2と反対側に曲げる。2、3を繰り返す（魚が泳いでいるようなポーズに）。

Check!
足湯や半身浴をしたあとは体がリラックスしていて筋肉のコリがほぐれている状態なので、ゆがみが整いやすくなります。この体操は、背骨や骨盤のズレを整えながら、筋肉をストレッチして動かすことで、ゆがみをとることができます。

腰痛改善、疲労回復

筋膜伸ばし体操

目標回数
1日2回

効果 背中のゆがみ、骨盤のゆがみ、腰痛、疲労、肩・肩甲骨のコリ、むくみ、冷え、足のだるさ

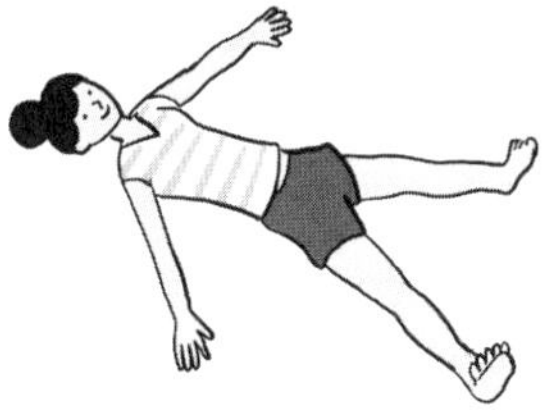

1 仰向けになって、足を軽く広げる。

2 右脚を開いた角度と一直線になるように左手を上げ、息を吸う。吸い切った後、息を吐きながら右のかかとを遠くへ突き出すように伸ばす。このときに同時に左手を伸ばし、その状態で5秒キープする。

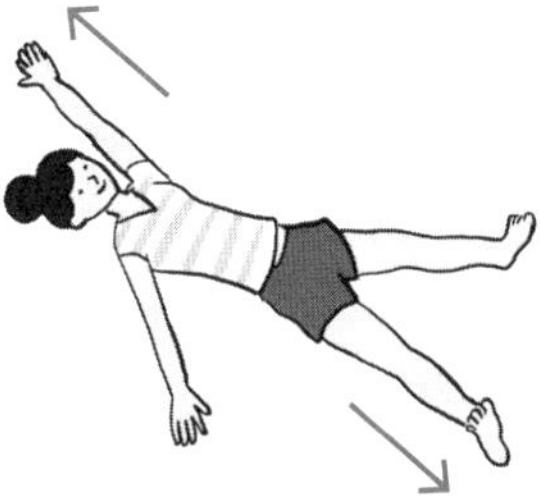

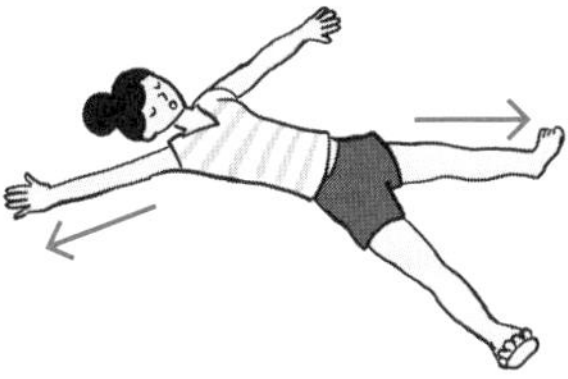

3 5秒キープしたら脱力し、楽な姿勢で深呼吸を5回行う。ステップ1に戻り、2とは左右の手足を入れ替えて、同様に行う。

4 最後は両手、両脚で行う。両手を斜め上に伸ばし、息を思いっきり吸った後、少しずつ吐きながら左右のかかとを遠くへ突き出すように伸ばす。同時に左右の手を斜め上に伸ばし、5秒キープした後に脱力する。そのまま楽な姿勢で深呼吸を5回行う。

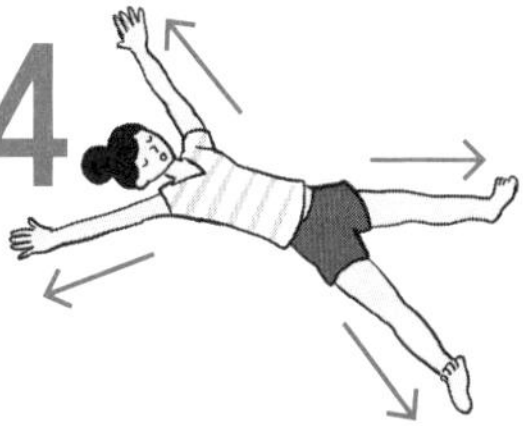

Check!
手脚を伸ばした後、脱力して深呼吸をしているときに体が整います。深呼吸を繰り返しながら、よりリラックスすることを心がけましょう。

コラム3

食べ物で体を温める

ここでは、食事から体を温める方法を紹介します。

食べ物の陰陽と体の関係

東洋医学では、体を冷やす食べ物を「陰性《いんせい》」、体を温める食べ物を「陽性《ようせい》」、その中間の食べ物(体のバランスを保ってくれる)を「中庸《ちゅうよう》」といいます。

寒い地方で育つ食べ物は、その地に住む人たちの体を温める必要があることから陽性の食べ物が多く、暑い地方で育つ食べ物は、その地に住む人たちの体を冷やす必要があることから陰性の食べ物が多くなっています。

陰陽のバランスが崩れてくると、体の冷えなどさまざまな不調があらわれるといわれているため、食事をするときは陽性と陰性のバランスをとることが重要です。

陰性の食べ物は陽性に変えられる

夏野菜など陰性の食べ物が体を冷やすとされるのは、カリウムが多く含まれるからです。

カリウムは熱と水に弱く、煮ると食べ物から溶け出し、栄養素はそのままで陰性が陽性に変わって、体を冷やさない食べ物にできます。

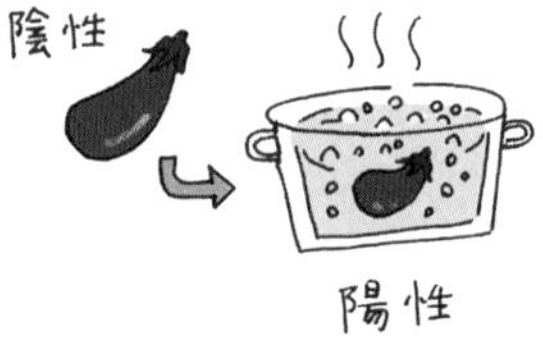

下半身を強くしたいときは陽性の根菜がオススメ！

レンコンやゴボウ、にんじんなど、土の中で育つ根菜は、煮て食べると体を温める働きがあります。

東洋医学には、人の体は、いつも食べているものに類似してくるという考え方があり、人間の下半身は体を支えることから、植物の「根」にあたると考えられています。

下半身に冷えが起こりやすい人は、冷え改善のためにも根菜類を積極的に摂るようにしましょう。

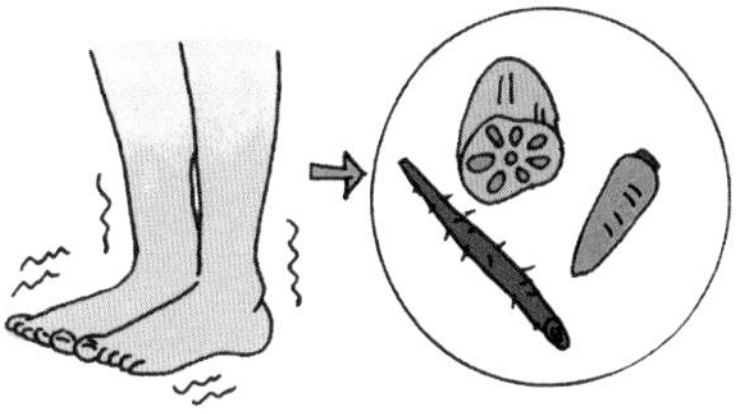

代謝を促す酵素で体を温める

酵素を多く含む発酵食品や野菜、果物、野草などを発酵してつくられた酵素は、代謝を促し体を温める働きがあります。

発酵食品に多く含まれる「酵素」はたんぱく質の一種で、食べたものを分解したり代謝などの役割を果たしています。正常な代謝を維持していくためには「酵素＝働くたんぱく質」を育てないといけません。体温が低い方やなかなか疲れがとれない方は、酵素をとるようにして陰陽のバランスを整えましょう。

冷え性にオススメ！　温め食材

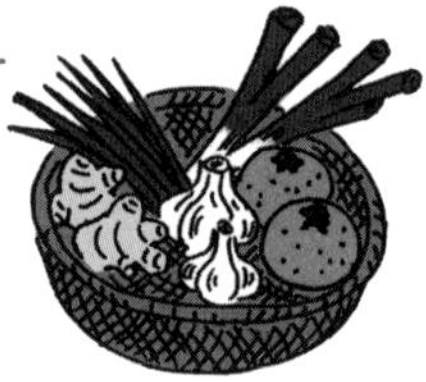

東洋医学で冷え性に効果があるとされている代表的な陽性の食材を紹介します。ぜひ活用してください。

しょうが	生のしょうがは血圧の上昇と発汗によって解熱する作用があるため、風邪のときにオススメ。しょうがを干したものは漢方薬にも使われており、お腹（特に胃腸）を温めたいときに適している。
にんにく	胃を温める作用があることから、胃ガンの予防効果があるとされている。生のにんにくは刺激が強いので焼くなどして熱を通すこと。2かけほどがオススメ。
ねぎ	寒気をともなう風邪を追い払う効果がある。気のめぐりもよくなる。長ねぎの絞り汁にごま油を少し混ぜて空腹時に1日2回3日間飲み続けると、冷えの解消が期待できる。
唐辛子	代謝を上げて、血液循環をよくする。発汗作用で老廃物を排出する。
こしょう	冷えからの胃の痛みや下痢が回復する効果がある。
しそ	発汗作用があり、風邪をひきそうなときは、ウイルスなどを体外へ発散させる効果がある。
ニラ	胃腸を温める。気のめぐりもよくなる。
みかん	みかんの皮を干したものは漢方薬にもよく使われ、百病にも効くといわれている。

第4章

健康的な若々しさも足温めから

アンチエイジングのカギは足にあり

カナダで著名な医学者であり、内科医であるウイリアム・オスラーは「人は血管とともに老いる」といっています。

血管の老化が全身の老化の原因となり、寿命や健康状態に影響するという意味です。実際、血管が若いと、元気で病気になりにくく、長生きしやすい傾向にあります。

血管の老化は、「動脈硬化」と呼ばれます。

この言葉を耳にしたことがある方は多いでしょう。

動脈硬化は、動脈のしなやかさが失われ、血管の壁が厚くなり、硬くなってしまう状態です。血管内に余分なコレステロールなどが沈着してプラークと呼ばれるコブのようなかたまりをつくったり、血栓が生じて血管の通り道が狭くなってしまいます。

血液の循環が悪くなるため、酸素や栄養素をうまく運ぶことができなくなり、体の臓器や組織に障害が起きやすくなります。

また、血管自体ももろくなり、破れやすくなるため、心筋梗塞や狭心症などの心疾患、脳梗塞や脳出血などの脳疾患、腎臓病や腎不全などといった病気の引き金にもなりかねません。

血管は老化していても、あとは何の問題もなく健康で元気です、というのは難しいといわざるを得ないでしょう。

血管の老化、つまり動脈硬化の原因は、冷え、運動不足、喫煙、高血圧、ストレス、メタボリックシンドローム、加齢などによる血液の汚れだと考えられています。

汚れている血液は、ドロドロ、ネバネバして流れにくくなり、血管の内部にある老廃物や悪玉コレステロールなどの汚れをどんどん堆積させ、結果、血管を硬くしてしまうのです。

ガンも血液の汚れが発症の要因のひとつとされています。

汚れた血液が体内をめぐると、体が反応していたるところで炎症を起こしはじめます。

これらが血流を妨げるため、血液が冷たくなり、結果、冷えと炎症を繰り返し、免疫力が低下して、ガンが発症してしまうのです。

「すべての病気は血液の汚れからくる」という言葉がありますが、健康で、元気に、若々しく、長生きするには、血液サラサラで血管がしなやかで健康であることが必須なのです。

足を温め、足の機能を正常に活動させることが、血液や血管を健康に保つことにつながります。

巻頭でもお話ししましたが、足を見れば、体、心の不調がわかります。

それだけ、足と体全体の関係が深いということです。

足をケアすることで、健康な体を手に入れるだけでなく、アンチエイジングの効果も得られるのです。

アンチエイジングのカギは足にある、といってもいいでしょう。

顔色と足裏の色は一緒!?

これまで約8万人の足の裏を見てきてわかったことがあります。
それは、足裏の色と顔の色は、ほぼ同じだということです。
足裏の色があまりよくないときは、お顔の色も決してよくない、ということです。

足裏と顔の色がなぜ一緒なのか、と思う方もいるかもしれませんが、人の体は隅から隅まで血管（血液）でつながっているからです。

体の調子は血液にあらわれます。

たとえば、体調が悪いと血流が悪くなり、老廃物が溜まり、ドロドロして黒っぽい血になります。健康なときは、サラサラで、赤い血（鮮血）です。

相手の「顔色を見る」という言葉があるように、私たちは昔から、顔の色から体調や心の様子を推し量ってきましたが、同じように足裏からも推し量ることができます。
それぞれ見ていきましょう。

●足裏が赤色の場合

怒っていたり、イライラしたりしているときの過剰なエネルギーで真っ赤になります（顔と同じですね）。また、内臓に炎症が出ているときも赤くなるので、注意が必要です。

●足裏が紫色の場合

うっ血したような色です。血液やリンパの滞りなどにより、排泄不良の状態です。肺の機能が低下し、血中の酸素が不足すると紫になります。

●足裏が黄色の場合

寝不足や過労など、つい頑張りすぎてしまう方に多く見られます。肝臓機能が低下したり、胆管の詰まりなどで胆汁がうっ滞すると、ビリルビンという皮膚を黄色くする色素が血液中に多くなります。つまり、疲れで肝臓が弱り、解毒がうまくいっていない証拠です。

●足裏が白色の場合

顔と同じで、血の気が引いていると白っぽくなります。つまり、貧血・低血圧の方など、エネルギーが不足していて気力が足りていない方、また、足が冷えている方に多く見られます。

血液の赤はヘモグロビンの色です。赤みが少ないということは、そのヘモグロビンが不足していることも考えられます。あまり、白っぽい状態が続くようなら、何かのシグナルかもしれません。毎日、確認するようにしてください。

足裏の色が不調をあらわしているときは、足湯で整えましょう。両足が淡いピンク色になって、肌がピカピカしてきたら、健康を取り戻した証です。

筋肉をやわらかくして若返る

若いうちは筋肉がやわらかい（柔軟性がある）うえに、筋肉量が多いので、少々体を酷使しても、体調を崩すなどといったトラブルは起きにくいものです。

ところが、年齢を重ねると筋肉の量が減少し、柔軟性がなくなって硬くなってしまいます（よく弾力を失ってしまった「伸びたゴム」に例えられます）。

また、慢性的に冷えを抱えていると筋肉を硬くするため、老化を促進するうえに、体を柔軟にサポートできないため、関節痛などといった諸症状も引き起こします。

つまり、**元気に若々しくあるには、やわらかな筋肉であることが大切なのです。**

第1章でお話ししたように、熱をつくり出すのは筋肉の役割です。ところが、筋肉が硬いとその機能が低下してしまいます。さらに、ふくらはぎのポンプ機能も十分な役割を果たすことができなくなってしまいます。

筋肉は血液を多く含んでいるため、冷えや老廃物の影響を受けやすいので、一度、その悪循環に陥ってしまうと、抜けることがなかなか困難です。

この不調を改善するには、足温めとストレッチが有効です。

私のオススメは「ハムストリングス」を使ったストレッチです。

「ハムストリングス」とは、太ももの裏側にある3本の筋肉のことです。歩いたり走ったりするうえでとても重要な働きをしています。

その分、筋肉量も多いため、定期的にストレッチを行うことで、さまざまな不調を回避できます。ストレッチの仕方は、次ページのとおりです。

このストレッチを習慣にできれば、常に温かくて新鮮な血液が循環し、筋肉が硬くなることを防いでくれるのでオススメです。

筋肉をやわらかく保つことは、筋肉の老化を遅らせることにもなります。

適度なストレッチを心がけましょう。

ハムストリングスを柔軟にする

ストレッチの仕方

1 仰向けに寝て両脚を上げてクロスさせ、タオルの両端を持ってヒザ下にタオルをかける。

2 お腹にグッと近づけるように両手を手前に引いたり、緩めたりする。

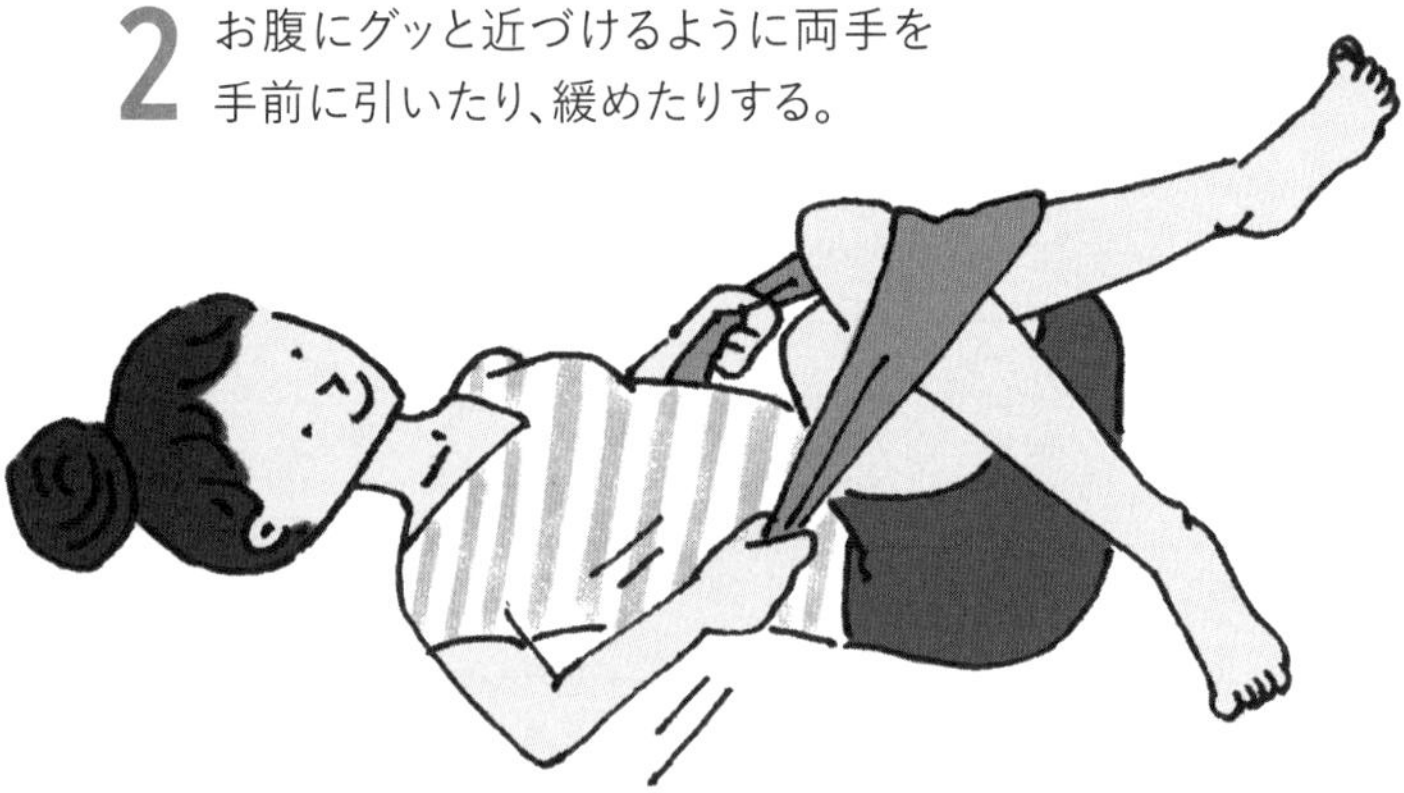

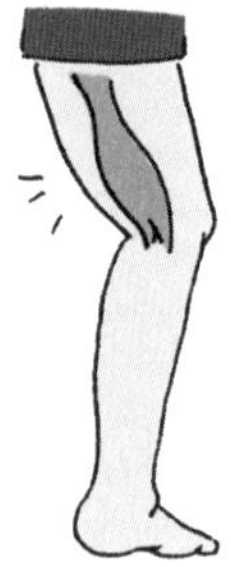

ハムストリングスとは

太ももの裏側の3本の筋肉(大腿二頭筋(だいたいにとうきん)、半膜様筋(はんまくようきん)、半腱様筋(はんけんようきん)を指す呼び方です。ハムストリングスが硬いと骨盤のゆがみ、O脚などの原因にもなります。

抜け毛、薄毛も温めでおさえる

低体温により血流や新陳代謝の悪い状態が続くと、頭皮の皮脂が過剰に分泌されて毛穴を塞いでしまい、髪の毛に必要な栄養が頭皮や髪の毛までうまくいきわたらず、薄毛・抜け毛につながってしまいます。

また、血がドロドロ、ネバネバの汚れた状態も同様に、髪の毛のトラブルにつながります。

抜け毛のトラブルを抱えているようであれば、**薬用のシャンプーを使ったり、頭皮ケアをするだけではなく、足を温めて血流をよくすることで改善がはかれます。**

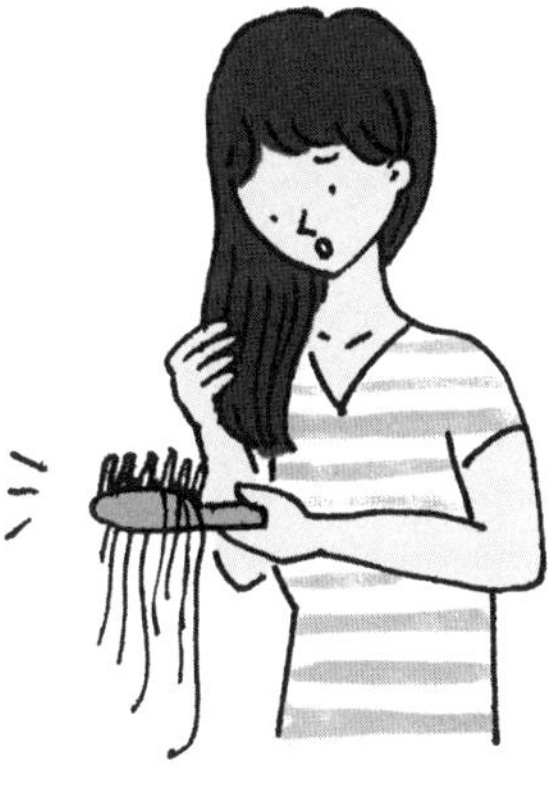

また、足温めをしながら、頭皮マッサージをすると頭の血行がよくなり、薄毛・抜け毛を防ぐことができます。

マッサージの方法はとても簡単です。おでこの生え際に5本の指を当て、そのまま痛気持ちいいくらいの力を加えながら、生え際→頭頂→後頭部へと指を滑らせていきます。これを5回繰り返します。

この頭皮マッサージは、顔のリフトアップにも効果があります。

若いうちは表情が変わるのに合わせて前頭葉（おでこのすぐ上の中央）部分の頭皮も一緒に動くため、おでこにシワができにくいのですが、齢を重ねるとともに前頭葉から頭頂部にかけて（老化で）頭皮が硬くなってしまい、表情が変わっても頭皮は動きません。そのため、おでこだけが上がることになり、シワをつくり、顔がたるんできます。

頭皮の血行改善によって髪の毛と顔のアンチエイジングになります。足湯や半身浴をしながらマッサージしてあげてください。

足ツボでマイナス5歳の若返り

足には、たくさんの内臓器官に対応する反射区と東洋医学の経穴があり、その効能は多岐にわたります（いずれも一般的にはツボと呼ばれる）。

本章のテーマである若返りに効くツボもたくさんあります。

ツボを刺激すると、神経を通って、まず脳に伝達がいきます。伝達を受けとるのは、視床下部《ししょうかぶ》というところです。血流や体温、代謝やホルモンバランス、消化や吸収など、あらゆることをコントロールしている器官で、伝達された内容を整理し、対応する臓器や器官に指令（刺激）を出します。

若返りに効くツボは、多くがホルモンの分泌を促す働きがあります。

その中でも特に、みなさんにオススメの若返りに効くツボを紹介していきましょう。

脳下垂体《のうかすいたい》の反射区

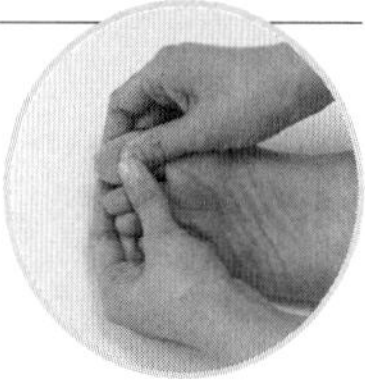

両手の親指を重ねてツボに当て、ゆっくりと息を口から吐きながら7秒かけて少しずつ強めに押していく。そのあと息を鼻から吸いながら3秒かけて力を抜く(10回ほどが目安)。これを1日2回行う。

両足の親指の真ん中にあるツボ。刺激することでシミ、シワ、肥満、白髪などの老化症状を改善できます。

脳下垂体から分泌される成長ホルモンには、体の組織を再生する働きがあるため、細胞の成長とともに再生し、若さを保つ働きをします。

また、肌にハリや弾力を与えるコラーゲンやエラスチン、うるおいを与えるヒアルロン酸をつくっている線維芽《せんいが》細胞を増やす働きがあり、肌を若返らせてくれます。

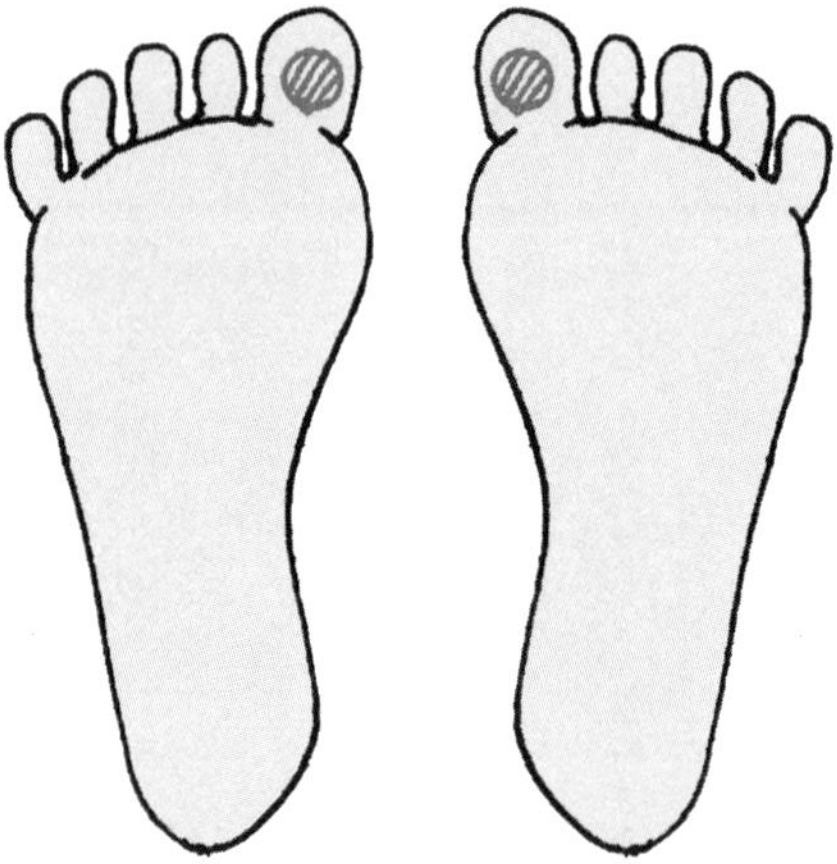

若返りポイント 成長ホルモンは睡眠中に大量に分泌されるので、寝る30分くらい前にツボを押すのがオススメです。

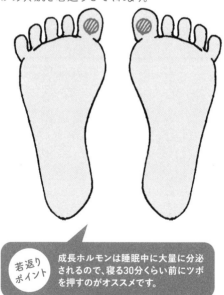

肝臓《かんぞう》の反射区

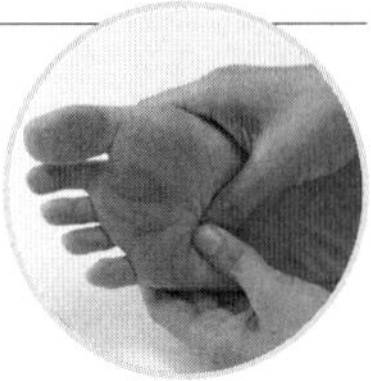

両手の親指を重ねてツボに当て、ゆっくりと息を口から吐きながら7秒かけて少しずつ強めに押していく。そのあと息を鼻から吸いながら3秒かけて力を抜く（10回ほどが目安）。これを1日2回行う。

右足の小指と薬指の延長線上にあるツボ。若さを保つために欠かせないツボといわれています。

脳下垂体で分泌された成長ホルモンは血中で長く活性を維持できないので、「成長因子（せいちょういんし）」というものに変化させて効力を維持します。その仕事を担っているのが肝臓です。つまり、若々しさの源を体の中にたくさん残しておくためにも、ツボを押して肝臓の調子を整えましょう。

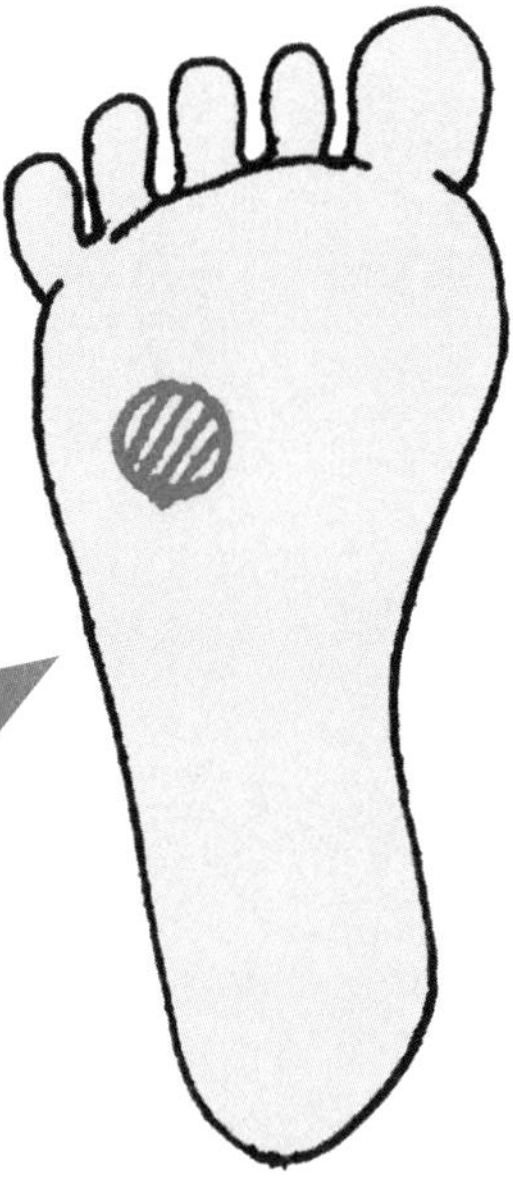

若返りポイント

肝臓のツボも成長ホルモンに関係するツボです。脳下垂体のツボ（184ページ参照）とセットで刺激すると若返りに効果大です。

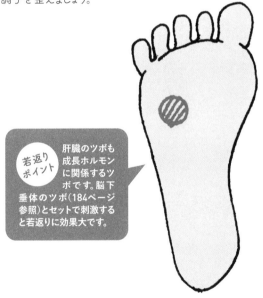

甲状腺《こうじょうせん》の反射区

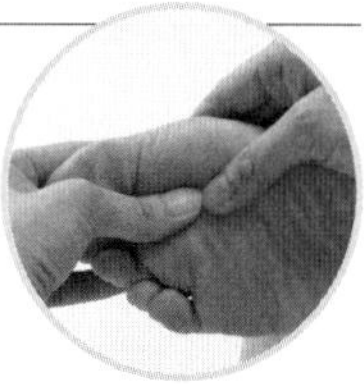

両手の親指を重ねて足の親指の下のふくらみの横に当て、ゆっくりと息を口から吐きながら7秒かけて少しずつふくらみ方向に強めに押す。そのあと息を鼻から吸いながら3秒かけて力を抜く(10回ほどが目安)。これを1日2回行う。

両足の親指の付け根下のふくらんだ部分が甲状腺のツボです。

甲状腺には脂肪や糖分を燃焼し、エネルギーに変える新陳代謝機能があり、甲状腺が活発になると、元気と若さを保つことができます。

また、体の発達や脳の活性化、骨を守る血中カルシウムの調整、血中コレステロールを下げる働きがあります。

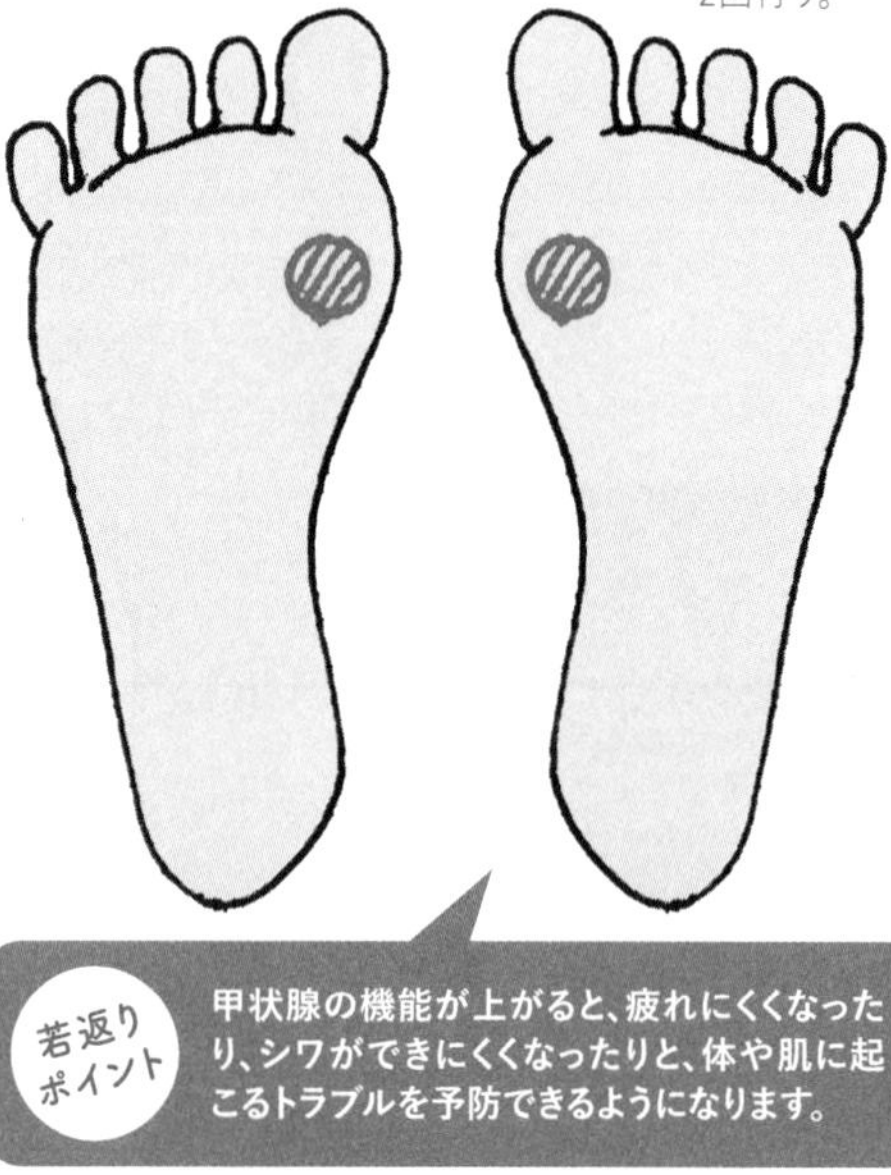

若返りポイント 甲状腺の機能が上がると、疲れにくくなったり、シワができにくくなったりと、体や肌に起こるトラブルを予防できるようになります。

生殖器《せいしょくき》の反射区

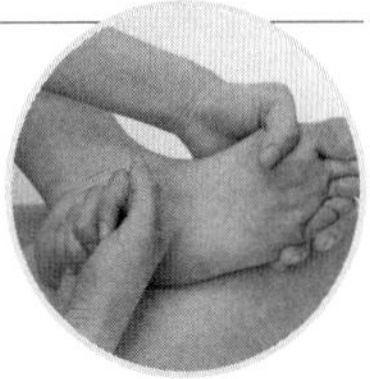

ゆっくりと呼吸を整えながら(息を口から吐いて、鼻から吸う)、グーの手で10秒(30回)ほどツボをたたく。これを1日2回行う。

　精力は心身の活動の源でもあります。両足のかかとにある生殖器のツボは男女問わず若返りの効果があります。

　また、生殖器のツボがあるかかとは、体の不調があらわれやすい場所でもあります。ツボだけではなく、かかと全体を揉み続けるだけでも血流がよくなり、ひび割れのないやわらかなかかとになります。また、お腹やお尻の冷えも改善されます。

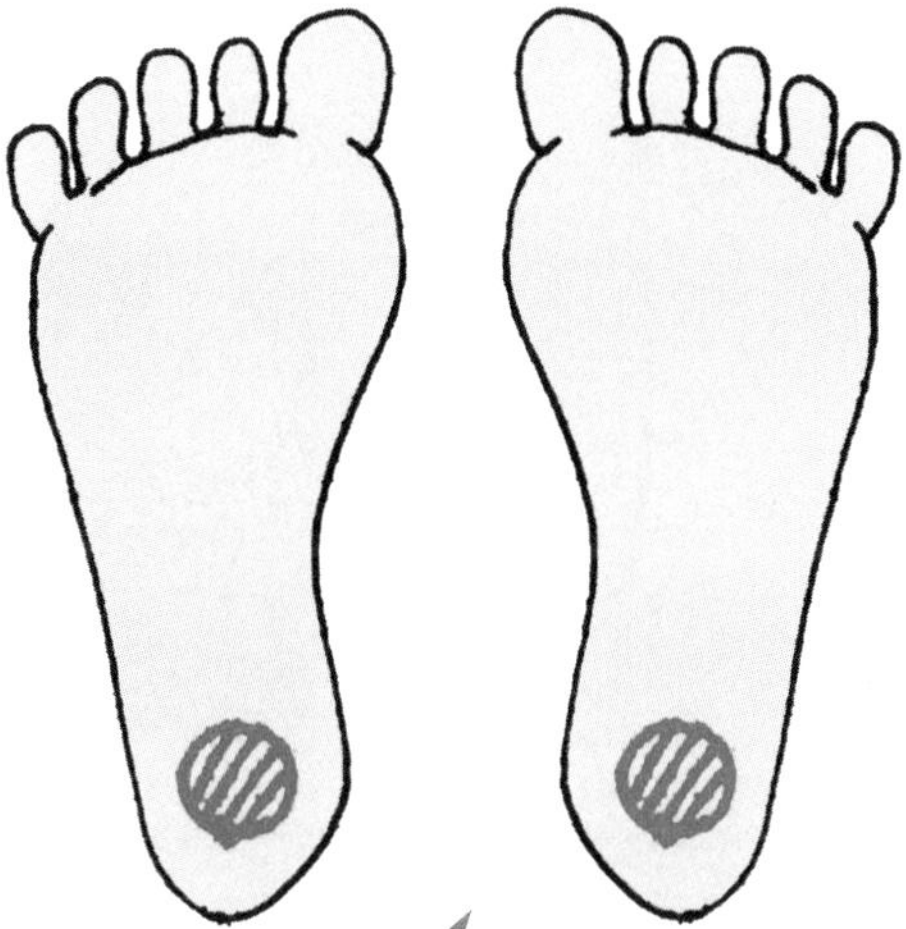

若返りポイント

年齢とともに衰えてしまう生殖機能が回復し、精力がアップします。

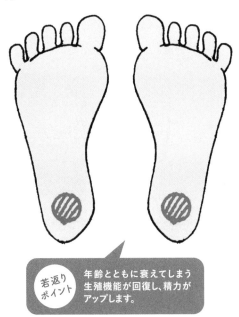

三《さん》陰《いん》交《こう》のツボ

両脚の内くるぶしの高いところから指4本分ほど上にある三陰交のツボは、冷え性やむくみ、生理痛・生理不順などの婦人科系のトラブル、更年期障害に効果を発揮します。また、女性ホルモンを活性化させる働きがあります。

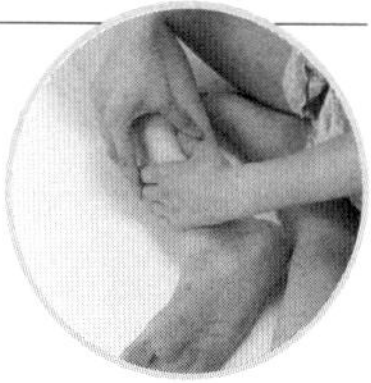

両手の親指を重ねてツボに当て、ゆっくりと息を口から吐きながら7秒かけて少しずつ強めに押していく。そのあと息を鼻から吸いながら3秒かけて力を抜く(10回ほどが目安)。これを1日2回行う。

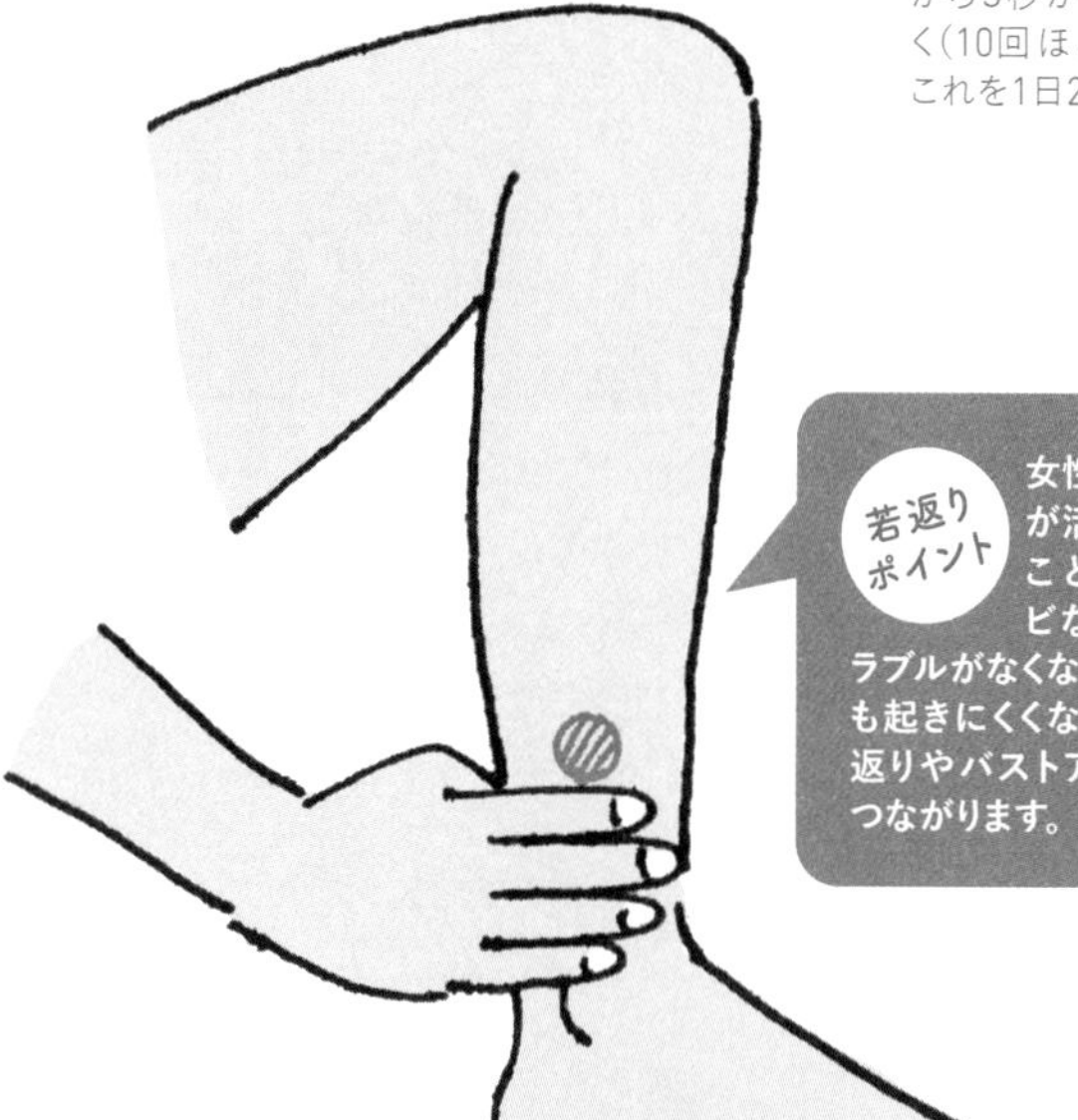

若返りポイント

女性ホルモンが活性化することで、ニキビなどの肌トラブルがなくなり、肌荒れも起きにくくなります。若返りやバストアップにもつながります。

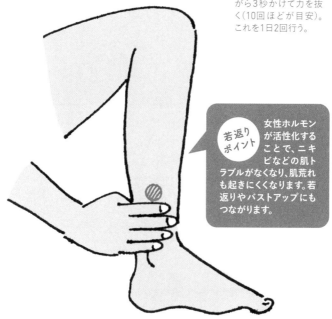

血海《けっかい》のツボ

両脚のヒザの皿の内側から指3本分ほど上にあるツボが血海です。三陰交のツボ（188ページ参照）と同じく、若々しくなる女性ホルモンを活性化させる働きがあります。

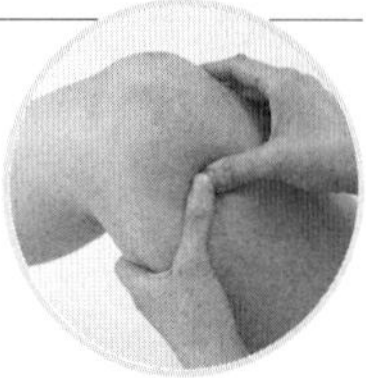

両手の親指を重ねてツボに当て、ゆっくりと息を口から吐きながら7秒かけて少しずつ強めに押していく。そのあと息を鼻から吸いながら3秒かけて力を抜く（10回ほどが目安）。これを1日3回行う。

若返りポイント
女性ホルモンが活性化するとヒアルロン酸とコラーゲンを増やす働きをするため、肌にハリや潤い、ツヤが出るうえに、たるみに効果があります。

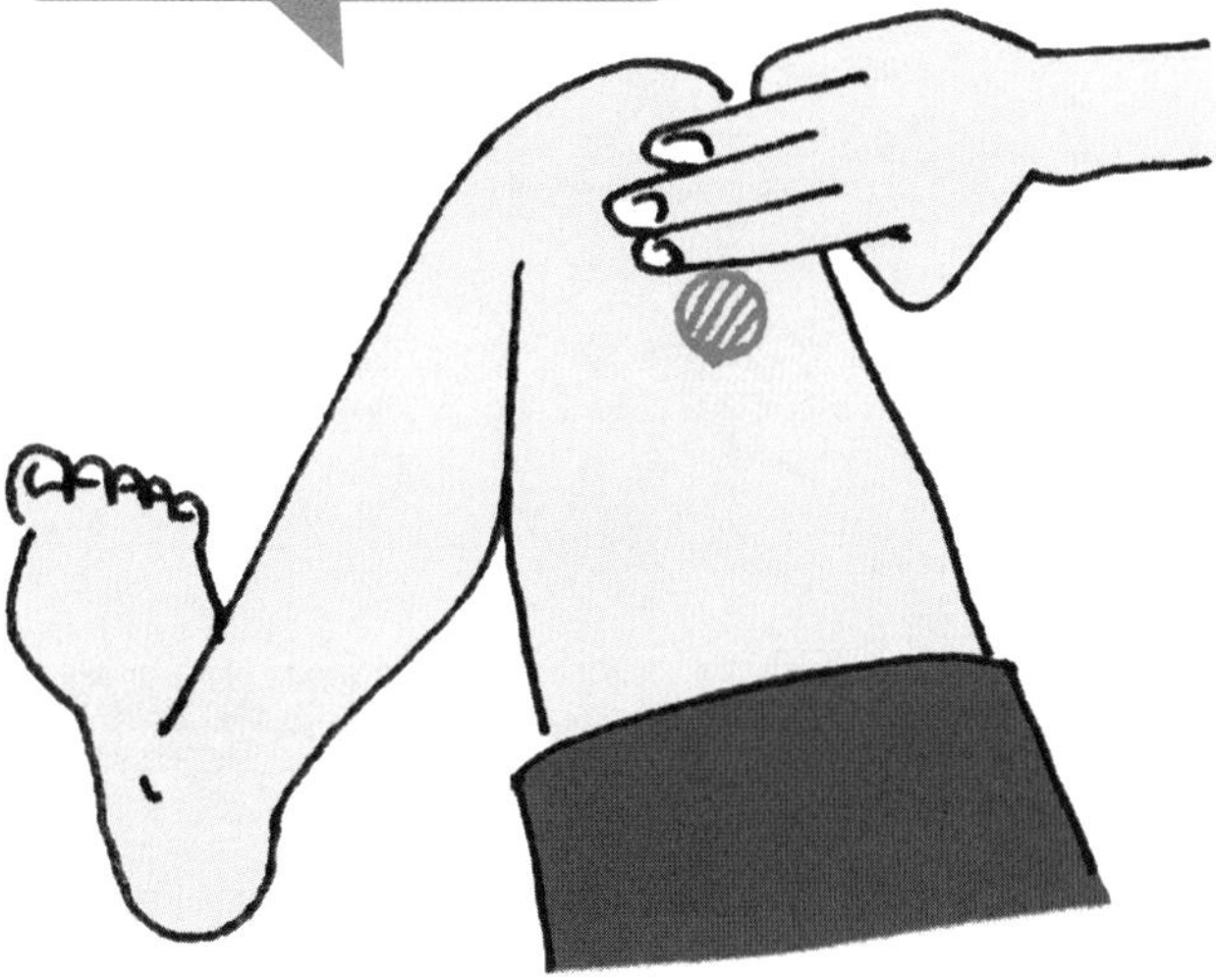

築賓《ちくひん》のツボ

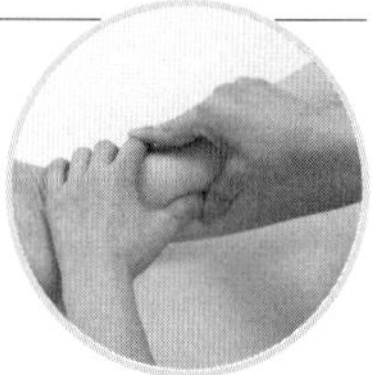

両脚の内側のくるぶしとヒザ裏をつなぐ線を3等分した下から1/3の部分（内側のくるぶしから指5本分ほどのさらに指1本分ほどふくらはぎ側）にあるツボが築賓です。冷えに素早く効くため、意識して押してほしい、とっておきのツボです。

下半身の血流をよくし、解毒の作用があります。冷えやむくみ、疲労、こむら返り（ふくらはぎの筋肉の痙攣《けいれん》）、精力減退などにも効きます。

両手の親指を重ねてツボに当て、ゆっくりと息を口から吐きながら7秒かけて少しずつ強めに押していく。そのあと息を鼻から吸いながら3秒かけて力を抜く（10回ほどが目安）。これを1日2回行う。痛気持ちいい程度の強さで押すのがコツ。

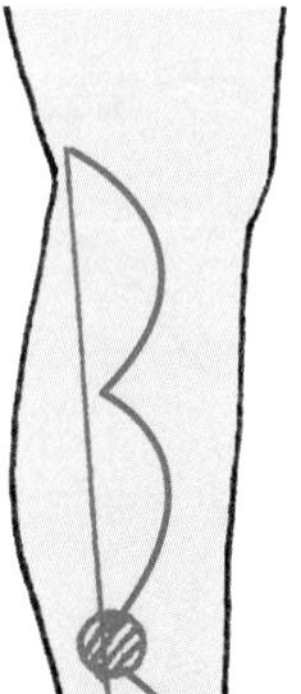

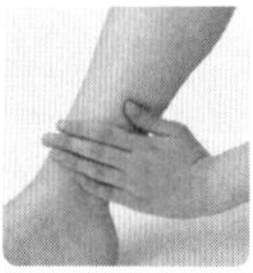

1 内側のくるぶしの上に指5本を置く。

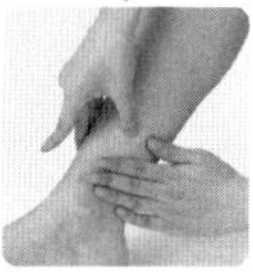

2 反対側の手の親指で、**1**の場所を押さえたまま、指1本分ふくらはぎ側のツボを押す。

若返りポイント **体の代謝を高めて肌をキレイにしてくれます。美白効果があり、シミや色素沈着を防ぐことができます。**

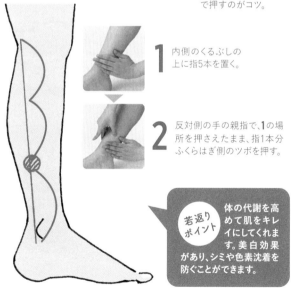

足三里《あしさんり》のツボ

両脚の外側のヒザ下から指4本分下にあるくぼみが足三里のツボです。さまざまな病気の予防と疲れをとる効果があり、体力をつけるのにもってこいのツボです。

むくみにも効果があり、胃腸を整えてくれます（腸内環境がよくなると若返り効果が高まります）。デトックス、免疫力アップ、代謝アップ、病気予防と若い体をつくる要素をほぼすべて兼ね備えているため、「万能のツボ」と呼ばれています。

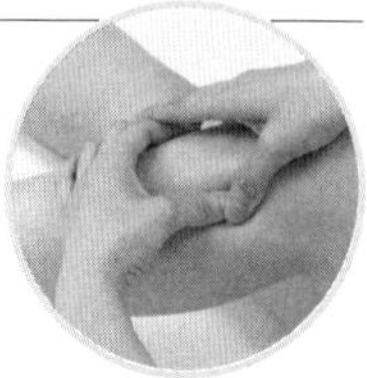

ヒザを立てて内側に少し倒し、両手の親指を重ねてツボに当て、ゆっくりと息を口から吐きながら7秒かけて少しずつ強めに押していく。そのあと息を鼻から吸いながら3秒かけて力を抜く（10回ほどが目安）。これを1日2回行う。

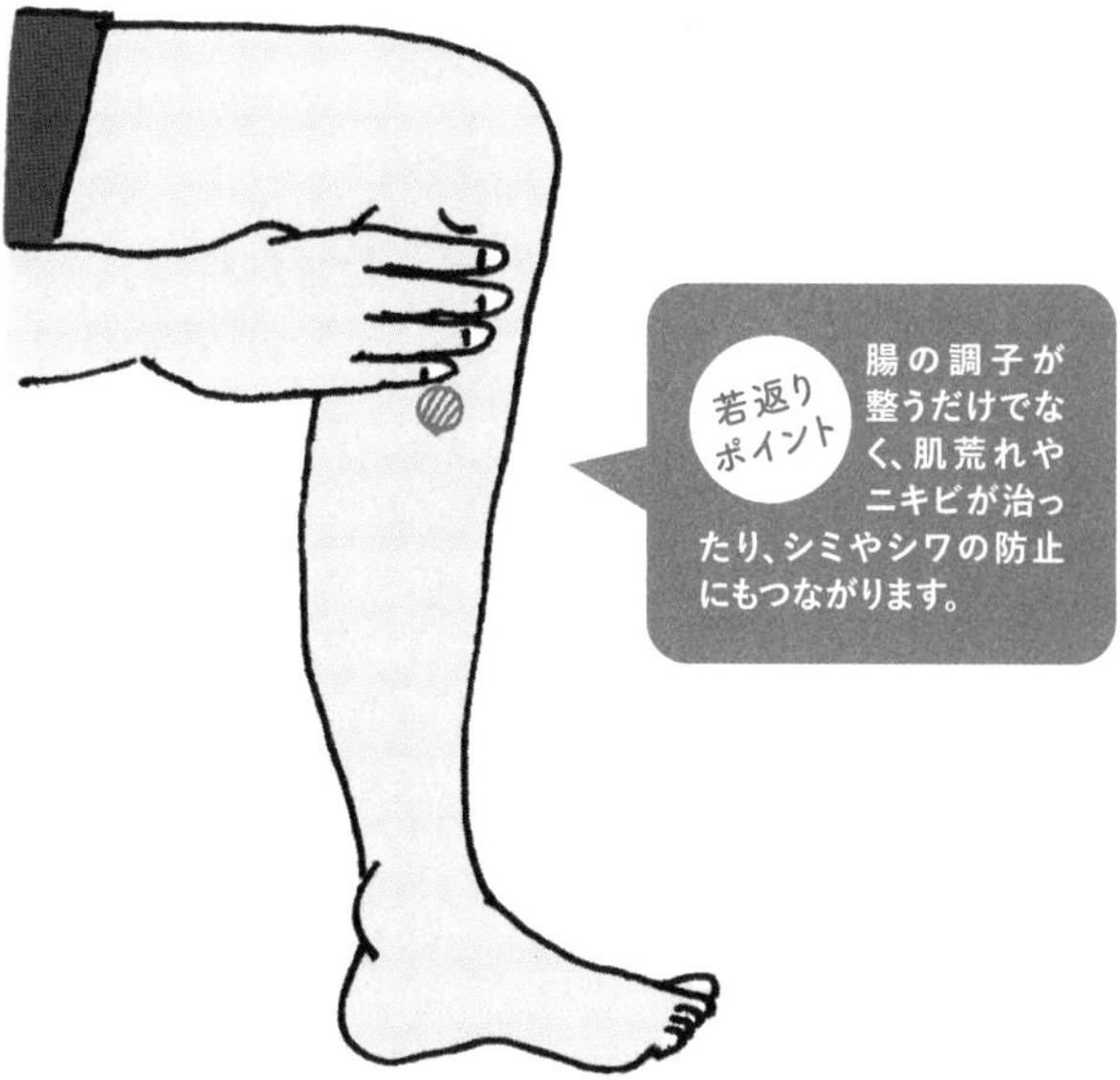
若返りポイント
腸の調子が整うだけでなく、肌荒れやニキビが治ったり、シミやシワの防止にもつながります。

足心《そくしん》のツボ

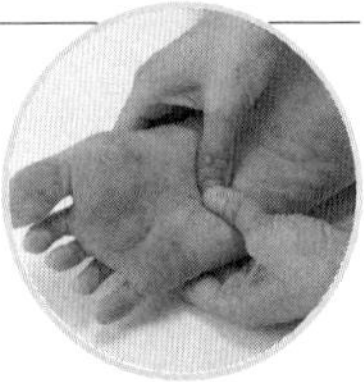

両手の親指を重ねてツボに当て、ゆっくりと息を口から吐きながら7秒かけて少しずつ足の甲側に近づけるように強めに押していく。そのあと息を鼻から吸いながら3秒かけて力を抜く(10回ほどが目安)。これを1日2回行う。足の裏側を甲側からも押すようなイメージでグッと押すとしっかりとツボを刺激することができる。

両足の足裏の真ん中にあるツボが足心です。ここを押すと腎臓の働きがよくなり、体内の水分量を調整してくれるため、水太りやむくみに効果があります。むくみやすい体質で顔や体がパンパンになってしまうという人に特にオススメです。

若返りポイント 腎臓の働きがよくなるとむくみがとれて、すっきり小顔の効果が期待できます。

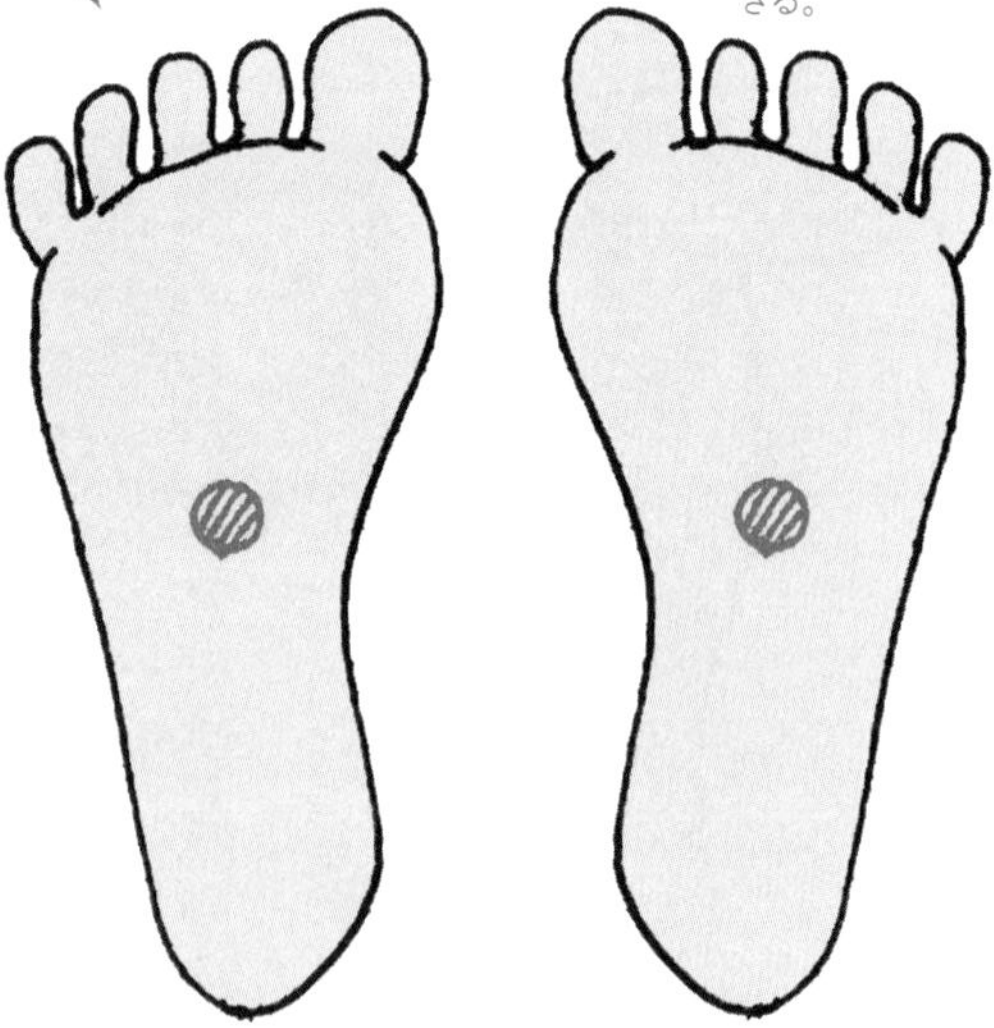

湧《ゆう》泉《せん》のツボ

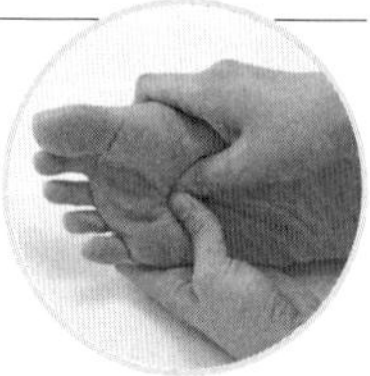

両足の指を曲げたときにへこんだ部分が湧泉のツボです。元気（原気）が泉のように湧いてくるという意味をもっています。

体力、気力を高め、疲労、精力減退、若返りに効力があります。

両手の親指を重ねてツボに当て、足の甲側に近づけるようにゆっくりと息を口から吐きながら7秒かけて少しずつ強めに押していく。そのあと息を鼻から吸いながら3秒かけて力を抜く（10回ほどが目安）。これを1日2回行う。足の裏側を甲側からも押すようなイメージでグッと押すとしっかりとツボを刺激することができる。

若返りポイント 若さを保つのに大切な気力が湧き、体と表情が元気になり、見た目の若返りにつながります。

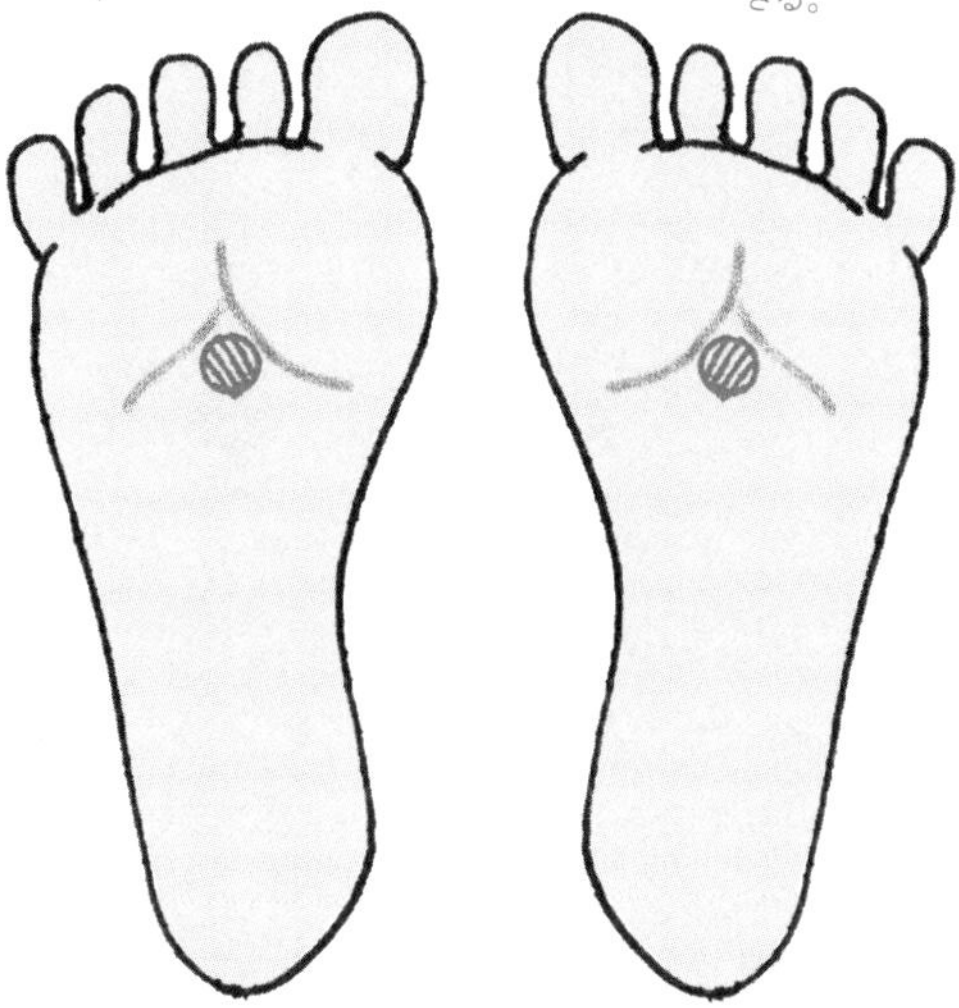

コラム 4

足指でわかる！性格、運命診断!!

足を見るとその人の性格や人となり、運命、積極性などがわかります。自分はどのタイプか、チェックしてみましょう。結構、当たりますよ♪

診断ポイント
1)
指先の形

性格をチェック！

足の指先の形からその人がどんな性格かわかります。新たな自分を発見できるかもしれません。左右どちらの足で見ていただいても大丈夫です！　もし、丸くもあり四角くもあるなど2つ以上のタイプが入っている場合、そのタイプすべての性格が入っているということになります。

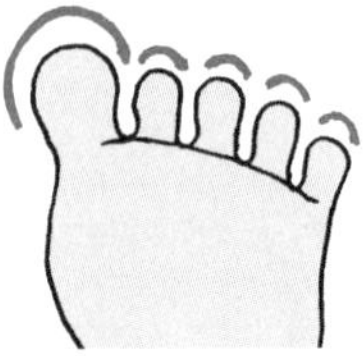

指先が全体的に丸いタイプ

指先が全体的に丸くて肉厚で、隣の指同士がくっついているタイプ。性格は人にいつもやさしくて、おっとりしたタイプ。話し方もゆっくりしています。

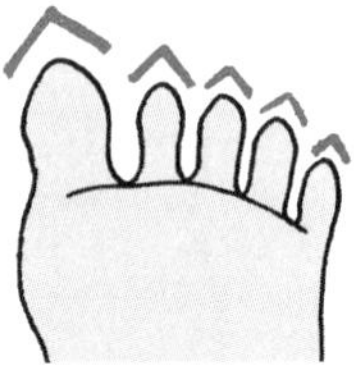

指先が尖ったタイプ

指先が尖ったような形をしていて、全体的に細くて長い指をしているタイプ。性格は話にまとまりがあり、話し上手で盛り上げ上手。全体をとりまとめるのも上手な人です。

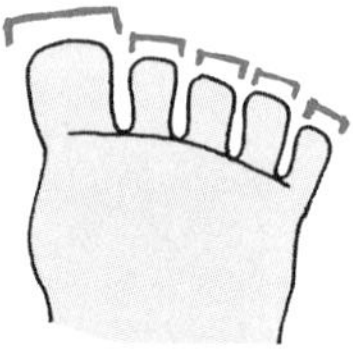

指先が角ばっているタイプ

指先が角ばっていて関節部分が少しゴツゴツしているタイプ。性格は几帳面。技術者・研究者に向いていて、ひとつのことを広く追求するのが得意。生真面目で、ちょっと頑固な一面もあります。

運命をチェック！

親指は運命をあらわしているといわれています。なかでも、右足の親指は人生や経験をあらわします。あなたが今までどのように運命の道を歩いてきたかがわかります。

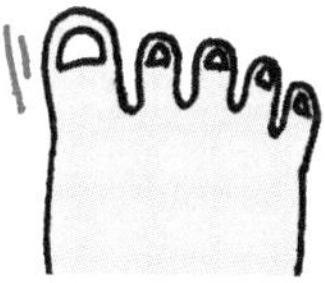

まっすぐ上を向いている親指

運命に逆らわず、運命どおりに歩いてきています。優等生タイプです。

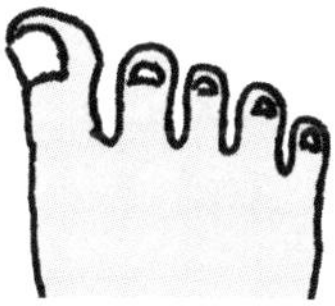

横に向いている親指

何かに影響を受けながら運命を受け入れるタイプ。人の意見を聞き入れやすいところがあります。

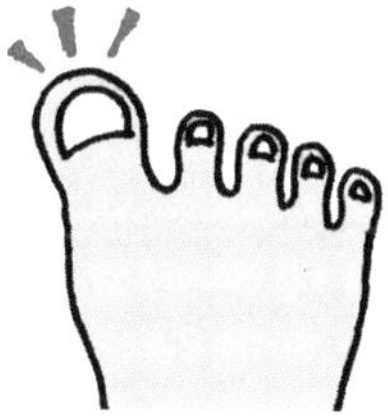

ほかの指にくらべ、とても大きい親指

意志、目的を達成する力があります。運命は自分で切り開くものだと思っているタイプです。

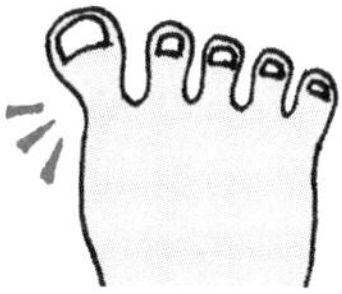

指先が大きくて根元が細い親指

行動する前に頭で徹底的に考えるタイプ。行動に移すのがやや遅くなることもあります。常にシミュレーションを繰り返しているので、失敗が少ないです。

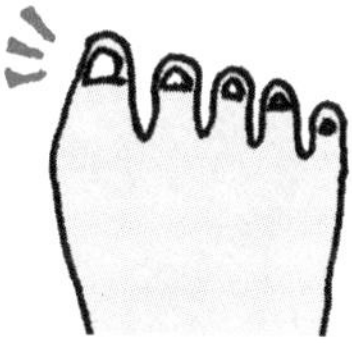

指の根元が太くて指先が小さい親指

考えるより先に行動するタイプ。勘違いがやや多い部分もあります。人からの信頼が厚いです。

診断ポイント 3 指のすき間

積極性をチェック！

足の指と指のすき間を見るだけで、積極性や社交性などの性質がわかります。チェックするのは、どちらの足でもかまいません。

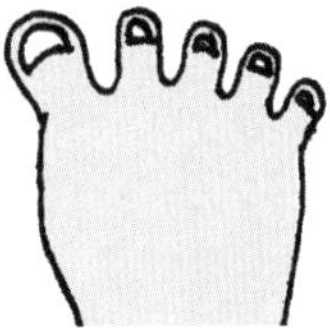

足の指の間が均等に広い人

指のすき間が5mm前後。

積極的で大胆な性格です。まわりにいつも人がいる、みんなの人気者です。

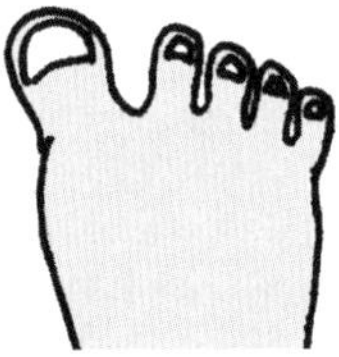

親指と人差し指の間隔が広い人

指のすき間が5mm～1cmほど。

リーダータイプ。直感、想像力が豊か。積極的で統率力に優れています。慎重な一面を持ち合わせています。

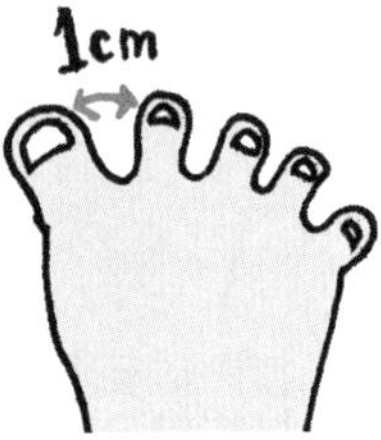

足の指のすき間が広すぎる人

指のすき間が1cm以上。

人と違う発想の持ち主でアイデアパーソン。変わり者だけれど、特殊な才能を発揮できます。

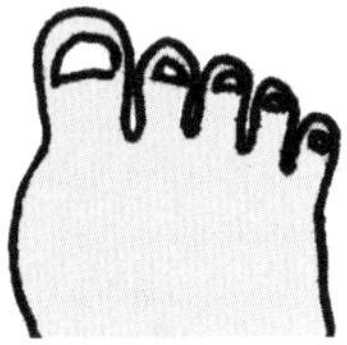

足の指のすき間がない。もしくは、狭い人

指のすき間が1mm以下。

何をするにも慎重で保守的。穏やかに過ごすのが好きな安定志向タイプです。

第5章

足温めで
太らない体を
手に入れる

ダイエットの最大の敵はやっぱり冷え

ここまでさまざまな「足温め法」をお話ししてきましたが、そのほとんどにダイエットの効果もあります。

人が太る原因のひとつは老廃物、余分な水分と脂肪が蓄積されることによるむくみです。温かな血が体の隅々まできちんと流れ、リンパの働きが正常であれば、老廃物は溜まることなく流れ出し、余分な水分と脂肪は分解され、むくみも生じません。血流をよくすることで代謝もよくなるのです。

つまり、**足温めをすると痩せやすくなり、体が冷えていると痩せにくい**というわけです。

「いろいろなダイエットを試してきたけど、全然痩せないのよ…」

サロンにいらっしゃるお客様からよく聞くお嘆きの言葉です。

こうおっしゃる方を施術で触らせていただくと部分的、または全体的に冷えを感じます。

体、特に足が冷えていると血液とリンパの流れが悪くなり、そこに体内の不要な水分、脂肪、老廃物が細胞の間に溜まります。老廃物は重力に従って下のほう、つまり下半身に溜まります（下半身だけが太っている人が多いのは、そのためです）。

老廃物が溜まることによって、血流が悪くなり、どんどんむくみがひどくなり、それによってまた老廃物が溜まります。

太っている方の体内で起きているのが、この悪循環です。

ダイエットするにはこの状況の改善が必要であり、それにはやはり、足温めが効果的です。体内を正しい環境に整えることで「痩せにくい」を解消することができる、というわけです。

足温めを習慣化することで、ダイエットができるだけでなく、太りにくい体質になることができます。

代謝を上げれば太りにくくなる

加齢だけでなく、低体温も肥満の原因となります。仮に体温が1℃下がると基礎代謝が約12%も下がってしまいます。12%といえば約150kcal（女性の1日の基礎代謝量を平均1200kcalと考える）です。これは、あくまで統計的な数字ですが、太る仕組みは同じです。

時折、「体が冷えると、体温を維持しようと脂肪をどんどん燃やすから痩せると思っていた」という方と会いますが、それは大きな間違いです。基礎代謝が下がると太ってしまうことを知っておきましょう。

言い換えると、**足温めで代謝を上げて冷え体質から脱却しさえすれば、根本から改善されて温め体質になり、太りにくい体を手に入れることが可能**だということです。

冷えが改善されないと、多くのダイエットの効果はほとんどないと考えていいでしょう。コラム3（168ページ参照）でもお話ししましたが、食事制限も注意が必要です。一時的に痩せても、冷え体質が代謝を下げて体をリバウンドへと導いてしまいます。

日々、足温めを実践し、温め体質を維持すれば、太らずに済みます。とはいっても、足温めをはじめたからといって、すぐにダイエットの効果が出てくるわけではありません。

冷え体質をつくる生活習慣を見直し、基礎代謝を上げるための運動をして太りにくい体づくりをすることが、根本から体を変えることにつながります。

冷えている部分があなたの太る場所

冷えが太りやすい体をつくる要因であるとお話ししましたが、冷え性にもいろいろなタイプがあり、そのタイプによって太る部分が違います。ダイエットを実行する際は、まずどこを痩せたいかを明確にして、対策を立てましょう。

次ページのイラストと解説を見てください。冷えが起こっている部分と太る場所が同じ、または近いことがわかります。

冷えが血液とリンパの流れを悪くして、そこに不要な水分、脂肪、老廃物が溜まってしまった結果です。

つまり、「**太っている部分=冷えている部分**」なので、足温めで冷えの改善をし、太っている部分に効果的な運動を行うことで、太らない体質になるというわけです。

冷え性に多い3タイプ

末端冷え性タイプ

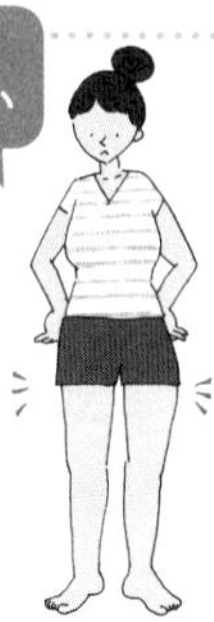

手先、足先の末端が冷えているタイプです。

- 手足がすぐ冷たくなる
- 汗をかきにくい
- 頭痛がする
- 足の指先を
  うまく動かせない

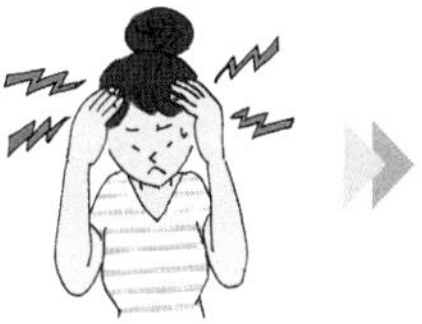

下半身冷え性タイプ

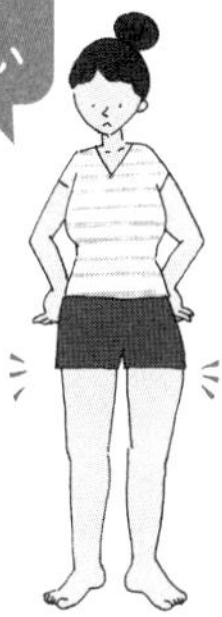

腰から下全体が冷えているタイプです。

- 手は温かいけれど足は冷たい
- 上半身に汗をかきやすい
- 足、ふくらはぎ、太もも、腰を
  触ると冷たい
- 顔のほてりなど、上半身が
  のぼせた感じがある

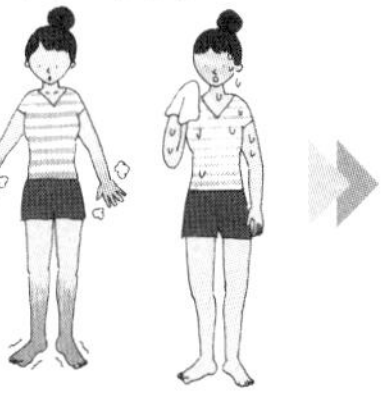

内臓型冷え性タイプ

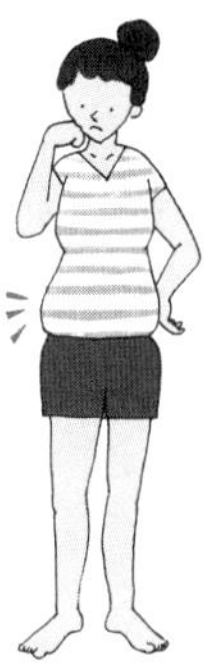

**体の表面は温かいが内臓が
冷えているタイプです。**

- 上半身だけでなく、
  足裏などにも汗をかきやすい
- 過食ぎみ
- 下腹が冷える
- お腹の調子が悪い
- 生理痛、生理不順

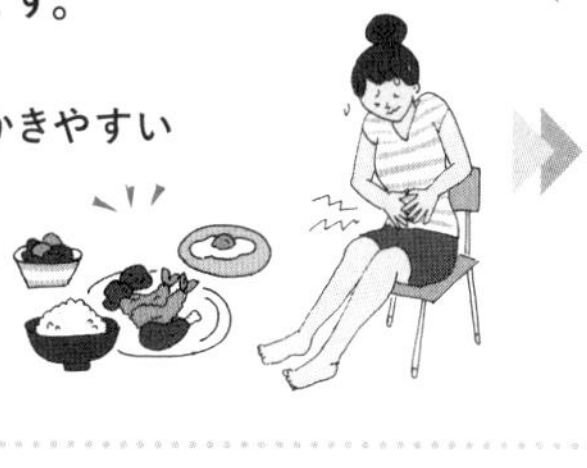

5分で痩せ出す！「ふるふるダイエット」

痩せにくい体質の方の体内は、筋肉と脂肪が巻きついたような状態になっていると考えるとよいでしょう。

つまり、痩せるには**筋肉から脂肪をはがし、リンパに流して排出することが必須です**。そんなの難しいと思うかもしれませんが、私が紹介する「ふるふるダイエット」は短時間で効果が出るだけでなく、その効果が持続します。**足温めと一緒に行うと太りにくい体質をつくることができます**。

この方法は、私が学んできたこと、さまざまな経験を基に骨と筋肉、脂肪、リンパの理論と骨格矯正などで用いている私独自の手技をミックスさせた方法です。効果は抜群で、1回の施術で太もも5㎝のサイズダウンと施術翌日に体重2kg減を実現したお客様がいらっしゃいます。

まず、骨と筋肉が接触している部分の深いところで、血流が滞っているところを離してすき間を広げ、血液が流れやすくなるようにアプローチします（206ページ参照）。手足をふるふると振るわせることで脂肪を皮膚に近い表面へ、筋肉の深いところに巻きついた脂肪を表面に浮かしてリンパ節へと移動させ、脂肪を外に排出しやすい状態にしていきます。

こうすることで筋肉と骨との癒着《ゆちゃく》がとれると、「痩せにくい」の大敵、古くなった脂肪を内側にたくさん溜め込んでいる太くて硬い脚が、とてもやわらかくなります。

ちなみに筋肉の奥深くにアプローチできれば短時間で脂肪が燃え出します。有酸素運動では脂肪が燃え出すまでに約20分はかかるといわれていますが、この「ふるふるダイエット」は、同じ状態を5分でつくることができるのです。筋肉代謝も上がり、脂肪が燃焼しやすくなります。

さらにすごいところは、血流がよくなったことで筋肉が燃えている状態が長く続くので、翌日、翌々日にサイズダウンしたり体重が減ったりと、少し時間が経ってからもっと痩せてくるところです。ぜひ試してくださいね。

\ 5分で痩せ出す！ /

ふるふるダイエット

すべて行ってもたったの3〜5分！
1週間に2〜3回で効果が得られます。
時間があまりないときは、
力を入れずに簡単にできるもの（3、4、7、10）だけでもOK。

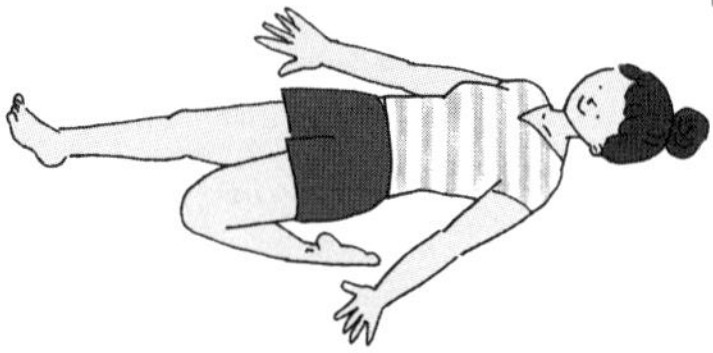

1 外曲げスタイル

（できる範囲からで大丈夫です）

仰向けに寝て、片脚を外側に折り曲げ、お尻のそばまで寄せて20秒キープ。反対側の脚も同様に行う。

2 大腿骨《だいたいこつ》と骨盤とを正しい位置にはめ込むストレッチ

片脚を上げて、両手ですねのあたりを抱え、体にくっつけて30秒キープ。反対側の脚も同様に行う。

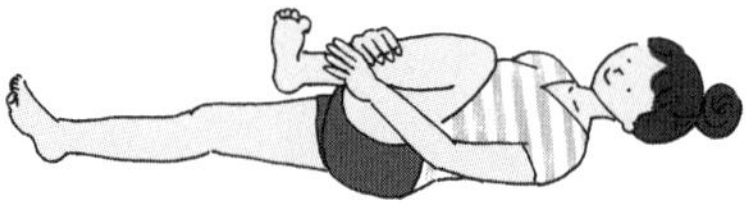

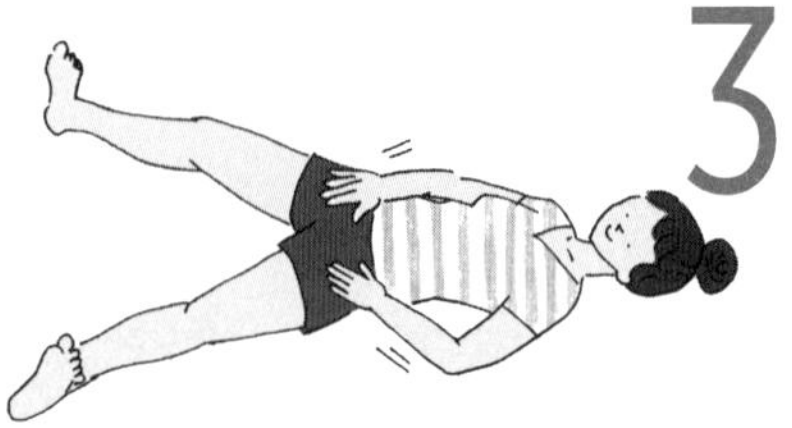

3 鼠蹊部《そけいぶ》をなでおろす

両脚を肩幅くらいに広げ、鼠蹊部（太ももの付け根）を手でやさしく上から下に向かって5〜10回ほどなでる。

4 股関節のリンパを開くストレッチ

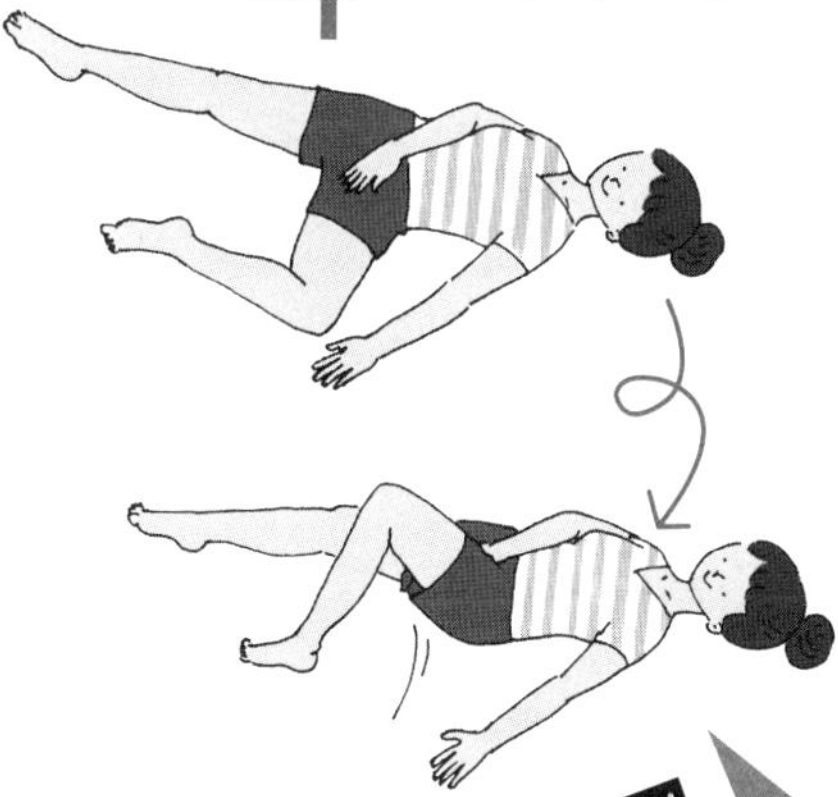

両脚を肩幅くらいに広げ、片脚はそのまま伸ばした状態をキープし、もう片方の脚は外側に開いてヒザを立てる。立てた脚と反対側の手の人差し指、中指、薬指の指先を股関節に当て、脚を内側にゆっくりと倒し、元に戻すを2回繰り返す。反対側の脚も同様に行う。

CHECK!!

股関節に添えた指でリンパを押すのではなく、脚を内側に倒したときの指にかかる脚の重みで刺激します。急に強い力が加わると、体が抵抗して筋肉が硬くなってしまうので、ゆっくりと行いましょう。

5 太ももの冷えている部分を揉む

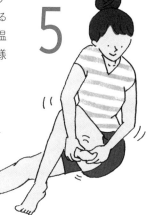

両脚を伸ばして座り、片方の脚のヒザを立て、太ももの冷たく硬くなっている部分を探してつかみ、太もも全体が温かくなるまで揉む。反対側の脚も同様に行う。

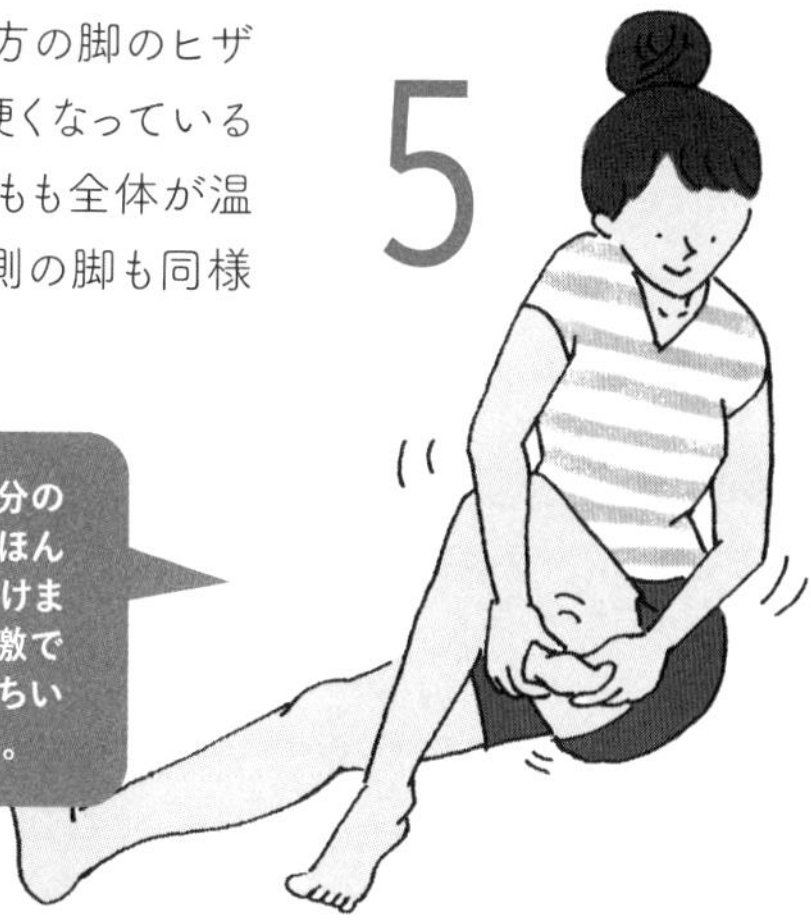

CHECK!!

太ももの冷たくなっている部分のお肉を分厚く両手でつかみ、ほんのり温まってくるまで揉み続けます。揉む力が強すぎると、刺激で筋肉が硬くなるので、痛気持ちいいくらいの強さで揉みましょう。

6 太ももの裏側を動かす

両手の指を組んでもも裏を包み込むようにしてにぎり、3段階に分け、それぞれ5回ずつ左右に太ももを動かす。これを1セットとして10～15秒くらいの間に3セット行う。反対側の脚も同様に行う。

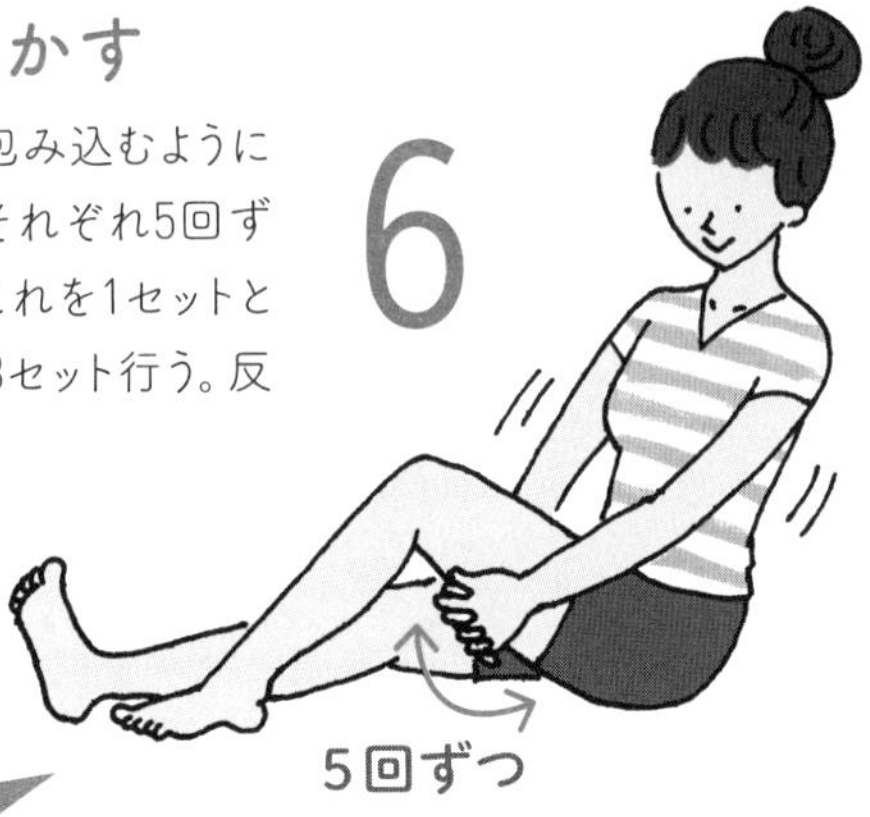

CHECK!!

強い力を加えるのではなく、素早く動かすのがポイントです。太ももの骨と筋肉の間に振動を加えるイメージで、癒着した部分が離れるように左右に動かしましょう。

7 ふるふる振動する

仰向けに寝て片脚を上げ、足を小刻みに10～15秒ふるわせる。反対側の脚も同様に行う。体を横向き、下向きにして、同様に行う。

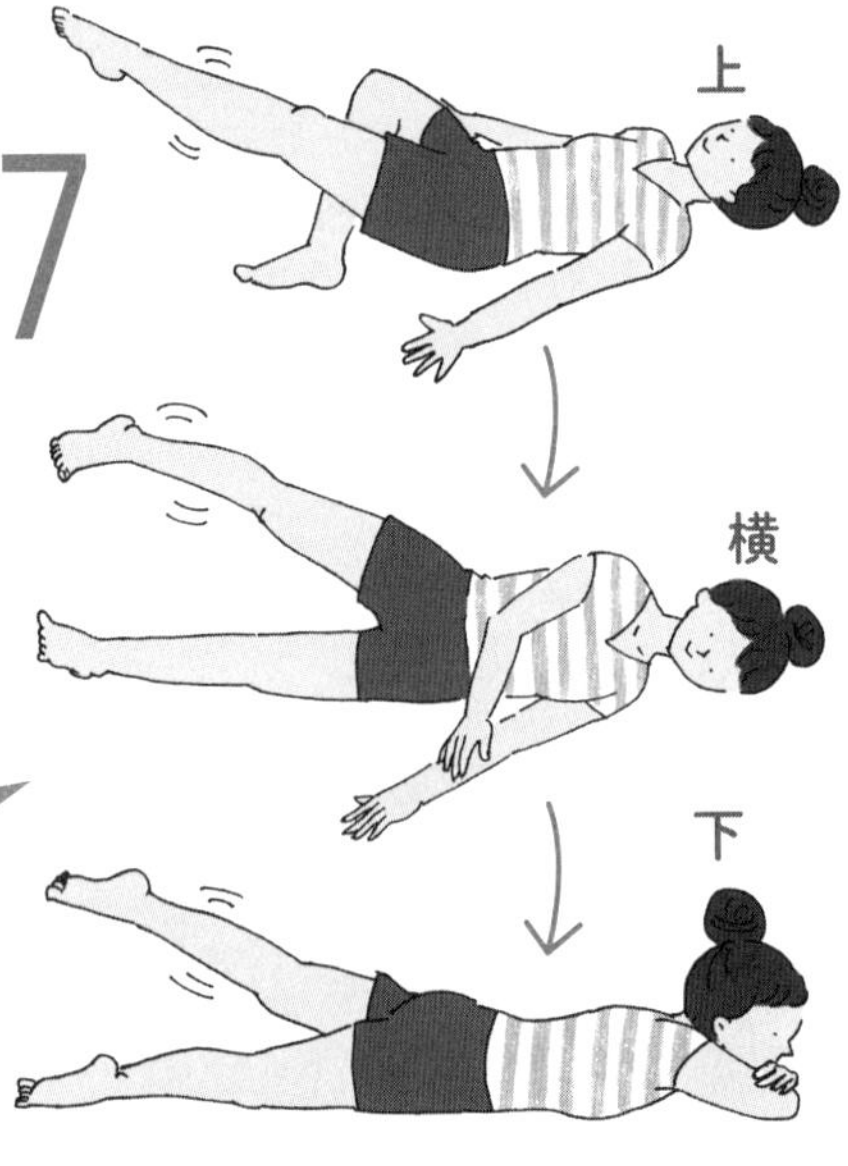

CHECK!!

首や肩に力が入ってしまうと、肩こりなどになってしまうので、上半身の力は抜いて行うように意識しましょう。

8 太ももを持ち上げて やさしくなで上げる

両脚を伸ばして座り、片方の脚のヒザを立てる。立てた脚のもも裏に脚と同じ側の手をまわし入れ、イラストのⓐの部分を矢印方向（内側から外側）に5回持ち上げたら、反対側の手でⓑの部分を矢印方向（ヒザから太ももの付け根）に5回なで上げる。次にⓐから手のひらひとつ分上のⓒ、ⓓ、さらに上のⓔ、ⓕも同様に行う。ここまでを1セットとして3セット行う。反対側の脚も同様に行う。

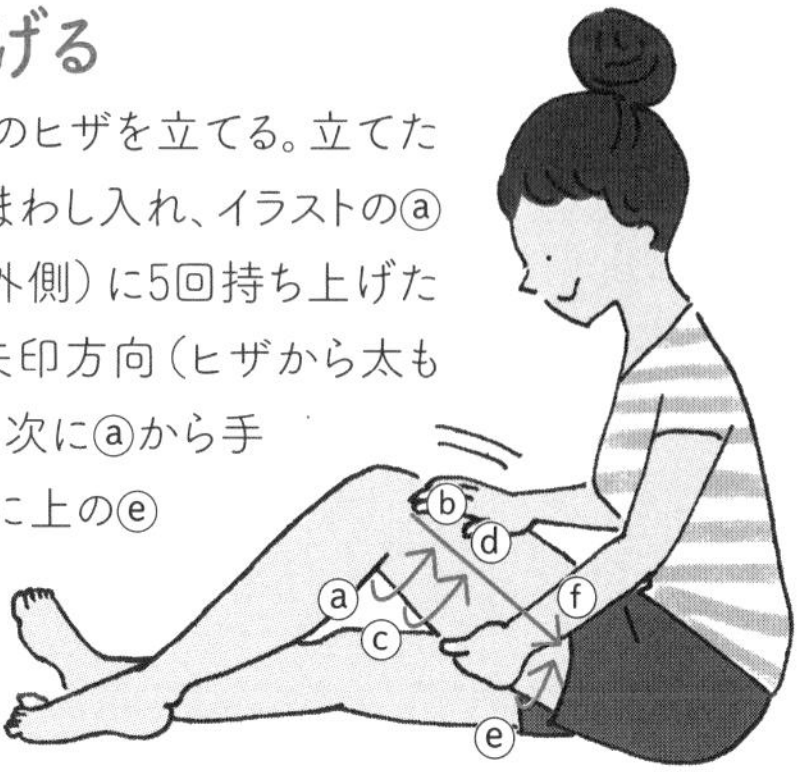

9 筋肉を引き締める

片方の脚のヒザを立て、太ももを両側からつかむように手で挟み、力を加えて内側に向かって押す。太ももを3段階（イラストのⓐ、ⓑ、ⓒ）に分けてヒザ側から太ももの付け根に向かって、少しずつずらしながらそれぞれ3回ずつ内側に向かって押す。これを1セットとして2セット行う。反対側の脚も同様に行う。

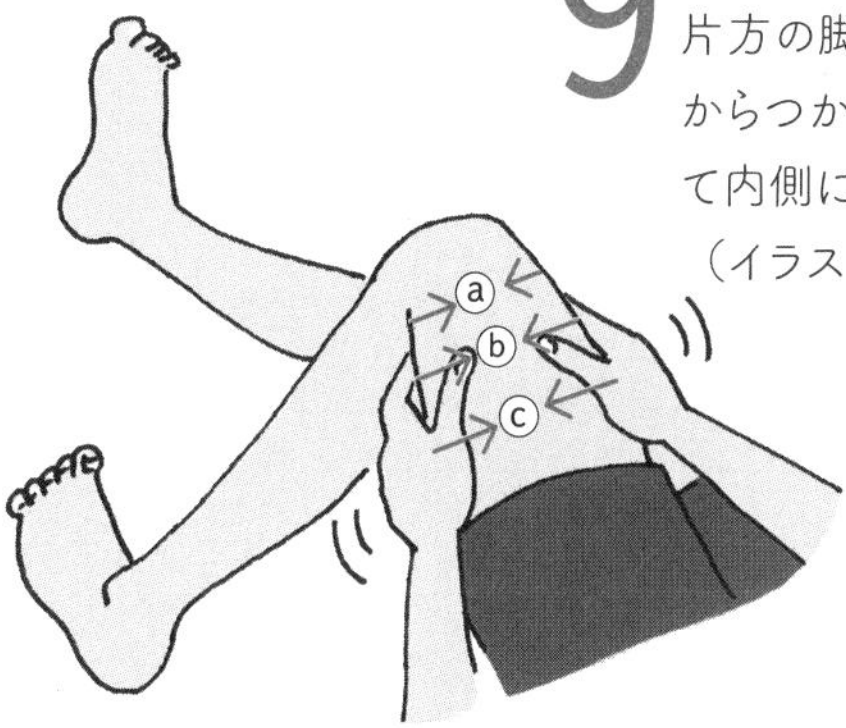

10 太ももをやさしくなで上げる

片方の脚のヒザを立て、ヒザの少し上の太ももの中央に両手を置き、太ももの付け根に向かって左右の手を交互に5回ずつなで上げる。反対側の脚も同様に行う。

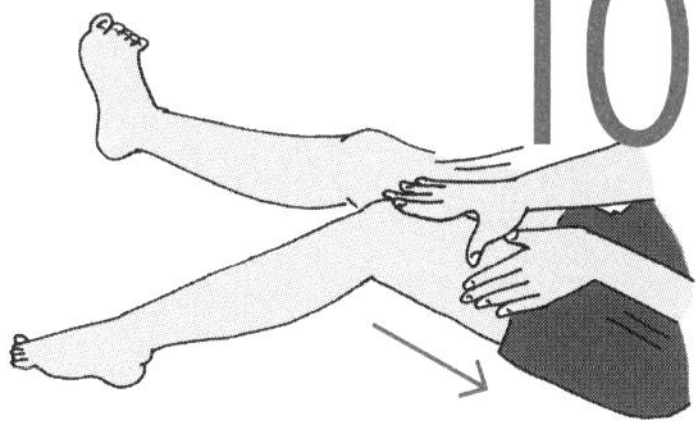

＊＊＊

世の中にはさまざまな健康法、ダイエット法があります。

それぞれ効果はありますが、その多くが一時的なもので、しばらくすると、リバウンドに悩んだり、新しい健康法を探したりすることになります。

大切なのは、体の性質自体を変えること。

病気になりにくい体、太りにくい体を手に入れることです。

足温めを習慣にすれば、それを叶えることができます。

これまで数十年付き合い、つくってきた体を根本から変えるための方法なので、すぐには目覚ましい結果が出てこないかもしれません。ですが、「汗をかくようになったな」「指先が冷たくないな」など、だんだんと自分の体が変わっていっていることに気づくはずです。

これからの人生をあなたらしく、健康で、元気に、若々しく生きていくことのできる体を、「足温め」で手に入れましょう。

おわりに

満たされている状態を「満足」といいます。

反対に満たされていない状態を「不足」といいます。

どちらも「足」という漢字が入っています。

私たち人間にとって「足」がいかに大事か、あらためて感じていただけたのではないでしょうか。


これまでたくさんの方の足に触れてきました。

足をケアしたことで元気になり、健康な体を取り戻し、気持ちが前向きになった方をたくさん見てきました。

足湯をしたことで、ヒザの痛みがとれて歩けるようになったおじいちゃん。

足ストレッチで、脚のむくみがとれ、憧れの高いヒール靴が履けるようになった女の子。

たくさんの患者様の診察や治療で毎日くたくたになりながら、足のマッサージで英気を養い、病院に戻っていかれるお医者さま。

不妊症で悩んでいた女性は、サロンに通うようになって、35度台前半だった体温が36度台半ばにまで上がり、冷えがとれ、無事に妊娠されました。

余命宣告を受けた方が、足温めで血流がよくなり、免疫力が上がったのか検査数値が正常になり、宣告された期間を過ぎた現在も元気に暮らしていらっしゃいます。

巻頭で足温めの効果を51個ご紹介しましたが、これはほんの一部。本には書けないようなさまざまな事象、それこそ奇跡のような出来事を目の当たりにしてきました。

もちろん、すべてが「足温め」の成果ではないかもしれません。

ですが、「足温め」をする前とでは、大きく違っていることもまた、事実なのです。

長年、たくさんの人々の「足温め」をしてきた中で気づいたことがあります。

それは、

「足は全身を支えてくれる体の土台。土台が安定していれば、たくさんのことから大切なものを守ることができる」

ということです。

人には本来、体や心の不調を自分自身で治すことのできる、「自然治癒力」があります。

この力をしっかり発揮するには、土台である足がしっかり機能し、温かい血液を全身に送り込み、免疫力を上げておくことが必要です。

免疫力を上げ、健康な日々を手に入れることで、体も心も楽になり、日々を「満足」に過ごすことができるというわけです。

最後にこの場を借りて、お伝えしたいことがあります。

本書は、2015年に刊行された『足を温めると健康になる』を加筆修正し、現代の人々の悩み、不調に合わせてバージョンアップしたものです。

『足を温めると健康になる』は、私の初の著書でしたが、増刷を重ね、たくさんの方に手に取っていただくことができました。さらに、台湾、韓国でも翻訳・増刷され、いまだに書店さんでも展開いただいています。

そのことに励まされ、刊行後8年の間に10種類ほどだった手技も30種類以上に増え、知識も経験も増やしてまいりました。その中からよりおすすめのものと、セルフケアレッスンの際、受講生の方々に効果を実感いただけたものを、本書には盛り込んでおります。

本書を手にしてくださった皆様が、ご紹介した「足温め法」を活用して、充実した日々を、満足のいく人生を歩んでいただけましたら、とても嬉しいです。

いつまでも健康で元気な毎日を過ごしていただけますように。

吉田佳代

著者紹介

吉田佳代（よしだ・かよ）

株式会社カバーリング代表取締役 吉田佳代ボディケアビューティクリニック代表
ジャパンスタイルヘルスケア協会代表 日本手技療法士認定協会公認手技療法士
整体師 体幹ストレッチインストラクター AIASオーストラリア国家資格ビューティーセラピスト。
自然医学の理論と健康・美容技能の解析と応用を学び、骨・筋肉・経絡・経穴・リンパのすべてからアプローチした独自の足ツボ療法および、全身オイル整体技術を開発。延べ約8万人の施術および指導実績をもつ。医師、看護師ほか、医療関係者も足しげく通う。サロンのプロデュースおよびコンサルティングも手掛け、整骨院、整体院、エステ店へのプロ向け技術指導も行うほか、健康美容商材の監修やプロデュースにも携わる。テレビ、雑誌などメディア出演も多数。著書に『足を温めると健康になる』（あさ出版）、『たった10秒で小顔になる頭のツボ』（SBクリエイティブ）などがある。

監修者紹介

白澤卓二（しらさわ・たくじ）

医学博士・医師 白澤抗加齢医学研究所所長 お茶の水健康長寿クリニック院長
1958年神奈川県生まれ。82年千葉大学医学部卒業後、東京都老人総合研究所老化ゲノムバイオマーカー研究チームリーダーなどを経て、2007年より15年まで順天堂大学大学院医学研究科・加齢制御医学講座教授。国際予防医学協会理事長 Residence of Hope館林代表を務める。寿命制御遺伝子の分子遺伝学やアルツハイマー病の分子生物学などの研究が専門。
テレビの健康番組や雑誌、書籍などでのわかりやすい健康解説が人気。
著書・監修書に『すごい塩』『ボケないのはどっち？』（共にあさ出版）など多数。

不調《ふちょう》を解消《かいしょう》する　すごい足温《あしあたた》め　〈検印省略〉

2023年 12 月 19 日 第 1 刷発行

著 者——吉田 佳代（よしだ・かよ）
監修者——白澤 卓二（しらさわ・たくじ）
発行者——田賀井 弘毅

発行所——株式会社あさ出版

〒171-0022 東京都豊島区南池袋 2-9-9 第一池袋ホワイトビル 6F
電 話 03（3983）3225（販売）
03（3983）3227（編集）
F A X 03（3983）3226
U R L http://www.asa21.com/
E-mail info@asa21.com
印刷・製本 （株）光邦

note http://note.com/asapublishing/
facebook http://www.facebook.com/asapublishing
twitter http://twitter.com/asapublishing

ISBN978-4-86667-658-6 C0030